广东科学技术学术专著项目资金资助出版

AME科研时间系列医学图书 1B043

肺神经内分泌肿瘤

主　　审：吴一龙

主　　编：乔贵宾　陈保富

副 主 编：沈建飞　庄伟涛

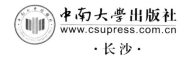

中南大学出版社
www.csupress.com.cn
·长沙·

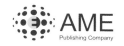

AME
Publishing Company

图书在版编目（CIP）数据

肺神经内分泌肿瘤/乔贵宾，陈保富主编.—长沙：中南大学出版社，2020.9

（AME科研时间系列医学图书）

ISBN 978 - 7 - 5487 - 4102 - 2

Ⅰ.①神…　Ⅱ.①乔…　②陈…　Ⅲ.①神经递体—内分泌病—肺肿瘤—诊疗　Ⅳ.①R736

中国版本图书馆CIP数据核字（2020）第139461号

AME 科研时间系列医学图书 1B043

肺神经内分泌肿瘤

FEISHENJING NEIFENMI ZHONGLIU

主编　乔贵宾　陈保富

□丛书策划	郑　杰　汪道远
□项目编辑	陈海波　廖莉莉
□责任编辑	孙娟娟　王雁芳　王仁芳　董　杰
□责任校对	石曼婷
□责任印制	易红卫　潘飘飘
□版式设计	林子钰　胡晓艳
□出版发行	中南大学出版社

　　　　社址：长沙市麓山南路　　　　邮编：410083

　　　　发行科电话：0731-88876770　传真：0731-88710482

□策　划　方　AME Publishing Company 易研出版公司

　　　　地址：香港沙田石门京瑞广场一期，16 楼 C

　　　　网址：www.amegroups.com

□印　　装　天意有福科技股份有限公司

□开　　本　889×1194　1/16　□印张 12.75　□字数 388 千字　□插页 3

□版　　次　2020 年 9 月第 1 版　□ 2020 年 9 月第 1 次印刷

□书　　号　ISBN 978 - 7 - 5487 - 4102 - 2

□定　　价　168.00 元

编者风采

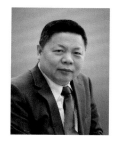

主审：吴一龙　教授、主任医师、博士研究生导师

广东省肺癌研究所

国际肺癌研究协会杰出科学奖获得者、吴杨奖获得者
国务院特殊津贴享受者
国家肺癌质控中心主任
广东省人民医院（GGH）终身主任
广东省肺癌研究所（GLCI）名誉所长
广东省肺癌转化医学重点实验室主任
吴阶平基金会肿瘤医学部主任委员
中国临床肿瘤学会（CSCO）前任理事长
中国医师协会精准医学专委会副主任委员
广东省临床试验协会（GACT）会长
中国胸部肿瘤研究协作组（CTONG）主席
国际肺癌研究会（IASLC）理事会核心成员
欧洲肿瘤学会（ESMO）中国区总代表
中华人民共和国卫生部有突出贡献中青年专家
全国杰出专业技术人才
广东省百名南粤杰出人才
发表 SCI、EI、Medline 收录的学术论文 200 余篇，其中包括《新英格兰医学杂志》《柳叶刀》《临床肿瘤学》《自然·遗传学》等，是国际上有影响的肺癌多中心临床试验的主要研究者。作为主编、副主编、编委出版 22 本著作。拥有发明专利 6 项。获科技奖 11 项：国家科技进步奖二等奖 1 项、中华医学科技进步奖一等奖 1 项、广东省科学技术奖励一等奖 2 项、二等奖 5 项、三等奖 1 项，重庆市科技进步二等奖 1 项。

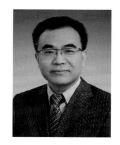

主编：乔贵宾　教授、主任医师、博士研究生导师

广东省人民医院

广东省人民医院胸外科行政主任
广东省人民医院肿瘤中心副主任
广东省医疗行业协会胸外科管理分会主任委员
广东省医师协会胸外科分会副主任委员
广东省医学会微创外科分会副主任委员
中国研究型医院学会胸外科学专业委员会常委
中国医疗保健国际交流促进会胃食管反流多学科分会常委
中国医师协会胃食管反流分会委员
中国医师协会内镜分会胸腔镜学组委员
中国抗癌协会肺癌专业委员会委员
中华医学会肿瘤学分会肺癌学组委员
中国医药教育协会胸外科分会常委
担任 *Journal of Thoracic Disease*、《中国微创外科杂志》《国际肿瘤学杂志》编委及 *Lung Cancer*、*Journal of Thoracic Oncology* 和《中华医学杂志》审稿人。

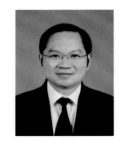

主编：陈保富 教授、主任医师、硕士研究生导师

浙江省台州医院

浙江省台州医院胸心外科主任
国家心血管病专家委员会微创心血管外科专业委员会常务委员
中华医学会胸心血管外科学分会第八届青年委员
浙江省医学会胸外科学会副主任委员
浙江省医学会胸心外科学分会常务委员
浙江省 151 人才第三层次，台州市 211 人才第一层次
台州市医学会副会长
台州市医学会心胸外科分会副主任委员
台州市首届优秀科技工作者
擅长胸部疾病包括肺癌、食管癌及心脏瓣膜病的微创诊疗。近三年发表 SCI 论文 8 篇。参编书籍《食管癌营养治疗》《心胸外科术后并发症》，主译《微创主动脉瓣手术学》。主持和参与省部级以上课题 3 项。

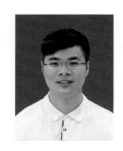

副主编：沈建飞 医学博士，主治医师

浙江省台州医院

吴阶平基金会模拟医学部胸外科专委会第一届全国青年委员
第二届 CSCO 全国 35 位最具潜力青年肿瘤医生
2018 年荣获浙江省台州市青年拔尖人才，博士研究生国家奖学金获得者，曾担任丁香园胸外频道主编，*J Thorac Dis* 和 *Ann Transl Med* 杂志编委。擅长胸部疾病的外科微创诊疗，专注于肺癌的临床诊治及转化研究。至今在 JCO、JTCVS、JSO、JTD 等国际权威期刊发表论文 50 篇，其中最高影响因子 26.303。副主编书籍《胸外专家访谈》，副主译《微创主动脉瓣手术学》，参编书籍《疯狂统计学》。

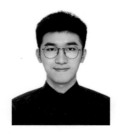

副主编：庄伟涛 医学硕士研究生，住院医师

广东省人民医院，汕头大学医学院

美国斯坦福大学医疗中心访问学生研究员
中国临床肿瘤学会会员
2018 广东省大学生年度人物，国家奖学金获得者，通过美国医师执照考试，参编参译专著 4 部，担任译著《机器人胸外科》主审、《临床与病理杂志》审稿人，主持国家级、省级学生创新项目各 1 项，获国家级、省级赛事奖项共 4 项，在国内外学术杂志发表论文多篇，曾赴美国斯坦福大学、香港中文大学医学院、新加坡国立大学杨潞龄医学院交流学习。

主审：

吴一龙　广东省肺癌研究所

主编：

乔贵宾　广东省人民医院

陈保富　浙江省台州医院

副主编：

沈建飞　浙江省台州医院

庄伟涛　广东省人民医院，汕头大学医学院

作者/译者名单（以姓氏拼音首字母为序）：

包飞潮	贲晓松	邓 澄	丁 宇	高 枕	何嘉曦	孔 敏	梁 颖	马德华
毛宇宏	梅建东	彭丽君	乔贵宾	沈建飞	施瑞卿	苏 凯	唐 勇	唐继鸣
田 单	王春国	吴汉生	吴锐苗	肖海平	谢 亮	徐恩五	徐建峰	禤艺文
颜黎栩	叶 雄	叶敏华	张 波	张冬坤	赵泽锐	周海榆	周子浩	庄伟涛

丛书介绍

很高兴，由AME出版社、中南大学出版社联合出品的"AME科研时间系列医学图书"，如期与大家见面！

虽然学了4年零3个月医科，但是，仅仅做了3个月实习医生，就选择弃医了，不务正业，直到现在在做医学学术出版和传播这份工作。2015年，毕业10周年。想当医生的那份情结依旧有那么一点，有时候不经意间会触动到心底深处……

2011年4月，我和丁香园的创始人李天天一起去美国费城出差，参观了一家医学博物馆——马特博物馆（The Mütter Museum）。该博物馆隶属于费城医学院，创建于1858年，如今这里已经成为一个展出各种疾病、伤势、畸形案例，以及古代医疗器械和生物学发展的大展厅，展品逾20 000件，其中包括战争中伤者的照片、连体人的遗体、侏儒的骸骨以及人体病变结肠等。此外还有世界上独一无二的收藏，比如一个酷似肥皂的女性尸体、一个长有两个脑袋的儿童的颅骨等。该博物馆号称"Birthplace of American Medicine"。走进一个礼堂，博物馆的解说员介绍宾夕法尼亚大学医学院开学典礼都会在这个礼堂举行。当时，我忍不住问了李天天一个问题：如果当初你学医的时候，开学典礼在这样的礼堂召开的话，你会放弃做医生吗？他的回答是：不会。

2013年5月，参加英国医学杂志（BMJ）的一个会议，会议之后，有一个晚宴，BMJ为英国一些优秀的医疗团队颁奖，BMJ的主编和BBC电台的著名节目主持人共同主持这个年度颁奖晚宴。令我惊讶的是，BMJ给每个获奖团队的颁奖词，从未提及该团队过去几年在什么大牛杂志上发表过什么大牛论文，而是关注这些团队在某个领域提高医疗服务质量，减轻病患痛苦，降低医疗费用等方面所作出的贡献。

很多朋友好奇地问我，AME是什么意思？

AME的意思就是，Academic Made Easy, Excellent and Enthusiastic。2014年9月3日，我在朋友圈贴出3张图片，请大家帮忙一起从3个版本的AME宣传彩页中选出一个喜欢的。最后，上海中山医院胸外科的沈亚星医生竟然给出一个AME的"神翻译"：欲穷千里目，快乐搞学术。

AME是一个年轻的公司，拥有自己的梦想。我们的核心价值观第一条是：Patients Come First！以"科研（Research）"为主线。于是，2014年4月24日，我们的微信公众号上线，取名为"科研时间"。"爱临床，爱科研，也爱听故事。我是科研时间，这里提供最新科研资讯，一线报道学术活动，分享科研背后的故事。用国际化视野，共同关注临床科研，相约科研时间。"希望我们的AME平台，能够推动医学学术向前进步，哪怕是一小步！

如果说酒品如人品，那么，书品更似人品。希望我们"AME科研时间系列医学图书"丛书能将临床、科研、人文三者有机结合到一起，像西餐一样，烹调出丰富的味道，搭配出一道精美的佳肴，一一呈现给各位。

汪道远

AME出版社社长

序言

想象一下，在海天一色苍茫的大海中，在无边无际莽莽的沙漠里，人，怎样才能度过无助才能走出困境才能重见生天？

古代可以仰头观天象，近代凭借罗盘指南针，现代则是卫星导航甚至是谷歌地图。

那，你可曾想过：这天象，这罗盘，这卫星，背后那一根逻辑红线是什么？

方向。有了方向，你尽可无惧滚滚黄沙、滔滔海水，因为前面就是希望前面就是生机前面就是能够把握自己把握生命的空间！

疾病的分类学，实际上可类比于天象指南卫星。它给出了科学家、临床医生一个方向、一个探索、一个追问的空间。

你可能不太清楚的是，今天谁都要说上几句的"精准医学"，其源头、本质就是对疾病从分子水平的重新定义和分类。

乔贵宾主任和一批志同道合的同事们出版的这本《肺神经内分泌肿瘤》，开篇对这一罕见又常见肺肿瘤的分类历史娓娓道来，颇具匠心和吸引力。之后对三种类型的肺神经内分泌肿瘤分别阐述，集病理、临床表现、分子生物学和治疗措施于一体，给读者一种提纲挈领的读书快感，更留下无限想象的空间。

对疾病的认识是无穷无尽的，同样，目前对肺神经内分泌肿瘤的认识还非常肤浅，在以驱动基因和免疫微环境为研究突破点的肺癌中，肺神经内分泌肿瘤相应的研究尚显苍白，期望这本书的出版，能够提供给有志者一把开启未来的钥匙。

吴一龙

写于2019年10月26日中午家中

自序

神经内分泌肿瘤是一类具有独特病理特征的肿瘤，其准确诊断依赖于某些特殊的病理检查手段。在临床工作中，我们经常会看到一些病理报告中带有"神经内分泌"这几个神秘的字眼，这些不太常用的术语会对我们医生的临床决策产生什么样的影响，是我一直在思考的一个问题。

记得一次访谈时，AME出版社创始人汪道远先生说我是"外科医生中最懂病理学的专家"，对这么高的评价，我实感却之不恭，受之有愧！虽说我是一个外科医生，但与病理学的渊源可以说由来已久：早在30年前，我还在第四军医大学读本科的时候，就在病理学教授的指导下撰写了"肝癌与癌基因"的综述；20年前，当我在吴一龙教授指导下进行博士课题工作时，请中山大学病理教研室的谢丹教授帮助我建立了我国第一块肺癌组织芯片，并在他的亲自带领下进行了上万例肺癌病理切片的阅片学习；10年前，随着我国肺结节发病率逐渐升高和学术界对肺腺癌认识的不断深入，我主编了《细支气管肺泡癌》，专门介绍这种特殊病理类型的肺癌；2015年新的WHO肺癌病理分类发表后，我又组织国内十余位专家编写了《2015 WHO、2011 IASLC/ATS/ERS肺腺癌病理新分类及临床实践》一书。

成长的轨迹影响了执业生涯，多年来对肺癌的研究和在胸外科的一线临床工作令我对肺神经内分泌肿瘤有了更进一步的认识。肺部神经内分泌肿瘤虽然看似陌生，但临床并不少见，约四分之一的肺部肿瘤属于这个范畴。这个名词所涵盖的几种肿瘤虽然有着相似的起源和形态学特点，但这几种肿瘤异质性强、生物学行为不一致，而且治疗的策略和手段也不尽相同。鉴于学术界对这一肿瘤类型的认识还在不断深入，很多地方仍有进一步讨论和研究的价值，如果能系统总结和梳理，对广大从事肺癌研究和临床工作的同道会大有裨益，因而便萌生了编撰一部《肺神经内分泌肿瘤》来系统地介绍这一肿瘤类型的想法。为了编写此书，我从2012年开始便带领科室同事检索了大量文献并定期进行集体阅读，共同讨论写作大纲，但由于该领域的相关知识和文献非常零散，难以形成系统的知识体系，本书的编写也因此一再搁置。2015年，新的WHO肺癌病理分类系统发布后，许多困扰我们的概念得以梳理，越来越多的研究结果也燃起了我们重拾旧梦的信心，特别是青年才俊沈建飞博士和庄伟涛硕士的加入为书籍的组稿和修订注入了新的动力，大大加快了书籍编写的进程。

本书共有19个章节，内容囊括对胸部神经内分泌肿瘤的发展简史、发生发展机制、病因和流行病学、临床表现、病理特征及诊断分类、治疗方法策略的总论，以及逐一介绍几种肿瘤类型的分论，此外我们还撷取了来自我国和欧洲神经内分泌肿瘤专家的共识以飨读者。希望本书的出版能够为广大从事肺癌基础研究和临床工作的同行带来对肺神经内分泌肿瘤的系统认识，也期望本书能起到抛砖引玉的作用，引起大家对这类特殊病理类型肺癌的研究兴趣。

在此要感谢汪道远社长和 *Journal of Thoracic Disease*（*JTD*）杂志，当他们得知我们在撰写此专著时，慷慨解囊，为我们提供了他们最近一期"肺部神经内分泌肿瘤"专刊的版权，这极大丰富了我们书籍的内容。同时要特别感谢恩师吴一龙教授对本书编写的指导，也感谢各位编者的卓越工作！

书中如有不完美之处，敬请广大读者不吝指正，以帮助我们对本书进一步的修订和完善。

乔贵宾

2019年8月10日

目　录

第一部分

总论

第一章　肺神经内分泌肿瘤概论

乔贵宾[1]，陈保富[2]

[1]广东省人民医院；[2]浙江省台州医院

一、肺神经内分泌肿瘤发展简史

法国伟大的医学家、听诊器的发明者Rene-Theophile-Hycanithe Laennec教授是第一个描述肺神经内分泌肿瘤的人，他在1831年首次报道了1例气管内肿块病理诊断为类癌的病例[1]。1907年，德国病理学家Oberndorfer首次报道了胃肠道的一种结构单一且侵袭能力较上皮源性肿瘤低的肿瘤，并将其命名为类癌。同时，他意识到类癌同样也可以发生于肺部。后来，人们逐渐证实了肺类癌的存在。Hamperl于1937年首先正确地描述了支气管类癌[2]，他对支气管类癌的命名得益于Oberndorfer提出的"类癌"。Oberndorfer之所以使用这个名词是因为这些肿瘤显微镜下表现类似上皮源性肿瘤，然而临床上却没有典型癌症的表现，"类癌"就是指类似上皮源性肿瘤的良性肿瘤[3]。但在1948年，Logan提出类癌也可能为恶性肿瘤。1972年，梅奥诊所的Arrigoni及其同事认为虽然类癌预后良好，但一部分会发生转移，少数可出现全身扩散[4]。他们开展了一项经典的外科病理学研究，分析哪些病理学特征可以预测类癌更具侵袭性，共入组215例肺类癌，其中23例类癌具有不典型类癌（atypical carcinoid，AC）的特征，这些特征包括细胞核分裂数增加、核仁深染、核多形性或不规则、核质比增大、细胞结构裂解物和肿瘤坏死区增加。此后也有医学家认为，虽然类癌生长缓慢且很少发生转移，但应该予以根治性切除而非作为良性肿瘤简单处理。

Barnard于1926年报道了小细胞肺癌（small cell lung cancer，SCLC）的独特病理学特征，而"肺燕麦细胞癌"这个词最初用于1936年石棉暴露的一个病例报告，1952年爱尔兰的McKeown撰写了第一篇关于"燕麦细胞癌"的文章[5]。1959年Azzopardi观察到燕麦细胞可以排列成流线状、条索状、菊形团状或假菊形团状以及管状结构，与类癌的病理学特点相似。但其特征性的重叠碎核和蓝染毛细血管壁，则成了燕麦细胞癌不同于其他肺癌的病理基础。1968年，耶鲁大学的Bensch进一步证实了燕麦细胞癌和类癌的组织相关性，并且证实了SCLC属于神经内分泌肿瘤[6]。当时还有一种观点认为分化较好的类癌和分化较差的小细胞肺癌（燕麦细胞癌）是肺神经内分泌癌的两个极端，AC则是典型类癌（typical carcinoid，TC）的过渡形式。由于类癌和小细胞肺癌的微观特征相似，常使病理学家将类癌诊断为小细胞肺癌。

1938年，奥地利病理学家Feyrter提出了弥漫性神经内分泌系统（diffuse neuroendocrine system，DNES）的概念，他认为人类的内分泌系统不止是实质性脏器，还包括分散在一些管道的内分泌细胞及体内各处的"黏膜中的柱状上皮细胞"，并提出类癌起源于DNES的观点。他认识到支气管肺神经内分泌肿瘤（bronchopulmonary neuroendocrine tumors，BPNET）是起源于支气管和肺上皮组织嗜银细胞的恶性肿瘤[7]。1968年，Pearse创造了生化分类系统，对分布广泛的各种神经内分泌细胞进行统一并提出了胺前体摄取和脱羧（amine precursor uptake and decarboxylation，APUD）的术语，指出40多种类型的细胞都能对胺进行处理，此时出现了APUD瘤的名称。

他提出，APUD系统所分泌的激素与燕麦细胞肿瘤和肺类癌的起源相关，APUD瘤能够分泌包括儿茶酚胺、5-羟色胺在内的多种激素[8]。

1985年，Hammond 和 Sause描述了8例大细胞未分化癌，免疫组化证实伴有神经内分泌分化[9]。1992年，Aguayo 等首先报道了弥漫性特发性肺神经内分泌细胞增生（diffuse idiopathic pulmonary neuroendocrine cell hyperplasia，DIPNECH），现在认为是支气管与肺癌的一种癌前病变[10]。肺神经内分泌增生的原因尚不清楚，但环境压力（例如高海拔）和损伤（例如慢性咳嗽或梗阻）与神经上皮细胞（neuroepithelial endocrine cell，NEC）、神经上皮小体（neuroepithelial bodies，NEB）增殖相关。这类局限于气管、支气管上皮的单个分散细胞、小结节（即NEB）或肺神经内分泌细胞的线状增生，称为DIPNECH。

对神经内分泌肿瘤的认识也随着诊断技术的发展而发生变化。最初肺神经内分泌肿瘤的诊断和定义是基于标准的苏木精和伊红染色（hematoxylin and eosin staining，H&E）。镀银染色技术的引入使病变进一步分为亲银性和嗜银性，镀银染色不仅在识别各种神经细胞中具有重要意义，而且还能使内分泌细胞可视化。后来免疫组化技术的发展强化了神经内分泌病变的定义。第一例支气管类癌报道至今已70余年，支气管类癌的诊断由当初的X线片或支气管镜偶然发现，现在由CT、MRI及生长抑素受体成像诊断。同时，随着病理技术的进步，可以将原来的一种病理类型进一步划分为几种不同类型，甚至可以了解疾病发展中的神经内分泌基础。然而，现代病理学并不能精确地定义病变的恶性程度，也不能预测复发。漏诊、发现不及时和不能精确识别恶性肿瘤的性质是目前神经内分泌肿瘤诊断面临的主要问题。

二、肺神经内分泌肿瘤的发生

神经内分泌肿瘤的起源细胞遍布全身，最常见的发生部位为消化系统（75%）和支气管肺部（25%）。在人的肺和气道上皮内散在分布着在肺的发育过程中起重要作用的肺神经内分泌细胞（pulmonary neuroendocrine cell，PNEC），这些细胞兼有神经细胞和内分泌细胞的功能。研究发现，新生儿的PNEC数量约占总气道上皮细胞数的0.4%，随后迅速下降，成人则少于0.02%，这种数量的差异显示PNEC与促进人体肺发育功能有关。在肺的发育过程中PNEC是呼吸道上皮细胞形成和分化最重要的细胞类型，在人的胚胎发育过程中PNEC的数量不断增加直至出生，在新生儿期达到高峰，此后在人的一生中PNEC都一直存在但数量有所减少[11]。尽管PNEC的胚胎起源目前尚存争论，表型也与神经细胞类似，但是大部分学者认为PNEC起源于内胚层[12]。出生后PNEC作为肺的干细胞对呼吸道上皮的重塑、损伤修复以及肿瘤的发生具有重要作用[13]。但目前对肺干细胞的构成依然不很明确。许多研究发现，呼吸道内有多种类型的细胞可在受到损伤后增生和重塑为肺的上皮细胞[14]，这些类型的细胞包括主支气管的基底细胞和黏液分泌细胞，细支气管的Clara细胞，以及肺泡的Ⅱ型细胞，因此这些细胞也曾被推测为肺的干细胞。

在健康成年人的呼吸道中约2 500个上皮细胞中散布着一个PNEC细胞[15]。含有分泌颗粒的PNEC细胞在形状上一般为从上皮的基底细胞层发出的高锥状的细胞，这种细胞顶部拥有伸入气道内的微绒毛，这些微绒毛具有分泌功能，当这些细胞受到刺激后会进行脱颗粒和向细胞外分泌胺类和神经多肽物质，对周围的呼吸道细胞发挥局部旁分泌和神经内分泌功能，从而激活外源性和内源性神经元[16]。

根据细胞数量和形态的不同，通常将PNEC分为NEC和NEB两种。NEC 常以单个细胞分散于气管黏膜及大气管连接处。NEB为多个（一般为4~10个，在胎儿或新生儿可含10~30个）平行排列的NEC成簇聚集而成的球形或卵圆形小体，神经上皮小体内的细胞位于基底膜上，顶端突入管腔，多位于肺内小气道，且以细支气管交叉处多见。NEB 表面大部分覆盖有一层立方形Clara细胞，仅有部分朝向气管管腔的尖端裸露在外。单个NEC和NEB都有相同的神经内分泌标志表达，分泌相同类型的活性胺、肽类，主要为5-羟色胺、降钙素基因相关肽（calcitonin gene related peptide，CGRP）和铃蟾肽，其中CGRP是PNEC系统的特征性标志。NEC和NEB最大的区别是神经支配，NEB 具有神经支配（主要是迷走感觉性传入神经）[17]，而NEC一般无神经支配，但常有细的尖端或侧面胞浆突起，有类似于感受器的功能，主要分布于喉、气管、支气管直至细支气管——肺泡连接处的上皮层内。但有学者认为NEC可能来源于NEB，两者的关系尚待进一步研究。

PNEC系统在肺内的确切功能尚未十分明了。当前比较公认的功能：①作为化学性感受器，神经上皮小体被认为是气道内的化学感受器，感受低氧刺激，并通过传入神经冲动调节呼吸或其他肺功能；②调节肺的发育，人胎肺PNEC可高度表达铃蟾肽及其相关肽，而铃蟾肽具有生长因子样作用，可促进肺发育和肺泡表面活性物质的生成；③调节气道反应，单个肺神经内分泌细胞被认为是气道内的机械感受器，具有伤害感受功能，NEC可通过神经纤维末梢以及分泌的肽类物质调节邻近支气管平滑肌的反应（图1-1）。

多种肺损伤因素（如吸烟、亚硝胺、萘、臭氧和低氧血症）及慢性肺疾病（如支气管肺发育不良、肺囊性纤维化、哮喘、慢性支气管炎）均伴有肺PNEC的增生甚至肥大。在弥漫性特发性肺神经内分泌细胞增生患者中，肺神经内分泌细胞的增生被认为是导致肺部纤维化和肺损伤的原因。

虽然气道损伤时常伴有PNEC增生，但值得注意的是在损伤修复过程中亦伴有PNEC增生。因此，人们设想PNEC可能与肺损伤修复有关。一方面是PNEC的增生参与了肺损伤的过程，促进肺损伤；另一方面PNEC可能参与了肺损伤后的修复过程。PNEC的增生作为一种气道损伤的非特异性组织反应，其更重要的作用可能是促进肺损伤后的修复。在受到损伤后，作为一种自稳态的保护机制，PNEC的增生可使其分泌的神经肽增多，如前所述，铃蟾肽可促进气道上皮的生长，从而通过促进上皮细胞的增生以恢复气道黏膜上皮的完整性，而其所募集炎症细胞分泌的白介素-1也可促进肺泡上皮的修复[18]。有研究表明，PNEC的增生可导致气道局部和血液中相关神经肽浓度增高。肺除了通过分泌神经肽促进损伤修复外，PNEC还可能作为干细胞促进损伤修复。尽管关于肺内是否存在肺上皮的干细胞尚有争论，但已发现肺内Clara细胞、基底细胞、肺泡Ⅱ型上皮细胞具有干细胞的一些特征[19]。PNEC的增生作为气道损伤后一种非特异性组织反应，可通过提高气道局部的神经肽浓度及其干细胞作用来保持气道局部的稳态。但研究提示，反复的损伤和修复过程也可能是多种肺疾病的发病原因，如肺神经内分泌肿瘤的发生，可能就是损伤后的PNEC过度增生或增生失控导致的；而局部高浓度神经肽持续作用于气道上皮细胞、成纤维细胞和其他邻近的细胞可导致气管壁增厚、气道狭窄，这也可能是多种慢性肺疾病（如慢性阻塞性肺疾病、肺纤维化）的病因。

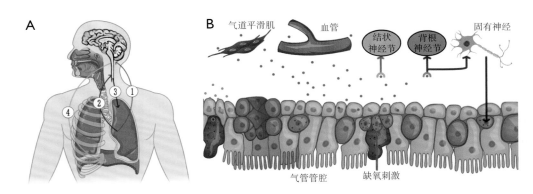

图1-1　NEB的气道感受器功能示意图

（A）NEB启动的神经反射参与了肺内稳定机制的调节，包括气道张力、肺循环以及呼吸运动。NEB释放的神经介质通过肺的迷走神经传入纤维。①将信号传入脑干，通过背根神经节传入纤维。②将信号传入到脊髓。反射信号通过副交感神经和交感神经。③传送到肺，通过膈神经。④传送到膈肌。（B）缺氧诱导的NEB调节功能。NEB（绿点）在缺氧刺激下脱颗粒，释放出多种神经递质（红点），包括5-羟色胺、CGRP、铃蟾肽、降钙素、脑啡肽、生长抑素和胆囊收缩素等，这些神经递质会激活迷走神经和背根神经节传入纤维，以及邻近的上皮、血管和平滑肌细胞。然后背根神经节又会激活气道固有的传出神经元来反馈NEB。单个肺神经内分泌细胞（黄色）通过旁分泌经气道基底膜的延伸部分分泌神经递质，从而影响邻近的黏膜细胞。

三、病因和流行病学

研究发现，肺的大细胞神经内分泌癌（large-cell neuroendocrine carcinoma，LCNEC）和SCLC与吸烟关系密切[20-21]，而肺的类癌与吸烟的关系目前还不十分明确[22-23]。在过去的30年里，肺和气管类癌的5年生存率由原来的84.7%陡然下降到47.3%，这种治疗效果的下降很可能是近些年神经内分泌免疫组化标志物在病理组织学检查中的常规应用，从而确认了大量的分化差的类癌所造成。此外，这种神经内分泌标志物的常规应用所导致的神经内分泌肿瘤的增加，也造成了肺和气管类癌自1973年以来以每年6%的速度快速增加。肺神经内分泌肿瘤占所有侵袭性肺恶性肿瘤的20%~25%。SCLC是最常见的神经内分泌肺肿瘤，占所有肺癌的15%~20%[24]，其5年生存率非常差，尽管已经出现了许多新的治疗药物和治疗方法，但在过去的30年里SCLC的5年生存率从4.9%仅提高到6.4%[25]。约3%手术切除的肺癌为LCNEC，而类癌仅占肺癌的1%~2%。AC是一种最罕见的神经内分泌肺肿瘤，只占肺癌的0.1%~0.2%[26]。目前的研究发现，尽管TC、AC、LCNEC和SCLC都具有神经内分泌特征，但类癌与高度恶性的SCLC和LCNEC在临床表现、流行病学特征和遗传基础等方面存在巨大差异。DINCH在临床非常罕见，目前被认为是类癌的一种癌前病变。

美国国家癌症研究所的监测、流行病学和最终结果（The Surveillance, Epidemiology, and End Results，SEER）数据库的数据表明，在被统计的463 338例原发肺恶性肿瘤中有1.2%为神经内分泌癌。在过去的30年里，美国的肺神经内分泌癌迅速增加，每年约以6%的速度增长，2003年的发病率为1.57/10万。肺的类癌在白人中发病率高于黑人（黑人：白人为0.45），亚裔发病率高于非亚裔（亚裔：非亚裔为0.52），而在西班牙裔中较为罕见（西班牙裔：非西班牙裔为0.23）[27]。

在肺的类癌中有80%~90%为TC，可发生于任何年龄，好发于50岁以上人群，也是儿童肺肿瘤中最常见的病理类型。SEER的数据表明，在所有肺的神经内分泌肿瘤中，约有0.3%为LCNEC。而Takei等的数据则发现LCNEC的发病率明显要高，在所有肺癌中1%~3%为LCNEC。LCNEC好发于70岁以上的人群，男性发病率是女性的4倍。

SCLC约占所有肺癌的9.8%，好发于60~70岁人群。在美国男性中，1988年时SCLC的年龄调整发病率达到高峰，为11.1/10万。随后SCLC的发病率呈现出下降趋势，到2003年SCLC的年龄调整发病率降至8.5/10万。在美国女性中，SCLC的发病经过30年的稳定增长后，2003年已稳定在7.2/10万，但至今仍未见下降趋势。

四、肺神经内分泌肿瘤的分类

从肺的神经内分泌肿瘤概念的提出以及命名上的历史演变可以反映出人们对这一类肿瘤的认识和分类是一个不断深入的过程。随着免疫组织化学及电镜观察在肺癌诊断上的广泛应用，神经内分泌肿瘤的类型不断增多，原有的3种类型已不能真实地反映肺神经内分泌肿瘤的复杂性。几十年来形成了几种分类系统，虽然各自有其逻辑，但仍需要建立一个明确的分类系统来区分这类复杂的肿瘤。

1977年，Gould摒弃了当时盛行的APUD系统，引入术语"神经内分泌肿瘤"并进一步主张应该丢弃诸如支气管腺瘤这类传统的术语，因为它们并没有把这类肿瘤的性质正确地表达出来，并认为"燕麦细胞癌"是类癌的恶性类型[28]。1983年，Gould又提出一种神经内分泌肿瘤新的分类方法，目的是寻找一个贴切的术语来定义类癌，因为传统的术语被滥用，引起了不必要的混乱[29]。这种新的分类方法强调了一些类癌不典型组织学特征术语，包括多形性、不典型、未分化和侵袭性。虽然这个分类也试图删除如SCLC、未分化小细胞肺癌这样的术语，但这一概念仍然含糊不清。尽管如此，Gould分类系统识别4种类别的BPNETs，包括支气管肺类癌、分化良好型神经内分泌癌、中间型神经内分泌癌和小细胞型神经内分泌癌。1985年，Paladugu和他的同事提出了另一种分类方法，认为这类病变属于支气管嗜银细胞癌（kulchitzky cell carcinomas，KCCs）[30]，这个分类方法将神经内分泌肿瘤分为3类：TC为KCC-Ⅰ，AC为KCC-Ⅱ，小细胞肺癌为KCC-Ⅲ。1995年，Capella等再次修正肺、胰腺和肠NET分类，将肿瘤分为3类[31]。第一类为良性或低度恶性、无功能、分化良好的肿瘤，如传统的类癌；第二类为低度恶性、无功能、高分化的肿瘤，相当于AC；第三类是高度恶性、有功能或无功能、低分化癌，如大细胞肺癌、小细胞肺癌或中间型癌。1991年初步评估了大细胞神经内分泌肿瘤后[32]，Travis及其同事重新定义了类癌和AC的诊断标准[28]，并将大细胞癌分为高度恶性肿瘤。2002年，Huang和他的同事进一步细化和补充了Travis的分类法，将BPNETs分为5类[33]：类癌属于高分化神经内分泌瘤，AC属于中分化神经内分泌瘤，而大细胞癌和小细胞肺癌则是"未分化"和"低分化"神经内分泌癌。然而大部分学者认为，虽然以上各种命名可以将这一系列肿瘤在名称上都归类为神经内分泌肿瘤，但并不能提供更多的预后和治疗决策信息。

2015年，WHO将肺癌组织学分型肺的神经内分泌病变分为良性的神经内分泌细胞增生和微小瘤，以及一系列恶性的神经内分泌肿瘤，这些肺的神经内分泌肿瘤包括低度恶性的TC、中度恶性的AC以及高度恶性的LCNEC和SCLC（表1–1）。

表1–1　肺神经内分泌肿瘤的分类

❖ 肺神经内分泌细胞增生和微小瘤
 ◆ 肺神经内分泌细胞增生
  · 与肺纤维化、炎症相关
  · 类癌
  · 弥漫性特发性神经内分泌细胞增生（可伴气道纤维化或阻塞）
 ◆ 微小瘤
❖ 具有神经内分泌形态的肺肿瘤
 ◆ 典型类癌（>0.5 cm）
 ◆ 不典型类癌
 ◆ 肺大细胞神经内分泌癌
　混合性大细胞神经内分泌癌
 ◆ 小细胞肺癌
　混合性小细胞肺癌
❖ 非小细胞肺癌伴神经内分泌分化
❖ 其他具有神经内分泌特征的肺肿瘤
 ◆ 肺母细胞瘤
 ◆ 原始神经外胚层肿瘤
 ◆ 增生性小圆细胞肿瘤
 ◆ 杆状表型癌（横纹肌样癌）
 ◆ 副神经节瘤

五、肺神经内分泌肿瘤的病理特征

肺神经内分泌肿瘤的临床病理特征及鉴别要点见表1–2（A）、（B）、（C）。

（一）弥漫性特发性神经内分泌细胞增生

弥漫性特发性神经内分泌细胞增生（DIPNECH）是一种由神经内分泌细胞和神经内分泌小体广泛增生引起的癌前病变，临床较为罕见。当神经内分泌细胞过度增生并突破基底膜时，这样的增生就可用"微小瘤"这个名词，微小瘤又可分为局限性和弥漫性两种。根据严格的定义，当神经内分泌细胞增生结节直径小于5 mm时被称为微小瘤，大于5 mm时则被称为类癌。DIPNECH被认为是生活在高海拔下的适应性反应，也被认为是肺在受到损伤时的一种修复反应，因此在阻塞性肺炎、间质性肺炎和慢性咳嗽的患者中较为常见。

（二）肺类癌

1997—2003年SEER数据中有5 123例肺类癌（91%）可判定肿瘤的位置，右侧病灶最常见（59%）。Davila等的数据则显示约75%的肺类癌起源于肺叶支气管，10%起源于气管，15%为外周型[35]。绝大部分肺的TC为中央型，而AC一般肿瘤较大，常为周围型肿块[36]。进行纤支镜检查时，TC和AC常表现为红褐色或蓝褐色的气道内肿物，表面光滑而富有血管，有时在进行活检时会出现大出血，因此应该谨慎活检并避免烧灼。在大体标本病理学检查时，TC的切面常为白色或灰色，偶有出血或坏死。AC常为白灰色切面，也可有棕褐色、粉红色、黄褐色和红色等颜色[37]。WHO对TC的诊断标准：具有类癌形态的肿瘤，镜下有丝分裂<2/2 mm²，即<2/10高倍镜视野（high power field，HPF），无坏死，肿瘤大小在0.5 cm以上。坏死和有丝分裂可能仅为局灶性，因此小的标本可能不具代表性，常需大的标本进行病理诊断[38]。不同于其他恶性程度高的神经内分泌肺肿瘤，TC和AC很少与其他类型的腺癌混合存在。肺类癌与乳腺癌和前列腺癌同时发生多原发癌的风险相对高于其他肺肿瘤[39-40]。

（三）小细胞肺癌

小细胞肺癌（SCLC）肿块的颜色常呈白色至棕色，一般为肺门软组织肿块，常伴有融合型肿大淋巴结和直接纵隔侵犯，也有少数SCLC表现为外周型肿块。有研究发现，在63例SCLC中，有46例肿瘤界限清楚，局限于肺叶内；9例为类似息肉的气管内肿物，5例肿瘤

表1-2（A） 肺神经内分泌肿瘤临床病理特征及鉴别要点[34]

MEN分类	年龄	性别	吸烟	部位	核分裂数/2 mm²
DIPNECH	中老年	女性为主	无	支气管上皮内	无
TC	50~60岁	女性为主	无	中央型多见	0~1
AC	50~60岁	女性为主	约60%吸烟	周围型多见	2~10
SCLC	60岁	男性为主	>90%吸烟	中央型多见	>10（中位数80）
LCNEC	60岁	男性为主	>90%吸烟	周围型多见	>10（中位数70）

DIPNECH，肺弥漫性特发性神经内分泌细胞增生；TC，典型类癌；AC，不典型类癌；SCLC，小细胞肺癌；LCNEC，大细胞神经内分泌癌。

表1-2（B） 肺神经内分泌肿瘤临床病理特征及鉴别要点[34]

MEN分类	坏死	细胞特征	生长方式
DIPNECH	无	中等大多角形或梭形细胞，胞浆中等量，染色质纤细，无核仁	支气管上皮内线状或结节状增生，呈指状凸向气管腔内
TC	无	中等大多角形或梭形细胞，胞浆中等量，染色质粗颗粒状，无核仁或小核仁	器官样、栅栏状、条带状、梁状、菊形团状、假乳头状
AC	灶状粉刺样坏死	中等大多角形或梭形细胞，胞浆中等量，染色质粗颗粒状，无核仁或小核仁	器官样、栅栏状、条带状、梁状、菊形团状、假乳头状
SCLC	融合性地图样坏死	小或中等大卵圆形或短梭形细胞，细胞质稀少，核浆比例高，染色质纤细粉尘状，无核仁	弥漫片状、器官样、局灶栅栏状或菊形团状
LCNEC	融合性地图样坏死	中等大或大的多角形细胞，胞浆丰富，核浆比例低，染色质空泡状，核仁明显	弥漫片状、器官样、栅栏状或菊形团状

DIPNECH，肺弥漫性特发性神经内分泌细胞增生；TC，典型类癌；AC，不典型类癌；SCLC，小细胞肺癌；LCNEC，大细胞神经内分泌癌。

表1-2（C） 肺神经内分泌肿瘤临床病理特征及鉴别要点[34]

MEN分类	免疫表型	治疗	5年存活率
DIPNECH	CK阳性，CgA、Syn、CD56大多数强阳性；TTF1大多阴性；Ki-67<5%	手术切除	100%
TC	CK阳性，CgA、Syn、CD56大多数强阳性；TTF1大多阴性；Ki-67<5%	手术切除	>95%
AC	CK阳性，CgA、Syn、CD56大多数强阳性；TTF1局灶或弱阳性；Ki-67 5%~20%	手术切除	70%
SCLC	CK核旁逗点状阳性或阴性，CgA、Syn、CD56 80%~90%阳性；TTF1 85%强阳性；Ki-67 50%~100%	局限性疾病：放疗+化疗；进展期疾病：化疗	15%~25%
LCNEC	CK阳性，CgA、Syn、CD56 80%~90%阳性；TTF1 50%阳性；Ki-67 40%~80%	手术切除+早期化疗	15%

DIPNECH，肺弥漫性特发性神经内分泌细胞增生；TC，典型类癌；AC，不典型类癌；SCLC，小细胞肺癌；LCNEC，大细胞神经内分泌癌。

位于胸膜下，1例为位于肺尖的肺上沟瘤[41]。肿瘤切面可表现为柔软、橡胶样或固定、僵硬等不同密度。该类肿瘤倍增时间非常短，60%~70%的患者在初次诊断时已出现局部扩散或远处转移。小细胞肺癌最常见于右肺（56.2%），22%位于主气道，好发于肺的上叶。WHO的分类将小细胞肺癌定义为有丝分裂>10 /2 mm²且具有小细胞形态学特征的肿瘤。细胞结构特点为具有高染色的细胞核，没有核仁或只有非常小的核仁，细胞质较少，圆形或梭形，具有非常高的有丝分裂率。肿瘤常呈片状生长，没有特异的生长方式，虽然绝大多数肿瘤具有典型的神经内分泌生长特点，但常有大区域的坏死将肿瘤分割为小岛状生长。

（四）肺大细胞神经内分泌癌

在WHO分类中，LCNEC是指镜下有丝分裂>10/2 mm²（10HPF）且具有大细胞癌细胞学特征的肿瘤。这类肿瘤由体积较大的多形细胞组成，多呈细胞团样生长，常有栅栏样或玫瑰样区域，并有大块的坏死区域。

六、临床表现

大多数肺类癌患者（约58%）在初诊时无临床症状，32%的患者表现为咳嗽症状，26%表现为咯血，24%表现为肺炎、气道阻塞和肿瘤坏死溃疡三联症[42]。以上症状常于确诊前数年就已出现，症状常能反映病灶的位置，而神经内分泌活性物质引起的症状则出现较晚。值得注意的是，约24%的TC和7%的AC常在气管镜活检时意外发现。

一般来说，类癌综合征是肿瘤在肝转移后激素类肿瘤活性物质超过了肝功能对其降解的能力后出现的，在这种情况下，肿瘤分泌的高浓度的5-羟色胺和其他血管活性物质进入下腔静脉，然后进入右心系统，进而导致了三尖瓣和肺动脉瓣的病理改变，引起类癌心脏病[43]。肺类癌引发的左心疾病并不常见，主要是由于肺类癌释放的5-羟色胺直接通过静脉引流进入左心系统所致[44]。腹泻、潮红、喘息和类癌心脏病等与5-羟色胺分泌和其他肿瘤活性激素分泌相关的症状比较罕见（1%~3%）。这也说明肺类癌发生肝转移的概率较小，TC和AC发生肝转移的概率分别为2%和5%。库欣综合征是促肾上腺皮质激素（adrenocorticotrophic hormone，ACTH）异位或分泌所致，约见于2%的肺类癌，而少于1%的库欣综合征患者患有肺类癌[45]。其他与肺类癌相关的少见的神经内分泌症状主要有肢端肥大症、高钙血症和低血糖症[46-47]。

LCNEC常表现为周围型肺癌，因此常无中央型病灶阻塞和压迫引起的症状。一项对21例LCNEC的研究发现，6例患者表现为胸痛，5例患者无症状，4例表现为咳嗽或咯血，6例为非特异性表现如感冒样症状、呼吸困难和盗汗等[48]。另一项对87例LCNEC的分析则发现，所有患者在确诊时无副肿瘤综合征表现[20]。

SCLC常为中央型肿块，症状与肺类癌类似，表现为顽固咳嗽、阻塞性肺炎和咯血等。当肿瘤侵犯邻近的结构时会出现吞咽困难、声音嘶哑以及上腔静脉综合征等。SCLC进展迅速，相关的副肿瘤综合征主要有抗利尿激素分泌异常综合征（syndrome of inappropriate secretion of ADH，SIADH）和库欣综合征[41]。约有5.5%的SCLC确诊时合并有SIADH，SIADH是指抗利尿激素分泌异常增多引起的高浓度的尿量减少、血浆渗透压降低和低钠血症[49]。SIADH急性发作也可见于化疗后的肿瘤崩解和电解质失衡，如果未能有效处理，会导致严重后果[50]。

七、诊断

当肺部有肿块而且患者的症状考虑不能除外类癌或其他类型神经内分泌肿瘤时，应该进行一系列严格的检查和评估（图1-2）。诊断肺神经内分泌癌需具备以下几个共同的病理学特征：①这一类肿瘤组织常有特征性的器官样结构（organoid pattern），如菊形团或菊形团样结构，以及玫瑰样结构；②瘤细胞对神经内分泌标志物NSE、CgA、Syn、S-100和Leu-7等呈阳性表达；③电镜下瘤细胞内可见数量不等的神经内分泌颗粒（neurosecretory granules，NSG）。肺类癌的病理诊断有时可能会比较困难，容易被误诊为SCLC。LCNEC较难与分化差的腺癌相鉴别，LCNEC和SCLC可同时存在，也可与非小细胞肺癌（non-small cell lung cancer，NSCLC）同时存在。结合组织病理学表现、细胞增殖的标志物Ki-67等可判断肺神经内分泌肿瘤的组织类型[51]。有几种多肽和胺类标志物有助于鉴别诊断，这些标志物主要包括嗜铬蛋白A（Chromogranin A，CgA）、神经元特异性烯醇化酶（neuron-specific enolase，NSE）、5-羟色胺（5-hydroxytryptamine，5-HT）、突触素（synaptophysin，Syn）和ACTH等。

（一）生化标志物

血清CgA升高是肺类癌相对敏感的标志物，约75%的肺类癌会出现血清CgA升高，而只有约60%的SCLC会出现CgA升高[52]。假阳性的CgA升高常出现在肾功能

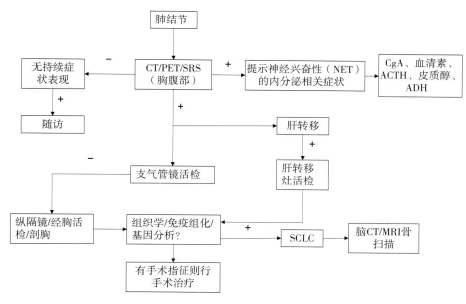

图1-2　肺结节检查和评估简易流程图

损害、萎缩性胃炎以及质子泵抑制药治疗期间。CgA常被用于监测对治疗的反应，也可用于对肿瘤复发的监测[53]。其他可能有助于诊断的肿瘤激素活性标志物包括5-HT、尿5-羟基吲哚乙酸（5-hydroxyindoleacetic acid，5-HIAA）、ACTH、皮质醇和类胰岛素生长素（insulin-like growth factor-1，IGF-1）。

（二）影像学

许多肺类癌是在进行胸部X线片检查时意外发现的。X线片常表现为孤立的、边界清楚的肺门或肺门旁肿块。当胸部X线片检查发现肺部可疑肿块时，为了进一步明确肿块的大小、位置、原发肿瘤的特征、纵隔淋巴结有无转移以及远处转移情况，应该进行胸部和上腹部CT检查。TC的CT表现为边界清楚的圆形或卵圆形肿块，肿块常压迫气道，致使气道变形、狭窄，甚至阻塞。这类肿瘤血管丰富，邻近中央气管，常位于气管分叉处附近。相反，AC常位于肺的外周部位[36]。30%以上的类癌伴有不连续的或弥漫性的钙化。TC和AC可同时伴有肺门淋巴结的炎性或恶性肿大。

与其他类型的NSCLC类似，大细胞神经内分泌肺癌的CT表现并无特异性。肺部的结节或肿块通常位于肺的外周，边界清楚呈分叶状，有些外周也有毛刺。约10%的LCNEC会有钙化，由于肿瘤内常有坏死，CT

增强时常有不均匀强化[54]。

大多数SCLC为中央型，常伴有肺门和纵隔淋巴结肿大，5%~10%的SCLC表现为肺部结节，无淋巴结转移[55]。气管、支气管和大血管的狭窄和移位，以及肺不张也是主要的影像学表现[56]。对小细胞肺癌进行分期时，需行胸部和上腹部CT扫描、脑部的CT扫描或磁共振扫描、骨扫描。一般不需常规进行肺部的磁共振检查，仅在胸部CT无法分辨时才建议进行磁共振检查。磁共振有助于辨别大血管结构旁小的肿瘤病灶，或者当怀疑患者为ACTH分泌性类癌而CT又未发现肿瘤病灶时需要进行磁共振扫描。此外，当考虑到脊椎的神经孔或臂丛神经受侵时也需进行磁共振扫描。

（三）生长抑素受体闪烁扫描

约80%的肺神经内分泌肿瘤表达生长抑素受体，主要是SST2受体[57]。放射性标记的生长抑素衍生物（[111]内奥曲肽和兰瑞肽）常被用于生长抑素受体闪烁扫描（somatostatin receptor scintigraphy，SRS）以明确肺神经内分泌肿瘤的位置[58]。[111]内奥曲肽和兰瑞肽标志物的敏感性分别高达93%和87%。用这两种生长抑素衍生物标记进行放射性扫描均可检测到肺类癌。还有研究发现，采用该方法检测原发性肺类癌的敏感性约为80%，检测类癌肺转移的敏感性约为60%。也有研究表明，SRS阳性的肺LCNEC经生长抑素衍生物辅助治疗后可以获益[59]。Reisinger等的研究则发现，在多中心进行的162例小细胞肺癌SRS检测中，原发肿瘤的检出率为91%，转移病灶的检出率为59%。

（四）正电子发射断层扫描

正电子发射断层扫描（positron emission tomography，PET）检测被肿瘤细胞高摄取的^{18}F-氟代脱氧葡萄糖（^{18}F-fluorodeoxyglucose，^{18}F-FDG）等放射标记的生物分子的浓度，有研究发现[60]，采用^{68}Ga-DOTA-TOC PET（生长抑素受体靶标）检测神经内分泌肺肿瘤的敏感性达97%，特异度为92%，准确度为96%。^{18}F-FDG PET对SCLC的诊断敏感性达100%[61]。5-HT合成的前体^{11}C-5-羟色胺等特异标志物对肺类癌的诊断也十分可靠。有学者对42例肺神经内分泌肿瘤（包括7例类癌）进行研究[62]，对比了^{11}C-5-羟色胺与SRS、CT的诊断价值，结果发现^{11}C-5-羟色胺可诊断95%的肿瘤，58%的患者可发现SRS和CT无法分辨的肿瘤。

（五）联合检测方法

将SRS或PET与CT或MRI联合检查[63]，对神经内分泌肺肿瘤的诊断率会更高（敏感度96%~100%）。有一项对15例经SRS发现的神经内分泌肺肿瘤进行的研究发现[64]，对这些患者进行^{111}内奥曲肽SPECT/CT检查，发现有7例患者存在新病灶，4例患者的肿瘤位置发生了变化。PET/CT检查改变了29例患者中5例患者的分期，采用PET和PET/CT对广泛期小细胞肺癌进行精确分期的敏感度均为93%，而特异度则分别为83%和100%[65]。

（六）有创检查

当无创的影像学检查发现可疑病灶时，手术前的组织学诊断可提供更多的信息。对3 754例中央型和气管内肿瘤的检查中，纤支镜确诊的敏感度为88%[66]。当有固定的肿块生长入气管腔内等影像特点出现时，高度提示类癌的可能性，如果肿瘤位于纤维支气管镜可以抵达的位置（35%~70%的肺类癌），纤维支气管镜检查是最重要的肺类癌诊断方法。纤维支气管镜检查在SCLC诊断中的地位同样重要，只是肺LCNEC常

位于纤维支气管镜无法抵达的位置。尽管纤支镜可以诊断肺类癌，但对于这样的小标本，要从组织学上区分TC和AC还是十分困难的。由于5%~20%的TC和30%~70%的AC会出现转移，我们应该对所有肺类癌患者进行淋巴结状态评估以便作出准确的分期。CT引导下的经皮肺穿刺可准确诊断周围型病灶，纵隔镜、胸腔镜和剖胸手术则可完成胸内其他部位肿瘤的病理诊断。虽然细针抽吸和胸腔积液分析也可进行细胞学诊断，但细胞学诊断常难进行精确的组织学分类。对于高度怀疑肺癌的外周型孤立结节，考虑到即使是恶性也属早期，因此对这些患者应该进行局部切除活检，一旦术中活检确诊为恶性，则应进行标准的肺癌根治手术。

八、分期

对所有类型的肺癌来说，准确的分期不但可提供预后信息，而且对治疗策略的制定至关重要。尽管尚未被广泛接受，但对于肺类癌和LCNEC来说，TNM分期仍是最常用的分期标准。有研究对近800例肺类癌进行了分析，结果发现有87%的TC不伴有淋巴结转移，10%的TC表现为同侧肺门淋巴结转移（TN1），3%伴有纵隔淋巴结转移（TN2），未发现有对侧或锁骨上淋巴结转移的患者（TN3）。相反，约43%的AC不伴有淋巴结转移，29%为TN1，14%为TN2，14%为TN3[22]。

最常见的转移为胸内淋巴结转移，远处转移主要包括肝脏、骨、中枢神经系统、皮肤和乳腺等，TC的远处转移率为3%，AC的远处转移率为21%。很多LCNEC常在初诊时即为晚期，有研究分析了87例LCNEC，结果发现Ⅰa期（23%）、Ⅰb期（24%）、Ⅱa期（3%）、Ⅱb期（11%）、Ⅲa期（20%）、Ⅲb期（15%）和Ⅳ期（3%）的LCNEC[20]。

一直认为TNM分期对小细胞肺癌生存的预测作用较差，一般将SCLC分为局限期和进展期，局限期是指病变局限在一侧胸腔，包括具有一个放射野的区域淋巴结转移，如肺门淋巴结、同侧和对侧纵隔淋巴结、同侧和对侧的锁骨上淋巴结转移等。然而，最新的国际肺癌研究学会还是主张将SCLC进行TNM分期，也有临床研究在对这种分期进行评估[67]。SCLC最常见的转移部位是骨（19%~38%）、肝脏（17%~34%）、肾上腺（10%~17%）和脑（>14%）[68]。

九、治疗

尽管对神经内分泌肺肿瘤的最佳治疗方案还存在争议，但一些基本的治疗原则还是被广泛接受的，如图1-3。

（一）外科手术

外科手术是治疗肺类癌最主要的手段，也是唯一有治愈可能的手段。手术的原则应为最大范围切除肿瘤和最大限度保留正常肺组织。对于中央型的局限期TC，袖状切除、楔形切除和肺段切除等保守的切除范围是最好的手术方式[69]。而对于AC，最佳的手术方式还存在争议，尤其是在术前就怀疑存在淋巴结转移者。Martini等的资料显示，术后生存时间只与肿瘤的细胞类型相关（TC vs. AC），与淋巴结是否转移不存在相关性，他们也因此认为单独进行手术切除对肺类癌进行治疗就已足够[70]。对AC是否单纯进行局限性切除一直存在疑问，但大多数人主张进行淋巴结清扫甚至更大范围地切除（肺叶切除，联合肺叶切除和全肺切除）[35]。由于容易发生转移，对大多数

LCNEC和SCLC来说，手术并不是最佳的选择。但是对局限期SCLC（$T_{1-2}N_0$）来说，手术切除加纵隔淋巴结清扫，再联合放化疗能使患者受益[71]。由于手术对TN_2的SCLC很难有延长生存的作用，在SCLC手术前需进行纵隔镜检查确认。对早期肺LCNEC来说，手术切除（肺叶或全肺切除）也是最佳的治疗方式，如果无淋巴结转移手术可明显延长生存期[48]。有研究对186例接受手术的神经内分泌肺肿瘤进行预后分析[72]，结果发现细胞类型是最主要的预后因素，死亡风险比在不同的细胞类型中分别为TC（1），AC（6.7），LCNEC（6.8），SCLC（14.7）。肿瘤的大小和淋巴结状态也是重要的影响因素：T_1（1），T_2（1.7），T_3（2.6），T_4（8.9），N_0（1），N_1（3.3），N_2（2.2）。

（二）支气管镜治疗

支气管镜治疗有多种方法，主要有对气管内类癌手术前进行的经气管镜的Nd-YAG激光手术、光动力治疗等，这些方法已成功用于对气管近端长蒂TC的治疗

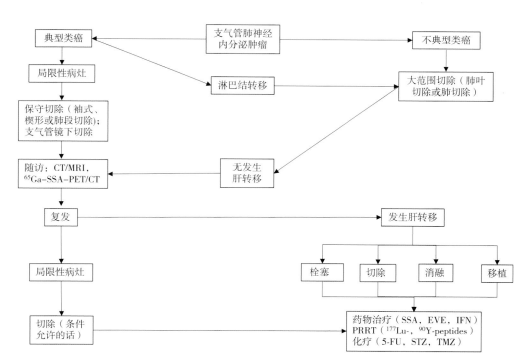

图1-3　支气管肺神经内分泌肿瘤（典型类癌和不典型类癌）的治疗选择

上。有研究报道[73]，对29例气管内孤立TC进行经纤支镜冷冻治疗，有18例取得成功。经过中位55个月的随访，仅1例发生了肿瘤复发，而且冷冻治疗无远期气管狭窄等并发症发生。尽管有这些腔内治疗成功的报道，但目前公认的是，这些方法只适用于考虑到手术并发症等原因而不能接受手术的患者。

（三）放射治疗

肺类癌一般对放疗不敏感，因此放疗一般只在患者不能接受手术或手术无法达到完全切除时采用。目前尚未见有关于放疗治疗LCNEC的资料。有研究将^{111}铟、^{90}钇或^{177}镥等放射性核素连接到生长抑素衍生物上进行多肽受体放射治疗（peptide receptor radio therapy，PRRT），靶向放疗过表达生长抑素受体的肿瘤细胞。^{177}镥是治疗类癌患者最有效的方法，约一半患者达到肿瘤缓解[74]。^{90}钇和^{177}镥治疗类癌的中位反应时间分别为30个月和36个月。然而，^{177}镥治疗SCLC的研究却未取得成功，治疗的3例患者全部在治疗期间进展，且全部死于5个月之内[75]。大多数局限期SCLC的标准治疗目前仍然是胸外放疗联合化疗[76]。对经过治疗后缓解的SCLC，预防性脑照射也会为患者带来获益[77]。

（四）化疗

虽然可用于肺类癌的化疗药物有多种，如阿霉素、5-氟尿嘧啶（5-fluorouracil，5-Fu）、氮烯唑胺、顺铂、依托泊苷、链脲霉素和卡铂等，但研究发现这些药物的有效率都非常低（20%~30%），且有效作用的维持时间短，目前临床上尚缺乏肺类癌的有效化疗药物[37]。对肺类癌进行联合化疗一般采用的是含顺铂和链脲霉素的联合用药方案，由于肺类癌对化疗不敏感，以上化疗药物的肾毒性和骨髓抑制不良反应比较严重，目前可用的有效化疗方案仍非常有限。有关化疗对LCNEC的作用目前还不十分清楚。一些小规模的研究发现，虽然LCNEC对化疗的反应率比较低，但对于相对早期患者，化疗可能会延长生存时间[78]。

放疗联合EP方案化疗目前仍是局限期SCLC的标准治疗模式。尽管联合化疗具有很好的抗肿瘤活性，对SCLC的有效率可达70%~90%，但绝大多数患者还是会出现进展，对局限期SCLC进行积极的放化疗同步治疗后5年生存率为20%~50%[79]。

（五）靶向治疗

有研究对17例伴有远处转移的TC患者进行了标志物研究，结果发现有5例患者为原癌基因（c-kit）阳性，12例患者为α-血小板衍生生长因子（α-PDGFR）阳性，9例为β-PDGFR阳性，7例为人表皮生长因子（EGFR）阳性，这说明酪氨酸激酶抑制药可能会对这些患者有治疗作用[80]。有多个临床研究对c-kit表达阳性的复发性和难治性SCLC进行了伊马替尼治疗作用的研究，伊马替尼是一种口服的多激酶抑制药，研究结果不容乐观[81]。近年来，在SCLC中已经评估了多种较为有效的靶向疗法，如针对细胞自我更新途径的DLL3靶向抗体-药物偶联物（antibody-drug conjugates，ADC）、针对DNA损伤修复的PARP抑制药和针对肿瘤血管生成的贝伐珠单抗、阿帕替尼、安罗替尼等。

（六）免疫治疗

在过去这些年中，针对SCLC已经研究了几种免疫疗法，包括疫苗、免疫毒素和最近的免疫检查点抑制药（immune checkpoint inhibitor，ICI）。肿瘤疫苗和干扰素-α的效果有限或不确定，而检查点抑制药在早期研究中显示出较好的前景。目前，抗PD-1抗体（如nivolumab、pembrolizumab）、抗PD-L1抗体（如durvalumab、atezolizumab）、抗CTLA-4抗体（如ipilimumab、tremelimumab）的临床研究已陆续开展，并取得了一定的临床结果，详见本书其他章节。

（七）生物治疗

干扰素IFN-α、IFN-γ以及人的白细胞干扰素曾被用于肺神经内分泌肿瘤的治疗，由于治疗效果一般，又有许多不良反应，影响了其在临床中的使用。尽管肺的神经内分泌肿瘤有高的生长抑素受体表达率，除非患者有类癌综合征或库欣综合征出现，但生长抑素衍生物的治疗作用也十分有限。曾有人报道生长抑素衍生物对AC伴肝转移[82]以及生长抑素受体阳性的LCNEC[59]具有非常好的治疗效果，不但可有效控制临床症状，而且还可延长患者的生存时间。

（八）肺类癌肝转移的治疗

虽然只有约2%的肺类癌会出现肝转移，但当患者出现类癌综合征时，应考虑到肝内大的转移病灶。对这些转移病灶，可采用减瘤手术甚至肝移植等多种手术方式进行切除。有资料显示[83]，对肝转移灶进行手术切除后生物有效性达96%，可显著提高5年生存率。肝动脉栓塞，同时也可联合动脉内化疗（阿霉素、顺铂和表阿霉素），可明显减瘤，控制类癌肝转移引起的各种症状[84]。进行肝动脉栓塞有可能会出现比较罕见但非常严重的并发症就是类癌危象，类癌危象的主要表现有呼吸循环功能不全、腹泻、潮红、酸中毒和肾衰竭等。类癌危象是治疗引起的肿瘤坏死导致了大量的5-羟色胺和其他血管活性物质进入循环系统所致。对类癌危象的治疗主要为生长抑素类似物治疗和对症治疗[85]。

十、预后

TC的预后非常好，5年生存率可达87%~89%，然而，即使接受了根治手术切除，仍有约10%的患者多年后出现远处转移，因此对于TC患者，一般建议进行长达10年的术后随访[86]。AC的预后较TC差，一般5年生存率为44%~78%[87]。美国SEER的数据显示[88]，肺类癌在过去的30年里5年生存率明显下降，由最初的84.7%下降到47.3%。LCNEC 5年生存率为15%~57%[78]。1973年到2003年的SEER数据显示，SCLC的5年生存率从1973年的3.9%上升到2003年的4.8%，这也说明SCLC目前尚缺乏有效的治疗方法。

参考文献

[1] Laennec R. Traite de l'auscultation mediate et des maladies des poumons et du coeur[M]. Paris：Meria-dec Laennec；1831.

[2] Hamperl H. Ueber gutartige Bronchialtumoren(Cy-lindrome und Carcinoide)[J]. Virchow'sArch(Pathol Anat)1937，300：46.

[3] Oberndorfer S. Karzinoide Tumoren des darmes[J]. Frankf Z Pathol，1907，1：426-429.

[4] Arrigoni MG，Woolner LB，Bernatz PE. Atypical carcinoid tumors of the lung[J]. J Thorac Cardiovasc Surg，1972，64：413-421.

[5] McKeown F. Oat-cell carcinoma of the oesophagus[J]. J Pathol Bacteriol，1952，64：889-891.

[6] Bensch KG，Corrin B，Pariente R，et al. Oat-cell car-cinoma of the lung[J]. Its origin and relationship to bronchial carcinoid. Cancer，1968，22：1163-1172.

[7] Feyrter F. Uber diffuse endokrine epitheliale organe[J]. Leipzig(Germany)：Barth，1938.

[8] Carvalheira AF，Welsch U，Pearse AG. Cytochem- ical and ultrastructural observations on the argen- taffin and argyrophil cells of the gastro-intestinal tract in mammals，and their place in the APUD se- ries of polypeptide-secreting cells[J]. Histochemie，1968，14：33-46.

[9] Hammond ME，Sause WT. Large cell neuroendo- crine tumors of the lung. Clinical significance and histopathologic definition[J]. Cancer，1985，56：1624-1629.

[10] Aguayo SM，Miller YE，Waldron JA Jr，et al. Brief report：idiopathic diffuse hyperplasia of pulmonary neuroendocrine cells and airways disease[J]. N Engl J Med，1992，327：1285-1288.

[11] Gosney JR. Neuroendocrine cell populations in postnatal human lungs：minimal variation from childhood to old age[J]. Anat Rec，1993，236：177-180.

[12] Ito T，Nogawa H，Udaka N，et al. Development of pulmonary neuroendocrine cells of fetal hamster in explant culture[J]. Lab Invest，1997，77：449-457.

[13] Cutz E，Yeger H，Pan J. Pulmonary neuroendocrine cell system in pediatric lung disease-recent advances[J]. Pediatr Dev Pathol，2007，10：419-435.

[14] Kotton DN，Fine A. Lung stem cells. Cell Tissue Res[J]，2008，331：145-156.

[15] Gosney JR，Sissons MC，Allibone RO. Neuroendocrine cell populations in normal human lungs：a quantitative study[J]. Thorax，1988，43：878-882.

[16] Adriaensen D，Brouns I，Pintelon I，et al. Evidence for a role of neuroepithelial bodies as complex airway sensors：comparison with smooth muscle-associated airway receptors[J]. J Appl Physiol，2006，101：960-970.

[17] Adriaensen D，Brouns I，VanGenechten J，et al. Functional morphology of pulmonary neuroepithelial bodies：Extremely complex airway receptors[J]. Anat Rec A Discov Mol Cell Evol Biol，2003，270(1)：25-40.

[18] Geiser T1，Jarreau PH，Atabai K，et al. Interleukin-1beta augments in vitro alveolar epithelial repair[J]. Am J Physiol Lung Cell Mol Physiol，2000，279：L1184-L1190.

[19] Otto WR. Lung epithelial stem cells [J]. J Pathol，2002，197：527-523.

[20] Takei H，Asamura H，Maeshima A，et al. Large cell neuroendocrine carcinoma of the lung：a clinicopathologic study of eighty-7 cases[J]. J Thorac Cardiovasc Surg，2002，124：285-292.

[21] Govindan R，Page N，Morgensztern D，et al. Changing epidemiology of small-cell lung cancer in the United States over the last 30 years：analysis of the Surveillance，Epidemiologic，and End Results database[J]. J Clin Oncol，2006，24：4539-4544.

[22] Fink G，Krelbaum T，Yellin A，et al. Pulmonary carcinoid：presentation，diagnosis，and outcome in 142 cases in Israel and review of 640 cases from the literature[J]. Chest，2001，

119：1647-1651.

[23] The US National Cancer Institute. Surveillance Epidemiology and End Results(SEER)data base[DB/OL].1973-2004. https://seer.cancer.gov

[24] Travis WD, Travis LB, Devesa SS. Lung cancer[J]. Cancer, 1995, 75：191-202.

[25] Wang S, Tang J, Sun T, et al. Survival changes in patients with small cell lung cancer and disparities between different sexes, socioeconomic statuses and ages[J]. Sci Rep, 2017, 7：1339.

[26] Chen LC, Travis WD, Krug LM. Pulmonary neuroendocrine tumors：what(little)do we know[J]? J Natl Compr Canc Netw, 2006, 4：623-630.

[27] Modlin IM, Lye KD, Kidd M. A 5-decade analysis of, 13, 715 carcinoid tumors[J]. Cancer, 2003, 97：934-959.

[28] Travis WD, Gal AA, Colby TV, et al. Reproducibility of neuroendocrine lung tumor classification[J]. Hum Pathol, 1998, 29：272-279.

[29] Gould VE, Linnoila RI, Memoli VA, et al. Neuroendocrine components of the bronchopulmonary tract：hyperplasias, dysplasias, and neoplasms[J]. Lab Invest, 1983, 49：519-537.

[30] Paladugu RR, Benfield JR, Pak HY, et al. Broncho- pulmonary Kulchitzky cell carcinomas. A new classification scheme for typical and atypical carcinoids[J]. Cancer, 1985, 55：1303-1311.

[31] Capella C, Heitz PU, Hofler H, et al. Revised classification of neuroendocrine tumours of the lung, pancreas and gut[J]. Virchows Arch, 1995, 425：547-560.

[32] Travis WD, Linnoila RI, Tsokos MG, et al. Neuroendocrine tumors of the lung with proposed criteria for large-cell neuroendocrine carcinoma. An ultrastructural, immunohistochemical, and flow cytometric study of 35 cases[J]. Am J Surg Pathol, 1991, 15：529-553.

[33] Huang Q, Muzitansky A, Mark EJ. Pulmonary neuroendocrine carcinomas. A review of 234 cases and a statistical analysis of 50 cases treated at one institution using a simple clinicopathologic classification[J]. Arch Pathol Lab Med, 2002, 126：545-553.

[34] 滕晓东, 赵明, 来茂德. 肺神经内分泌肿瘤病理诊断进展[J]. 浙江大学学报(医学版) 2016：45：36-44.

[35] Davila DG, Dunn WF, Tazelaar HD, et al. Bronchial carcinoid tumors[J]. Mayo Clin Proc, 1993, 68：795-803.

[36] Marty-Ané CH, Costes V, Pujol JL, et al. Carcinoid tumors of the lung：do atypical features require aggressive management[J]? Ann Thorac Surg, 1995, 59：78-83.

[37] Beasley MB, Thunnissen FB, Brambilla E, et al. Pulmonary atypical carcinoid：predictors of survival in 106 cases[J]. Hum Pathol, 2000, 31：1255-1265.

[38] IARC. Pathology and genetics of tumours of lung, pleura, thymus, and heart (World Health Organization Classification of Tumours)[M]. Lyon：IARC Press, 2004.

[39] Cote ML, Wenzlaff AS, Philip PA, et al. Secondary cancers after a lung carcinoid primary：a population-based analysis[J]. Lung Cancer, 2006, 52：273-279.

[40] Fernandez FG, Battafarano RJ. Large-cell neuroendocrine carcinoma of the lung[J]. Cancer Control, 2006, 13：270-275.

[41] Nicholson SA, Beasley MB, Brambilla E, et al. Small cell lung carcinoma(SCLC)：a clinicopathologic study of 100 cases with surgical specimens[J]. Am J Surg Pathol, 2002, 26：1184-1197.

[42] Filosso PL, Rena O, Donati G, et al. Bronchial carcinoid tumors：surgical management and long-term outcome[J]. J Thorac Cardiovasc Surg, 2002, 123：303-309.

[43] Gustafsson BI, Tømmerås K, Nordrum I, et al. Long-term serotonin administration induces heart valve disease in rats[J]. Circulation, 2005, 111：1517-1522.

[44] Greminger P, Hess OM, Müller AE, et al. Bronchial neuroendocrine(carcinoid)tumor causing unilateral left-sided carcinoid heart disease[J]. Klin Wochenschr., 1991, 69：128-133.

[45] Limper AH, Carpenter PC, Scheithauer B, et al. The Cushing syndrome induced by bronchial carcinoid tumors[J]. Ann Intern Med, 1992, 117：209-214.

[46] Zatelli MC, Maffei P, Piccin D, et al. Somatostatin analogs in vitro effects in a growth hormone-releasing hormonesecreting bronchial carcinoid[J]. J Clin Endocrinol Metab, 2005, 90：2104-2109.

[47] Shames JM, Dhurandhar NR, Blackard WG. Insulin-secreting bronchial carcinoid tumor with widespread metastases[J]. Am J Med, 1968, 44：632-637.

[48] Zacharias J, Nicholson AG, Ladas GP, et al. Large cell neuroendocrine carcinoma and large cell carcinomas with neuroendocrine morphology of the lung：prognosis after complete resection and systematic nodal dissection[J]. Ann Thorac Surg, 2003, 75：348-352.

[49] Seute T, Leffers P, ten Velde GP, et al. Neurologic disorders in 432 consecutive patients with small cell lung carcinoma[J]. Cancer, 2004, 100：801-806.

[50] Saintigny P, Chouahnia K, Cohen R, et al. Tumor lysis associated with sudden onset of syndrome of inappropriate antidiuretic hormone secretion[J]. Clin Lung Cancer, 2007, 8：282-284.

[51] Pelosi G, Rodriguez J, Viale G, et al. Typical and atypical pulmonary carcinoid tumor overdiagnosed as small-cell carcinoma on biopsy specimens：a major pitfall in the management of lung cancer patients[J]. Am J Surg Pathol, 2005, 29：179-187.

[52] Seregni E, Ferrari L, Bajetta E, et al. Clinical significance of blood chromogranin A measurement in neuroendocrine tumours[J]. Ann Oncol, 2001, 12：S69-S72.

[53] Taupenot L, Harper KL, O'Connor DT. The chromogranin-secretogranin family[J]. N Engl J Med., 2003, 348：1134-1149.

[54] Oshiro Y, Kusumoto M, Matsuno Y, et al. CT findings of

surgically resected large cell neuroendocrine carcinoma of the lung in 38 patients[J]. AJR Am J Roentgenol, 2004, 182: 87-91.

[55] Quoix E, Fraser R, Wolkove N, et al. Small cell lung cancer presenting as a solitary pulmonary nodule[J]. Cancer, 1990, 66: 577-582.

[56] Douek PC, Simoni L, Revel D, et al. Diagnosis of bronchial carcinoid tumor by ultrafast contrast-enhanced MR imaging[J]. AJR Am J Roentgenol., 1994, 163: 563-564.

[57] Bruns C, Weckbecker G, Raulf F, et al. Molecular pharmacology of somatostatin-receptor subtypes[J]. Ann N Y Acad Sci, 1994, 733: 138-146.

[58] Granberg D, Sundin A, Janson ET, et al. Octreoscan in patients with bronchial carcinoid tumours[J]. Clin Endocrinol (Oxf), 2003, 59: 793-799.

[59] Filosso PL, Ruffini E, Oliaro A, et al. Large-cell neuroendocrine carcinoma of the lung: a clinicopathologic study of eighteen cases and the efficacy of adjuvant treatment with octreotide[J]. J Thorac Cardiovasc Surg, 2005, 129: 819-824.

[60] Gabriel M, Decristoforo C, Kendler D, et al. 68Ga-DOTA-Tyr3-octreotide PET in neuroendocrine tumors: comparison with somatostatin receptor scintigraphy and CT[J]. J Nucl Med, 2007, 48: 508-518.

[61] Pandit N, Gonen M, Krug L, et al. Prognostic value of 18F-FDG-PET imaging in small cell lung cancer[J]. Eur J Nucl Med Mol Imaging, 2003, 30: 78-84.

[62] Orlefors H, Sundin A, Garske U, et al. Whole-body C-5-hydroxytryptophan positron emission tomography as a universal imaging technique for neuroendocrine tumors: comparison with somatostatin receptor scintigraphy and computed tomography[J]. J Clin Endocrinol Metab, 2005, 90: 3392-3400.

[63] Koopmans KP, de Vries EG, Kema IP, et al. Staging of carcinoid tumours with 18F-DOPA PET: a prospective, diagnostic accuracy study[J]. Lancet Oncol, 2006, 7: 728-734.

[64] Hillel PG, van Beek EJ, Taylor C, et al. The clinical impact of a combined gamma camera/CT imaging system on somatostatin receptor imaging of neuroendocrine tumours[J]. Clin Radiol, 2006, 61: 579-587.

[65] Fischer BM, Mortensen J, Langer SW, et al. A prospective study of PET/CT in initial staging of small-cell lung cancer: comparison with CT, bone scintigraphy and bone marrow analysis[J]. Ann Oncol, 2007, 18: 338-345.

[66] Rivera MP, Detterbeck F, Mehta AC. Diagnosis of lung cancer: the guidelines[J]. Chest, 2003, 123: 129S-136S.

[67] Shepherd FA, Crowley J, Van Houtte P, et al. The International Association for the Study of Lung Cancer lung cancer staging project: proposals regarding the clinical staging of small cell lung cancer in the forthcoming(seventh)edition of the tumor, node, metastasis classification for lung cancer[J]. J Thorac Oncol,

2007, 2: 1067-1077.

[68] Idhe D, HIPass, Glatstein E. Small cell lung cancer. In: Hellman S Rosenberg SA, eds. Principles and Practice of Oncology[M]. 5th ed. Philadelphia: Lippincott-Raven; 1997.

[69] Cooper WA, Thourani VH, Gal AA, et al. The surgical spectrum of pulmonary neuroendocrine neoplasms[J]. Chest, 2001, 119: 14-18.

[70] Martini N, Zaman MB, Bains MS, et al. Treatment and prognosis in bronchial carcinoids involving regional lymph nodes[J]. J Thorac Cardiovasc Surg, 1994, 107: 1-6; discussion 6-7.

[71] Anraku M, Waddell TK. Surgery for small-cell lung cancer[J]. Semin Thorac Cardiovasc Surg, 2006, 18: 211-216.

[72] Lim E, Yap YK, De Stavola BL, et al. The impact of stage and cell type on the prognosis of pulmonary neuroendocrine tumors[J]. J Thorac Cardiovasc Surg, 2005, 130: 969-972.

[73] Bertoletti L, Elleuch R, Kaczmarek D, et al. Bronchoscopic cryotherapy treatment of isolated endoluminal typical carcinoid tumor[J]. Chest, 2006, 130: 1405-1411.

[74] van Essen M, Krenning EP, Bakker WH, et al. Peptide receptor radionuclide therapy with 177Lu-octreotate in patients with foregut carcinoid tumours of bronchial, gastric and thymic origin[J]. Eur J Nucl Med Mol Imaging, 2007, 34: 1219-1227.

[75] van Essen M, Krenning EP, Kooij PP, et al. Effects of therapy with [177Lu-DOTA0, Tyr3]octreotate in patients with paraganglioma, meningioma, small cell lung carcinoma, and melanoma[J]. J Nucl Med, 2006, 47: 1599-1606.

[76] Lee CB, Morris DE, Fried DB, et al. Current and evolving treatment options for limited stage small cell lung cancer[J]. Curr Opin Oncol, 2006, 18: 162-172.

[77] Aupérin A, Arriagada R, Pignon JP, et al. Prophylactic cranial irradiation for patients with small-cell lung cancer in complete remission. Prophylactic Cranial Irradiation Overview Collaborative Group[J]. N Engl J Med, 1999, 341: 476-484.

[78] Veronesi G, Morandi U, Alloisio M, et al. Large cell neuroendocrine carcinoma of the lung: a retrospective analysis of 144 surgical cases[J]. Lung Cancer, 2006, 53: 111-115.

[79] Turrisi AT 3rd, Kim K, Blum R, et al. Twice-daily compared with once-daily thoracic radiotherapy in limited small-cell lung cancer treated concurrently with cisplatin and etoposide[J]. N Engl J Med., 1999, 340: 265-271.

[80] Granberg D, Wilander E, Oberg K. Expression of tyrosine kinase receptors in lung carcinoids[J]. Tumour Biol, 2006, 27: 153-157.

[81] Dy GK, Miller AA, Mandrekar SJ, et al. A phase II trial of imatinib(ST1571)in patients with c-kit expressing relapsed small-cell lung cancer: a CALGB and NCCTG study[J]. Ann Oncol, 2005, 16: 1811-1816.

[82] Filosso PL, Ruffini E, Oliaro A, et al. Long-term survival of atypical bronchial carcinoids with liver metastases, treated with octreotide[J]. Eur J Cardiothorac Surg, 2002, 21: 913-917.

[83] Sarmiento JM, Heywood G, Rubin J, et al. Surgical treatment of neuroendocrine metastases to the liver: a plea for resection to increase survival[J]. J Am Coll Surg, 2003, 197: 29-37.

[84] Gupta S, Johnson MM, Murthy R, et al. Hepatic arterial embolization and chemoembolization for the treatment of patients with metastatic neuroendocrine tumors: variables affecting response rates and survival[J]. Cancer, 2005, 104: 1590-1602.

[85] Ahlman H, Wangberg B, Nilsson O, et al. Aspects on diagnosis and treatment of the foregut carcinoid syndrome[J]. Scand J Gastroenterol, 1992, 27: 459-471.

[86] Warren WH, Gould VE. Long-term follow-up of classical bronchial carcinoid tumors. Clinicopathologic observations[J]. Scand J Thorac Cardiovasc Surg, 1990, 24: 125-130.

[87] Travis WD, Rush W, Flieder DB, et al. Survival analysis of 200 pulmonary neuroendocrine tumors with clarification of criteria for atypical carcinoid and its separation from typical carcinoid[J]. Am J Surg Pathol, 1998, 22: 934-944.

[88] Sapoznikov B, Morgenstern S, Raanani P, et al. Follicular lymphoma with extensive gastrointestinal tract involvement: follow-up by capsule endoscopy[J]. Dig Dis Sci, 2007, 52: 1031-1035.

第二部分

病理和分子特征

第二章　肺神经内分泌肿瘤病理诊断概述

苏凯[1]，谢亮[2]，贲晓松[2]

[1]中国人民解放军南部战区总医院；[2]广东省人民医院

一、简介

　　肺神经内分泌肿瘤包括低度恶性的典型类癌（typical carcinoid，TC）、中度恶性的不典型类癌（atypical carcinoid，AC）、高度恶性的大细胞神经内分泌癌（large-cell neuroendocrine carcinoma，LCNEC）和小细胞肺癌（small cell lung cancer，SCLC）[1-2]。SCLC是最常见的肺神经内分泌肿瘤，约占肺部肿瘤的14%[3]。大细胞肺癌约占肺癌切除术的3%，类癌占肺部侵袭性肿瘤的1%~2%。肺部AC则十分罕见，虽然占所有类癌的10%左右，却仅占肺癌的0.1%~0.2%[4]。虽然Ki-67区分TC和AC的作用有限，但对于区分类癌与LCNEC和SCLC则非常有效。弥漫性特发性肺神经内分泌细胞增生（diffuse idiopathic pulmonary neuroendocrine cell hyperplasia，DIPNECH）是一种非常罕见的肺部疾病，局限于支气管或细支气管肺泡上皮细胞的单个细胞、小结节（神经内分泌小体）样弥漫性增生或肺神经内分泌细胞线性增生，是类癌的癌前病变。光镜检查可以诊断大部分TC和SCLC，但很难诊断AC和LCNEC，尤其送检组织为小的活检标本或细胞学标本时，确诊仍需依靠手术切除标本，区分肺神经内分泌肿瘤分级最重要的组织学特性是有丝分裂指数。治疗策略上，TC和SCLC仍以手术切除联合化疗为主，而AC和LCNEC的最佳治疗方案仍待商榷[4]。本章概述肺神经内分泌癌病理诊断的基本原则，强调肺神经内分泌癌的诊断及病理诊断原则（表2-1），基于以上原则指导肺神经内分泌癌的治疗策略。

二、肺神经内分泌肿瘤分子表达谱概述

　　临床肺癌基因组计划（The Clinical Lung Cancer Genome Project，CLCGP）近期的分子研究清楚地表明，相比SCLC和LCNEC，类癌的基因改变相对较少[5]。SCLC和LCNEC常伴随*TP53*、*RB1*和*EP300*基因突变，除基因改变外，LCNEC存在基因拷贝数的变化，而这一特性与肺鳞癌和肺腺癌一致[5]，这也与肺癌伴LCNEC的特性一致。

　　Fernandez-Cuesta等[6]的近期研究发现，类癌常发生染色质重塑相关基因突变。组蛋白共价修饰子约40%发生突变，而*SWI*/*SNF*亚基因则有22.2%发生突变，*MEN1*、*PSIP1*和*ARID1A*等基因亦可受到影响。

　　Onuki及其同事[7]分析了杂合性丢失3p、*RB*、5q21、9p基因和p53基因的肺神经内分泌肿瘤，结果提示SCLC和LCNEC比类癌杂合性丢失更多。相比LCNEC，SCLC发生5q21杂合性丢失的发生率显著增高。与AC、SCLC、LCNEC相比，TC更多发生p53基因改变，此实验经过免疫组织化学，杂合性丢失分析及突变分析验证[7]。p53基因在TC中无突变，AC突变率为25%，LCNEC为59%和SCLC为71%。其他研究佐证了上述研究结果，提示高侵袭性神经内分泌癌40%~86%存在p53基因表达，而其基因突变率可达27%~59%[8-10]。

三、诊断

（一）小细胞肺癌

　　小细胞肺癌（SCLC）是最常见的肺神经内分泌

表2-1　神经内分泌瘤诊断标准

分类	诊断标准
小细胞肺癌	肿瘤直径小（通常直径小于3个休眠淋巴细胞） 胞质稀少 细胞核：纤细的粉尘状染色质，核仁缺少或不明显 核分裂象多见（>10/2 mm²，中位80/2 mm²） 片状多发坏死
大细胞神经内分泌癌	具有神经内分泌形态的肿瘤（器官样、菊形团状、花团状或骨小梁样） 核分裂象多见：>10/2 mm²（10HPF*），中位70/2 mm²（10HPF） 坏死（通常呈大片状） NSCLC的细胞学特征：大直径，小核质比、空泡状染色质、伴或不伴核仁。某些肿瘤核嗜染色及缺乏核仁，但是由于直径大及胞质缺乏被归类为NSCLC 1个以上的NE标志物（非神经特异性烯醇化酶）免疫组化染色阳性及/或电镜下发现NE颗粒
典型类癌	类癌形态的肿瘤，粗颗粒状染色质，<2核分裂象/2 mm²（10HPF），无≥0.5 cm坏死
不典型类癌	类癌形态肿瘤，粗颗粒状染色质，伴有2~10核分裂象/2 mm²（10HPF），或坏死（通常为点状）

*，0.2 mm²显微镜视野下10个高核分裂象（HPF），然而，2 mm²下HPF数量取决于不同显微镜型号下的视野。

肿瘤，美国2014年超过30 000例[11]。根据美国国家癌症研究所的监测、流行病学和最终结果（Surveillance, Epidemiology, and End Results，SEER）数据库，近30年美国SCLC在肺部肿瘤中的发病率由17%降至13%[3,12]。多数患者就诊时已为晚期，但大约5%表现为可切除的早期孤立性肺结节。

SCLC的诊断依赖光学显微镜（图2-1），肿瘤呈片状或巢状生长，常伴有广泛坏死，绝大多数的肿瘤细胞可呈坏死样改变。肿瘤细胞呈梭形，胞浆少，通常小于淋巴细胞直径的三分之一，含有细颗粒状核染色质，核仁不显著或缺失[2,13]，有丝分裂率高，平均可达60~80/mm²。需要注意的是在活检标本中，可能很难计算有丝分裂率。支气管镜活检细针穿刺标本及细胞学检查即可确诊SCLC，尤其是大多数患者初诊时已为晚期，微创活检对明确诊断尤为重要。

自1962年Kreyberg[14]提出SCLC的两个亚型燕麦细胞和多边形亚型后，其分型发生了重大变化。1981年世界卫生组织提出了三个亚型：①燕麦细胞癌；②中间细胞型燕麦细胞癌；③复合型燕麦细胞癌[15]。国际肺癌研究协会（International Association for the Study of Lung Cancer，IASLC）1988年取消了中间细胞型，因为该类型不能为肺部肿瘤病理学家复制，且无明显的生存差异。重新提出了混合型小细胞/大细胞癌亚型，因为这部分患者比其他类型的SCLC患者预后更差[16]。对于含有腺癌或鳞状细胞癌成分的SCLC，归为混合型

SCLC[16]。1999年世界卫生组织分型删除了混合型小细胞/大细胞癌亚型，因为不可为病理学家复制及其预后较其他SCLC无明显差异[17-18]。2004年分期简化为两种类型：单纯小细胞型和混合小细胞型（混合任意一种非小细胞成分）[2]。

SCLC若混合非小细胞肺癌（non-small cell lung cancer，NSCLC）成分，如腺癌、鳞状细胞癌、大细胞癌、梭形细胞癌、巨型细胞癌，则诊断为混合型SCLC。诊断时应提及NSCLC的成分[2,13]。手术病例中约28%SCLC为混合型[2,13]。混合型SCLC中至少10%混合大细胞或巨细胞肺癌，但腺癌、鳞状细胞癌或梭形细胞癌则无统计学差异。

SCLC应与NSCLC（如腺癌、大细胞癌和基底样鳞状细胞癌）和其他神经内分泌肿瘤（包括类癌及大细胞神经内分泌肿瘤）、慢性炎症、恶性淋巴/恶性黑色素瘤和转移癌相鉴别，最重要的染色是苏木精-伊红（H&E）染色[19]。由于切片太厚或染色失败导致诊断困难，大多可通过重新切片和改善染色质量得以解决。如果可以通过H&E染色确定组织学特征，则可免除免疫组化染色。SCLC区别于NSCLC的标准（表2-2），不能仅停留在细胞或核仁大小的区别，应结合多种特点包括核质比、核染色质浓缩、核仁、核成型、细胞形状（梭形和多边形）和血管染色[19-20]。

当需要免疫组化协助诊断SCLC时，需检测细胞角蛋白抗体（如AE1/AE3）、嗜铬蛋白和突触素、

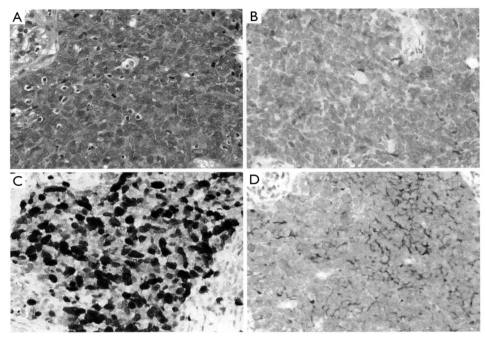

图2-1　小细胞肺癌（SCLC）

（A）SCLC。此肿瘤包含大片稠密的小细胞，缺乏胞浆，细颗粒染色质；核分裂象多见，核仁不明显或缺乏（HE染色）；（B）此SCLC嗜铬颗粒阳性、胞质颗粒模式（嗜铬颗粒免疫组化染色）；（C）Ki-67高增值率，肿瘤细胞几乎100%染色（Ki-67免疫组化）；（D）突触素表达阳性（Syn染色）。

表2-2　小细胞肺癌和大细胞癌或LCNEC的光镜下诊断标准

组织学特征	小细胞肺癌	大细胞癌或LCNEC
细胞尺寸	更小（直径小于3个淋巴细胞）	更大
核质比	更大	更小
核染色质	细颗粒、均匀	粗颗粒或不均匀囊泡
核仁	缺乏或不明显	通常（但不绝对）存在，可能突出或不明显
核型	特征性	非特征性
梭形	常见	不常见
多形性伴丰富粉红胞质	非特征性	特征性
核涂片	通常	不常见
血管和基质嗜碱性染色	偶尔	罕见

LCNEC，大细胞神经内分泌癌。

CD56、TTF-1和Ki-67等。在某些情况下，尤其是TTF-1和神经内分泌标志物为阴性时，则需要p40来排除基底鳞状细胞癌。角蛋白阴性标本应除外淋巴瘤（CD45、CD20），原始神经外胚瘤（PNET、CD99），黑色素瘤（S100）。SCLC中TTF-1阳性率可达70%~80%[21-23]，

Ki-67有助于区分SCLC和类癌，因为前者的增殖率极高（80%~100%）[24-25]。

　　SCLC的活检小样本常出现人为挤压的形态，而这一现象亦可在其他肺癌（如LCNEC、淋巴瘤、类癌和慢性炎症等）中出现。挤压效应有时造成细胞核内

释放出嗜碱性的DNA物质，常围绕血管壁呈特征性的袖套状分布，称之为"Azzopardi效应"。此时，免疫组化对诊断的帮助就显得十分重要。尽管存在挤压现象，但可由合适的阳性标志物如角蛋白、TTF-1、嗜铬蛋白、突触素、CD56及与增殖率相关的Ki-67表达做出明确诊断[19,24]。

由于手术切除的SCLC肿瘤细胞较活检标本固定更好而细胞显得略大[20]，活检标本的大小会影响镜下肿瘤细胞的大小[13,20]。手术切除标本大，未受挤压，镜下的细胞体积相对较大，因此应避免将其误诊为大细胞肺癌。但90%的SCLC均可直接由病理活检诊断。大约5%的SCLC诊断时存在困难，甚至资深的病理学家也会产生分歧[26-27]，此时最好的解决方案是进行病理会诊。

从未吸烟者很少发生SCLC。临床上完整的免疫组化检查应排除淋巴瘤、黑色素瘤、类癌和原始神经外胚层肿瘤。如果确诊为SCLC，应考虑肿瘤是否混有腺癌成分。因为这种情况下EGFR基因发生突变，所以酪氨酸激酶抑制药治疗可能会使患者生存获益[28]。

（二）大细胞神经内分泌癌

大细胞神经内分泌癌（LCNEC）是一种高度恶性的NSCLC，1999年及2004年世界卫生组织分型中被划分为大细胞癌的一种亚型，2015年又将其划为神经内分泌肿瘤的一类，不同于普通的大细胞肺癌[2,18]。根据神经内分泌的差异，大细胞癌分为以下四个主要类型：①光镜、免疫组化和电镜均可见神经内分泌特征的LCNEC；②有神经内分泌形态表现但电镜、免疫组化未见神经内分泌分化的大细胞肿瘤；③有神经内分泌分化而无神经内分泌形态的大细胞癌伴神经内分泌分化（LCC-NED）；④缺乏神经内分泌分化及形态的传统大细胞癌[18,29]。LCNEC占手术切除标本的3%左右[30-31]。

1. 病理学

LCNEC平均直径为3~4 cm（0.9~12 cm）的外周型肿瘤[32-33]，切割表面见局限性坏死，呈红褐色[34]。LCNEC通常在手术切除的标本中诊断，需要同时满足以下四个条件：①肿瘤在结构上具有神经内分泌分化的形态学特征，瘤细胞排列呈器官样结构、栅栏状排列及莲座状结构（图2-2A）；②有丝分裂指数至少超过10个有丝分裂/2 mm²（平均60~80有丝分裂/2 mm²）；③细胞学特征包括细胞大、核/质比低、染色质空泡状伴有明显的核仁；④至少一个神经内分泌肿瘤标志物如嗜铬蛋白、CD56和突触素等阳性（图2-2B，2C）或电子显微镜下呈现内分泌特征[2,32]。

单纯根据活检组织或细胞学诊断LCNEC较为困难[30,35]。因为很难通过小组织标本或细胞学标本明确神经内分泌肿瘤特性，且很难通过免疫组化明确神经内分泌分化。最近的证据支持通过活检肿瘤组织的核心成分进行分子检测，可使小组织活检标本诊断LCNEC的准确率提高。然而，大多数情况下LCNEC仍需外科手术切除大标本活检证实。

当LCNEC混合腺癌、鳞状细胞癌、大细胞癌和（或）梭形细胞癌时则诊断为混合型LCNEC[2,32]。腺癌是最常见的混合成分，但鳞状上皮细胞、巨细胞或梭形细胞癌也较常见。当混合成分为SCLC时，则称为混合SCLC的LCNEC。

2. 免疫组织化学和电子显微镜

诊断LCNEC需要免疫组化或电镜以明确存在神经内分泌分化[2,32]。神经内分泌免疫组织化标志物应包括嗜铬蛋白（图2-2B）、CD56/NCAM、突触素[29]。41%~75%的病例TTF-1染色阳性[21,23]。50%~100%的肿瘤细胞Ki-67染色阳性（图2-2D）。

大细胞癌神经内分泌形态指大细胞肺癌伴有神经内分泌形态但免疫组化/电镜检查无神经内分泌分化的一类大细胞肺癌[18]，此类肿瘤仅有少量报道[33,36]。

非小细胞肺癌伴神经内分泌分化出现在10%~20%的腺癌或鳞状细胞癌中，虽然没有神经内分泌癌的形态学特征，但免疫组化有神经内分泌标志物表达，称为伴有神经内分泌分化的非小细胞肺癌（NSCLC-NED）[37]。这种现象主要存在于肺腺癌中，然而，并没有对患者预后和化疗疗效产生影响[37]。

（三）类癌

1. 病理学

类癌可为中央型或外周型，约40%表现为外周型，中央型类癌可位于支气管内。类癌通常为圆形肿瘤，切割面呈黄褐色，平均直径为2~3 cm。TC/AC均表现为团块样生长并伴有统一的细胞学特征：

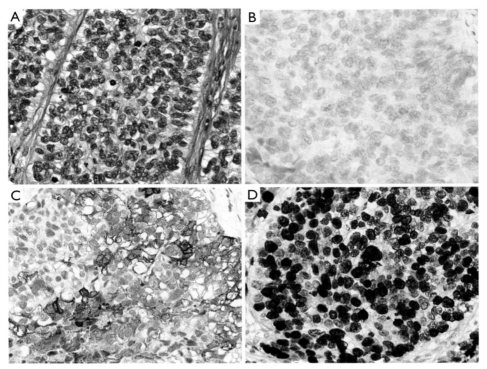

图2-2　大细胞神经内分泌肿瘤

（A）癌巢周围肿瘤细胞呈栅栏状排列。可见分裂象。这种肿瘤细胞胞浆丰富，核仁明显，核分裂象典型（HE染色）。（B）肿瘤CgA染色阴性，CgA作为神经内分泌标志物灵敏度低于Syn（嗜铬颗粒免疫组化染色）。（C）多数肿瘤细胞Syn染色阳性（Syn免疫组化）。（D）Ki-67高分化率，约70%的肿瘤细胞染色（Ki-67免疫组化）。

胞浆呈嗜酸性染色（图2-3A）。核染色质颗粒细致，而有些AC可能是粗糙的。虽然核仁在大多数TC中并不明显，但在AC中可能较为明显。

TC和AC均可能发生各种组织学形态，包括梭形细胞、骨小梁、栅栏状、腺状、滤泡状、莲座状、硬化性、透明状和乳头状[29]。肿瘤细胞可以呈罕见的细胞学特性，如嗜酸细胞和黑色素细胞，也可能发生基质骨化或钙化。AC定义为有丝分裂数2~10/2 mm²并伴有坏死的肿瘤（图2-3B）[2,29,32]。AC很难与TC区分[32]。

最近，一项关于肺类癌的病理研究显示肺类癌常被误诊分为鳞状细胞癌（7/66，11%）、淋巴瘤（12/40，30%）和转移性乳腺癌（4/38，13%）[38]。该研究表明类癌区别淋巴瘤、鳞状细胞癌或转移性乳腺癌最有用的病理学特征为中央型（好发于类癌或鳞状细胞癌）、基质玻璃样变（好发于类癌）、染色质呈混合性（好发于类癌）、核呈多形性（好发于乳腺癌和鳞癌）、核膜不规则（好发于乳腺癌，鳞癌或淋巴瘤）和每10个高倍视野大于5个有丝分裂（好发于鳞状细胞癌或乳腺癌）[38]。

2. 免疫组织化学和电子显微镜

最常用的神经内分泌标志物包括嗜铬蛋白、突触素和CD56。TTF-1在TC和AC中的表达情况具有多样性，据报道可能全部呈阳性[39]或阴性[23]。最近，文献报道TTF-1表达主要为外周型而非中央型类癌[39]。大多数类癌表达细胞角蛋白，仅20%~25%为阴性。TC的Ki-67染色显示出较低的增殖率，通常小于5%（图2-4A）。而AC较高，为5%~20%（图2-4B）。增殖率有助于小的活检组织区分TC和AC[24-25,40]。电子显微镜下见致密核心颗粒是肺类癌的特征，其中AC颗粒较少。

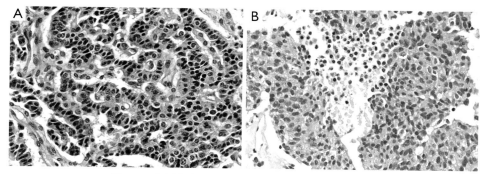

图2-3　典型类癌（A）与不典型类癌（B）的HE染色
（A）肿瘤呈器官样生长模式，肿瘤细胞统一，伴中量嗜酸性胞浆和细染色质颗粒（HE染色）；（B）此类肿瘤呈现栅栏样和癌巢内肿瘤细胞点状坏死（HE染色）。

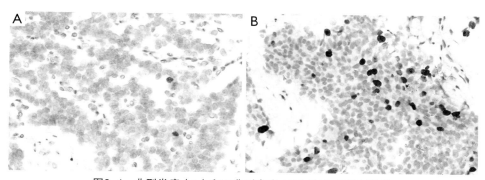

图2-4　典型类癌（A）和不典型类癌（B）的Ki-67免疫组化
（A）Ki67呈低分化率，肿瘤细胞染色率小于5%（Ki-67免疫组化）；（B）一个肿瘤细胞中仅有单个分裂象，细胞含有细染色质颗粒（Ki-67免疫组化）。

（四）微小瘤和弥漫性特发性肺神经内分泌增生

微小瘤是最大直径小于0.5 cm的结节性神经内分泌细胞增生，微小瘤常伴发于各种炎症和/或纤维化疾病的肺标本中，如支气管扩张、间质纤维化、慢性脓肿或肺结核。

弥漫性特发性肺神经内分泌增生（DIPNECH）罕见，好发于广泛的外周气道，病理表现为神经内分泌细胞增生和/或伴有多个微小瘤（图2-5）。目前，DIPNECH被认为是类癌的癌前病变，因为这类患者常发生1个或多个类癌[2,41-42]。这种病变需要与炎症/纤维化伴神经内分泌细胞增生和微小瘤相鉴别，且75%的类癌的周围可见神经内分泌细胞增生。

DIPNECH有两个主要表现：①由于支气管纤维化导致气道阻塞致间质性肺疾病；②多个肺结节常被误认为肺部转移性癌。Davies及其同事[42]报道了19例患者，其中女性15例，16例为非吸烟者。9例伴有轻度肺间质性肺疾病，有咳嗽和/或呼吸困难症状，平均8.6年后诊断为DIPNECH，10例因其他疾病（大多为癌症）偶然发现肺部小结节。9例诊断为微小瘤和TC。AC 3例，Ⅰ型多发性内分泌肿瘤1例。随访发现大多数DIPNECH患者临床进程缓慢，但少数患者可进展为严重的气道阻塞[42]。

（五）NSCLC伴神经内分泌分化

前期的研究发现部分NSCLC中伴有神经内分泌分化特征[43]，国内外研究发现其发病率为10%～30%。10%～20%的鳞癌、腺癌和大细胞癌具有神经内分泌分化的特性，其阳性率与使用的标志物和检测技术密切相关，腺癌中最为常见。相比非神经内分泌分化的NSCLC，这类肺癌患者对放化疗的敏感性和预后的研

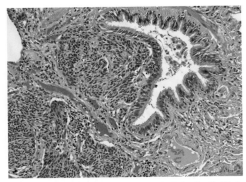

图2-5　弥漫性特发性神经内分泌细胞增生
（DIPNECH）

此肺微小瘤来自一位DIPNECH患者，该患者肿瘤位于细支气管周围，神经内分泌细胞呈结节团块状，导致细支气管管腔被压迫（HE染色）。

究尚不深入，对其生物学行为的研究也较少，故WHO并没有将其归为肺神经内分泌肿瘤。1999 年"肺与胸膜肿瘤组织病理学分类标准"中，新增加了NSCLC伴神经内分泌分化（non-small cell lung carcinoma with neuroendocrine differentiation，NSCLC-ND）的概念。NSCLC-ND是指在光镜下无神经内分泌形态特征，而免疫组化和电子显微学下证实存在神经内分泌分化的NSCLC。目前，免疫组化是检测神经内分泌分化的有效方法[44]。

目前公认的神经内分泌分化特异性标志物是嗜铬蛋白A（chromogranin A，CgA）和突触素（synaptophysin，Syn）。嗜铬蛋白是一组分子量大小不等的酸性可溶性蛋白质，构成特异性致密核心颗粒的基质，可伴随神经内分泌分化多肽激素出细胞。CgA是其中之一，它是一种酸性可溶性蛋白，属于调节分泌蛋白家族，由439个氨基酸组成，其编码基因位于14号染色体上，主要储存在肾上腺髓质和多种神经内分泌细胞的致密核心颗粒中。有研究显示CgA的表达与致密核心颗粒具有一致性。CgA与各种神经肽和胺类内分泌颗粒及其他神经内分泌标志物共存，是目前国际公认的特异性较强的神经内分泌标志物[45]。

Syn是相对分子质量为$3.8×10^4$的结合膜糖蛋白。已发现哺乳类神经系统突触囊泡膜蛋白至少有15种。突触素存在于脑、脊髓、视网膜中神经元的前突触囊中，还有肾上腺髓质中相似的囊腔中以及神经肌接头处。突触素因此成为前突触囊膜的分子标志物，并且

在突触囊腔的形成以及胞吐过程中发挥作用。突触素Syn抗体可以标记存在肾上腺髓质颈动脉小体、皮肤、垂体、甲状腺、肺、胰腺、胃肠道黏膜、中枢神经、脊髓神经以及视网膜中的神经内分泌细胞。该抗体可以和多种神经内分泌肿瘤反应，如神经母细胞瘤、成神经细胞瘤、嗜铬细胞瘤、非嗜铬性神经节细胞瘤，还可以和上皮性的神经内分泌肿瘤发生反应，如呼吸道和胃肠道的神经内分泌肿瘤[46-49]。

国内研究发现，伴有神经内分泌分化的非小细胞肺癌CgA阳性表达率为10%~30%，Syn阳性率为15%~39%。Sundaresan等认为腺癌伴有神经内分泌分化的发生率高于鳞癌，低分化癌的神经内分泌分化高于高分化，CgA和Syn一般在腺癌中表达较多，CgA在不同分化程度的肿瘤中表达较接近，而Syn在低分化癌中表达显著，说明肿瘤分化程度越低，越容易形成神经内分泌分化，产生异质性肺癌细胞[50]。

在国外，NSCLC-ND对预后的影响一直存在争议。Pelosi等对220例Ⅰ期的NSCLC研究发现，神经内分泌分化超过肿瘤细胞5%的患者预后较差，Ⅰ期NSCLC伴神经内分泌分化患者生存期较无神经内分泌分化的NSCLC低，且有明显差异[51]。Gregorc等检测CgA和TNF在晚期NSCLC患者血中的浓度和蛋白的表达情况，发现血清CgA和肿瘤组织中的CgA均能作为预后的预测因子。CgA血清浓度越高和蛋白表达阳性率越高，NSCLC患者预后越差[52]。而Howe等对439例NSCLC患者的研究揭示无论采用手术还是化疗的NSCLC患者，其生存期与神经内分泌分化无关[53]。虽然以上几项研究的结果不完全一致，但综合几项研究的结果，神经内分泌分化还是对NSCLC患者的生存期有着一定的影响。

四、总结

肺的神经内分泌肿瘤主要分为四类：TC和AC与高度恶性的SCLC和LCNEC。这四类肿瘤从病理、临床、流行病学和遗传特征均属不同类型。病理学上主要基于核分裂数、有无坏死和细胞学特征予以区分。NSCLC-ND是一个新概念，伴有或不伴有神经内分泌分化的NSCLC，虽然其恶性程度及生物学特性存在一定差异，但相关研究数据仍存在较大争议，需进一步的深入研究。

参考文献

[1] Travis WD. Advances in neuroendocrine lung tumors[J]. Ann Oncol,2010,21:vii65-vii71.

[2] IARC. Pathology and genetics of tumours of lung,pleura, thymus,and heart (World Health Organization Classification of Tumours)[M]. Lyon:IARC Press,2004.

[3] Surveillance Epidemiology,and End Results (SEER) Program. Lung cancer histologically confirmed SEER 18 registries research data plus Hurricane Katrina impacted Louisiana cases 1973–2010,November 2012;Total US County Attributes[R]. April 2013 edition,2013.

[4] Chen LC,Travis WD,Krug LM. Pulmonary neuroendocrine tumors:What (little) do we know[J]? J Natl Compr Canc Netw,2006;4:623-630.

[5] Clinical Lung Cancer Genome (CLCGP),Network Genomic Medicine(NGM). A genomics-based classification of human lung tumors[J]. Sci Transl Med,2013;5:209ra153.

[6] Fernandez-Cuesta L,Peifer M,Lu X,et al. Frequent mutations in chromatin-remodelling genes in pulmonary carcinoids[J]. Nat Commun,2014;5:3518.

[7] Onuki N,Wistuba II,Travis WD,et al. Genetic changes in the spectrum of neuroendocrine lung tumors[J]. Cancer,1999;85:600-607.

[8] Hiroshima K,Iyoda A,Shibuya K,et al. Genetic alterations in early-stage pulmonary large cell neuroendocrine carcinoma. Cancer[J],2004,100:1190-1198.

[9] Iyoda A,Hiroshima K,Moriya Y,et al. Pulmonary large cell neuroendocrine carcinoma demonstrates high proliferative activity[J]. Ann Thorac Surg,2004,77:1891-1895;discussion 1895.

[10] Przygodzki RM,Finkelstein SD,Langer JC,et al. Analysis of p53,K-ras-2,and C-raf-1 in pulmonary neuroendocrine tumors. Correlation with histological subtype and clinical outcome[J]. Am J Pathol,1996,148:1531-1541.

[11] Siegel R,Ma J,Zou Z,et al. Cancer statistics,2014[J]. CA Cancer J Clin,2014,64:9-29.

[12] Govindan R,Page N,Morgensztern D,et al. Changing epidemiology of small-cell lung cancer in the United States over the last 30 years:analysis of the surveillance,epidemiologic, and end results database[J]. J Clin Oncol,2006,24:4539-4544.

[13] Nicholson SA,Beasley MB,Brambilla E,et al. Small cell lung carcinoma (SCLC):a clinicopathologic study of 100 cases with surgical specimens[J]. Am J Surg Pathol,2002,26:1184-1197.

[14] KREYBERG L. Histological lung cancer types. A morphological and biological correlation[J]. Acta Pathol Microbiol Scand Suppl 1962;Suppl 157:1-92.

[15] World Health Organization. Histologic typing of lung tumours. 2nd edition[M]. Geneva (Switzerland):World Health Organization,1981.

[16] Hirsch FR,Matthews MJ,Aisner S,et al. Histopathologic classification of small cell lung cancer. Changing concepts and terminology[J]. Cancer,1988,62:973-977.

[17] Fraire AE,Johnson EH,Yesner R,et al. Prognostic significance of histopathologic subtype and stage in small cell lung cancer[J]. Hum Pathol,1992,23:520-528.

[18] Travis WD,Colby TV,Corrin B,et al. In collaboration with Sobin LH and pathologists from 14 countries. Histological typing of lung and pleural tumors[M]. Berlin:Springer;1999.

[19] Travis WD. Update on small cell carcinoma and its differentiation from squamous cell carcinoma and other non-small cell carcinomas[J]. Mod Pathol,2012,25:S18-S30.

[20] Vollmer RT. The effect of cell size on the pathologic diagnosis of small and large cell carcinomas of the lung[J]. Cancer,1982,50:1380-1383.

[21] Folpe AL,Gown AM,Lamps LW,et al. Thyroid transcription factor-1:immunohistochemical evaluation in pulmonary neuroendocrine tumors[J]. Mod Pathol,1999,12:5-8.

[22] Agoff SN,Lamps LW,Philip AT,et al. Thyroid transcription factor-1 is expressed in extrapulmonary small cell carcinomas but not in other extrapulmonary neuroendocrine tumors[J]. Mod Pathol 2000;13(3):238-242.

[23] Sturm N,Lantuejoul S,Laverriere M H,et al. Thyroid transcription factor 1 and cytokeratins,1,5,10,14 (34betaE12) expression in basaloid and large-cell neuroendocrine carcinomas of the lung[J]. Hum Pathol,2001,32:918-925.

[24] Pelosi G,Rindi G,Travis WD,et al. Ki-67 antigen in lung neuroendocrine tumors:unraveling a role in clinical practice[J]. J Thorac Oncol,2014,9:273-284.

[25] Pelosi G,Rodriguez J,Viale G,et al. Typical and atypical pulmonary carcinoid tumor overdiagnosed as small-cell carcinoma on biopsy specimens:a major pitfall in the management of lung cancer patients[J]. Am J Surg Pathol,2005,29:179-187.

[26] Travis WD,Gal AA,Colby TV,et al. Reproducibility of neuroendocrine lung tumor classification[J]. Hum Pathol, 1998,29:272-279.

[27] Roggli VL,Vollmer RT,Greenberg SD,et al. Lung cancer heterogeneity:a blinded and randomized study of 100 consecutive cases[J]. Hum Pathol,1985,16:569-579.

[28] Shiao TH,Chang YL,Yu CJ,et al. Epidermal growth factor receptor mutations in small cell lung cancer:a brief report[J]. J Thorac Oncol,2011,6:195-198.

[29] Travis W D,Linnoila R I,Tsokos M G,et al. Neuroendocrine tumors of the lung with proposed criteria for large-cell neuroendocrine carcinoma. An ultrastructural,immunohistochemical,and flow

cytometric study of 35 cases[J]. Am J Surg Pathol,1991,15: 529-553.

[30] Travis WD. Neuroendocrine lung tumors[J]. Path Case Reviews, 2006,11: 235-242.

[31] Iyoda A, Hiroshima K, Baba M, et al. Pulmonary large cell carcinomas with neuroendocrine features are high-grade neuroendocrine tumors[J]. Ann Thorac Surg,2002,73: 1049-1054.

[32] Travis WD, Rush W, Flieder DB, et al. Survival analysis of 200 pulmonary neuroendocrine tumors with clarification of criteria for atypical carcinoid and its separation from typical carcinoid[J]. Am J Surg Pathol,1998,22: 934-944.

[33] Iyoda A, Hiroshima K, Toyozaki T, et al. Clinical characterization of pulmonary large cell neuroendocrine carcinoma and large cell carcinoma with neuroendocrine morphology[J]. Cancer,2001,91: 1992-2000.

[34] Oshiro Y, Kusumoto M, Matsuno Y, et al. CT findings of surgically resected large cell neuroendocrine carcinoma of the lung in 38 patients[J]. AJR Am J Roentgenol,2004,182: 87-91.

[35] Hiroshima K, Abe S, Ebihara Y, et al. Cytological characteristics of pulmonary large cell neuroendocrine carcinoma[J]. Lung Cancer,2005,48: 331-337.

[36] Zacharias J, Nicholson AG, Ladas GP, et al. Large cell neuroendocrine carcinoma and large cell carcinomas with neuroendocrine morphology of the lung: prognosis after complete resection and systematic nodal dissection[J]. Ann Thorac Surg,2003,75: 348-352.

[37] Ionescu DN, Treaba D, Gilks CB, et al. Nonsmall cell lung carcinoma with neuroendocrine differentiation--an entity of no clinical or prognostic significance[J]. Am J Surg Pathol,2007, 31: 26-32.

[38] Gupta R, Dastane A, Mckenna RJ, et al. What can we learn from the errors in the frozen section diagnosis of pulmonary carcinoid tumors? An evidence-based approach[J]. Hum Pathol, 2009,40: 1-9.

[39] Du EZ, Goldstraw P, Zacharias J, et al. TTF-1 expression is specific for lung primary in typical and atypical carcinoids: TTF-1-positive carcinoids are predominantly in peripheral location[J]. Hum Pathol,2004,35: 825-831.

[40] Rindi G, Klersy C, Inzani F, et al. Grading the neuroendocrine tumors of the lung: an evidence-based proposal[J]. Endocr Relat Cancer,2013,21: 1-16.

[41] Nassar AA, Jaroszewski DE, Helmers RA, et al. Diffuse idiopathic pulmonary neuroendocrine cell hyperplasia: a systematic overview[J]. Am J Respir Crit Care Med,2011,184: 8-16.

[42] Davies SJ, Gosney JR, Hansell DM, et al. Diffuse idiopathic pulmonary neuroendocrine cell hyperplasia: an under-recognised spectrum of disease[J]. Thorax,2007,62: 248-252.

[43] Baldi A, Groger AM, Esposito V, et al. Neuroendocrine differentiation in non-small cell lung carcinomas[J]. In Vivo, 2000,14: 109-114.

[44] Antoine M. Contribution of immunohistochemistry to the management of lung cancer: from morphology to diagnosis and treatment[J]. Rev Pneumol Clin,2007,63: 183-192.

[45] García-Yuste M, Matilla JM, González-Aragoneses F. Neuroendocrine tumors of the lung[J]. Curr Opin Oncol,2008, 20: 148-154.

[46] Wiedenmann B, Franke WW. Identification and localization of synaptophysin, an integral membrane glycoprotein of Mr 38,000 characteristic of presynaptic vesicles[J]. Cell,1985, 41: 1017-1028.

[47] Navone F, Jahn R, Di Gioia G, et al. Protein p38: an integral membrane protein specific for small vesicles of neurons and neuroendocrine cells[J]. J Cell Biol,1986,103: 2511-2527.

[48] Südhof TC, Lottspeich F, Greengard P, et al. The cDNA and derived amino acid sequences for rat and human synaptophysin[J]. Nucleic Acids Res,1987,15: 9607.

[49] Thomas B, Thirion S, Humbert L, et al. Differentiation regulates interleukin-1beta-induced cyclo-oxygenase-2 in human articular chondrocytes: role of p38 mitogen-activated protein kinase[J]. Biochem J,2002,362: 367-373.

[50] Sundaresan V, Reeve J G, Stenning S, et al. Neuroendocrine differentiation and clinical behaviour in non-small cell lung tumours[J]. Br J Cancer,1991,64: 333-338.

[51] Pelosi G, Pasini F, Sonzogni A, et al. Prognostic implications of neuroendocrine differentiation and hormone production in patients with Stage I nonsmall cell lung carcinoma[J]. Cancer, 2003,97: 2487-2497.

[52] Gregorc V, Spreafico A, Floriani I, et al. Prognostic value of circulating chromogranin A and soluble tumor necrosis factor receptors in advanced nonsmall cell lung cancer[J]. Cancer, 2007,110: 845-853.

[53] Howe MC, Chapman A, Kerr K, et al. Neuroendocrine differentiation in non-small cell lung cancer and its relation to prognosis and therapy[J]. Histopathology,2005,46: 195-201.

第三章　肺神经内分泌肿瘤的病理特征

Luisella Righi[1], Gaia Gatti[1], Marco Volante[1], Mauro Papotti[2]

[1]Department of Oncology, San Luigi Hospital, Orbassano, Italy; [2]Department of Oncology, City of Health and Science, University of Turin, Torino, Italy

View this article at: http://dx.doi.org/10.21037/jtd.2017.01.59

一、定义和分类

肺神经内分泌肿瘤（PNET）是肺肿瘤的一个亚型，虽然具有共同的神经内分泌分化特征，但具有不同的形态学、免疫组化和分子特征，并有显著不同的临床和生物学行为。

PNET分为四种主要的组织学类型（图3-1）[1]：低/中级别典型类癌、不典型类癌、高级别分化差的大细胞神经内分泌癌和小细胞肺癌。典型类癌是一种低级别恶性肿瘤，具有较长的生存期和复发时间；不典型类癌是一种中度恶性肿瘤，临床病程更具侵袭性，有些临床行为不可预测，复发时间较短；大细胞神经内分泌癌和小细胞肺癌是晚期恶性肿瘤，预后差，难以确定最佳的治疗方案，且往往难以在病理、遗传或临床上相互鉴别[2]。

尽管这四种组织学类型有不同的细胞学和结构特征，依据2004年和2015年WHO的分类[1,3]，其鉴别诊断仅依据两个参数：有/无坏死和每$2 mm^2$的有丝分裂指数。因此，当肿瘤未见坏死且有丝分裂计数$<2/2 mm^2$时，可诊断为典型类癌；不典型类癌组可见坏死和/或有丝分裂$2~10/2 mm^2$；而高级别低分化癌有丝分裂必须$>10/2 mm^2$，通常表现出广泛的坏死。虽然细胞学特征（如细胞大小、细胞核形态等）和组织结构是有助于区分大细胞神经内分泌癌和小细胞肺癌的附加特征，但是并不能区分不典型类癌和典型类癌，因为两者始终具有相似的细胞结构特征。

然而，这两个诊断参数的评估可能会受到主观性的影响[4]，核分裂计数重现性低的原因可能包括在相当大的显微镜区域中，有丝分裂的数量较少，或有丝分裂细胞在组织中的分布不均匀，或与凋亡细胞、挤压细胞和粒细胞相混淆。此外，由于取样程序和由此产生的伪影的问题，以及一些肿瘤具有介于小细胞肺癌与大细胞神经内分泌癌之间的过渡性细胞特征，使得大细胞神经内分泌癌和小细胞肺癌之间的鉴别可重复性低[5-7]。

在2004版WHO的分类中[3]，大细胞神经内分泌癌被认为是大细胞癌的神经内分泌变异亚型，而小细胞肺癌只是在形态学上与"非小细胞肺癌"相对应的类型。在2015版WHO的分类中[1]，这四种组织学类型被划分为独立的神经内分泌肿瘤，其中包括基于神经内分泌形态和免疫特征的大细胞神经内分泌癌。事实上，为了诊断神经内分泌肿瘤，还需要通过免疫组织化学方法检测神经内分泌标志物（如嗜铬蛋白A和突触素）的表达[8]，来显示神经内分泌分化，从而区分这组肿瘤与未分化大细胞癌[1]。

在肺神经内分泌肿瘤中，具体分级系统没有得到广泛认可，因为分级实际上是组织学定义的一部分[1]。然而，有些文献中提出了分级标准，以更好地描述肿瘤，加强对患者预后的预测。分级系统将主要影响类癌，因为大细胞神经内分泌癌和小细胞肺癌被

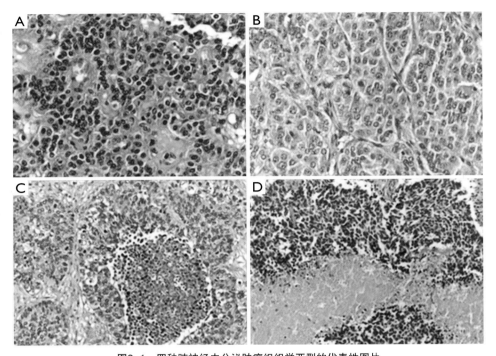

图3-1　四种肺神经内分泌肿瘤组织学亚型的代表性图片
（A）典型类癌（H&E）；（B）不典型类癌（H&E）；（C）大细胞神经内分泌癌（H&E）；（D）小细胞肺癌（H&E）。

认为是高级别肿瘤，预后较差，即使在不典型类癌和大细胞神经内分泌癌之间有一小部分具有中间特征的神经内分泌肿瘤，如分化良好的器官样结构类癌，其具有相对较高的增殖指数和侵袭能力，与部分高级别神经内分泌癌的临床行为相类似。这个亚型还没有得到很好的研究和理解，但是强烈建议建立一个分级系统，以预测患者的预后，并有助于制定新的治疗方案[9]。因此，肺神经内分泌肿瘤的分级系统应考虑不同的参数，包括形态和增殖指数[10]。

最后，肺神经内分泌肿瘤没有具体的分期，因为它们使用与肺非神经内分泌癌相同的AJCC/IASCL TNM分期系统[11]。特别是对于类癌，这个分期系统的结果并无意义，因类癌的直径通常小于3 cm，所以通常T分期较低。虽然文献数据证实了TNM分类对预后的意义，但它们显示Ⅰ期和Ⅱ期类癌患者的生存率重叠，仅在Ⅲ期和Ⅳ期患者之间的预后有明显差异。这导致分期系统在低/中级别肺神经内分泌肿瘤的意义有限[12-13]。此外，淋巴结转移作为一种预测类癌（无论是典型类癌还是不典型类癌）预后的因素也存在争议[12,14]。事实上，目前没有专门的典型类癌组的数据，在某些

研究中，尽管出现淋巴结转移的比率相似，但典型类癌的生存率确实远远高于不典型类癌[15]。

其他一些病理特征已被认为是潜在的肺神经内分泌肿瘤（特别是类癌）生物学和临床行为的预测因素[16]。血液和淋巴血管的侵犯，肺实质或软骨的侵犯也与不典型类癌组织学类型和预后不良有关[17]。然而，上述大多数特征都是在缺乏多元统计分析的单一研究中进行的，并且大多来源于不典型类癌的研究。

二、Ki-67的作用

Ki-67在肺神经内分泌肿瘤中的作用已被广泛研究[6,9-10]，几个独立的研究显示其具有潜在的诊断、预后和分级意义[10]。尽管Ki-67标记指数在四个组织学亚型中不同[1,10]，但Ki-67在肿瘤诊断中的作用已被否认，这可能是由于生物学相似的肿瘤的Ki-67存在重叠[10]。目前，Ki-67标记指数在肺神经内分泌肿瘤中唯一的诊断作用是区分典型类癌/不典型类癌与小细胞肺癌，特别是在标本材料稀缺和/或存在压碎假影的情况下[1]。另一方面，Ki-67增殖指数已被证明是肺神经内分泌

肿瘤的一个可靠的预后指标，虽然一些作者证明，仅Ki-67在预测短期整体生存率方面的作用有限[3]，但是Ki-67指数在肿瘤分级中的作用仍存在争议。事实上，肺神经内分泌肿瘤的分级是通过组织学方法进行的，根据组织学方法，典型类癌、不典型类癌和大细胞神经内分泌癌/小细胞肺癌分别用于代表低、中级别和高级肿瘤[1]。然而，为了证明一个分级系统可以作为传统术语的补充，确保具有相似组织学而不同生物行为的肺神经内分泌肿瘤的适当比例非常重要，因为研究的病例大多为根治性切除病例，并未包含不可手术切除的、已进展的高级别神经内分泌肿瘤[10]。不管这种Ki-67指数相对较高的胸部肿瘤的实际性质如何，目前并未正式要求使用Ki-67[1]，尽管最近的WHO分类中提到Ki-67指数可能具有肺神经内分泌肿瘤分层的作用。最近一项对近400例肺神经内分泌肿瘤的研究提出了一个将形态参数（有丝分裂计数和坏死）与Ki-67指数结合起来的分级系统[10]。通过结合有丝分裂、坏死和Ki-67指数，生成了一个分级系统，该系统根据3个参数中至少有2个参数达到规定阈值的不同情况，将肿瘤分为G1~G3级。在组织学层面，所有典型类癌都是G1，而在75例不典型类癌中，45例是G2，其余29例被降级为G1，1例被升级为G3。在分化差的肿瘤中，78例大细胞神经内分泌癌和76例小细胞肺癌被确认为G3，但分别有8例大细胞神经内分泌癌和6例小细胞肺癌被降级为G2。

更重要的是，不典型类癌被分成3个肿瘤等级，反映了其固有的行为异质性，其中，一些与典型类癌的行为非常相似，而另一些肿瘤则表现出更高的侵袭性，与分化程度低的肺神经内分泌肿瘤没有太大区别。值得注意的是，这种多参数分级系统的方法被证明是肺神经内分泌肿瘤行为的准确预测指标。对这3个参数在预测患者整体生存率方面的综合评估表现优于单个参数，3个分级的95%置信区间的重叠最小。当然，还需要通过许多努力来验证肺神经内分泌肿瘤的这一分级建议：通过积累独立连续的肿瘤切除标本，以及建立一个可靠的研究分级系统的小体积标本库（这常常是最初诊断或肿瘤转移时唯一能够获得的标本），这样获得的肿瘤分级才可能具有临床相关性[8]。

病理学家要解决的另一个问题是Ki-67指数的量化方法，可以是手动的，也可以是通过自动化系统进行的。很少有方法学研究涉及肺神经内分泌肿瘤手术标本中Ki-67指数定量的问题[6,10,18-20]。这可能是由于Ki-67

与这些肿瘤在诊断、预后和分级方面无关，这些肿瘤仍仅仅在形态学上进行评估。对于使用MIB-1克隆进行肺神经内分泌肿瘤免疫组织化学染色，有不同的Ki-67量化方法对阳性肿瘤细胞百分比进行打分，包括人工计数、数字图像分析或肉眼估计[21-22]。在最近的一项研究中，我们通过比较配对手术标本的预后结果，为评估肺神经内分泌肿瘤活检样本中Ki-67指数提供了不同的方法标准。我们计数2 000个细胞，2 mm²（跨越热点区域或整个活检组织，而不考虑组织学）的热点区Ki-67证明，无论是手术前活检标本还是手术标本，因取样、大小或肿瘤内Ki-67抗原分布异质性，可能造成Ki-67潜在差异。更确切地说，Ki-67指数在活检样本中提供的信息范围与手术样本中提供的信息范围相同，从而使用20%阈值可准确鉴别中/低级别和中高级别肿瘤。相反，对坏死和有丝分裂的评估未能达到同样可靠的效果。该方法研究为在转移性肺神经内分泌肿瘤的临床工作中利用Ki-67指数作为决策过程的操作标准铺平了道路。

三、小活检标本和细胞学材料的诊断

肺神经内分泌肿瘤的分类定义标准是基于手术标本确定的，而由于肿瘤负荷等原因，肺活检标本的诊断标准仍然需要探索。然而，越来越多的初步诊断是基于细胞学材料（痰、支气管灌洗、经支气管穿刺、浅表病变和/或转移肿瘤的细针穿刺）或小活检标本（经支气管、空心针活检等）。事实上，小标本是挤压变形、坏死或肿瘤组织不具代表性的材料，由于所提取的标本的内在特征，可能会导致无法明确诊断。这些局限性限制了低、中级别（典型类癌和不典型类癌）之间的鉴别。如上所述，即使Ki-67指数不是诊断的强制性标准，也可能有助于鉴别类癌和高级类癌[23]（图3-2）。因此，当面对疑似神经内分泌癌的肺活检时，排除了其他部位神经内分泌癌转移后，应遵循以下规则：如果存在高级别形态、广泛坏死和高有丝分裂指数，应尽可能按照大细胞或小细胞对"高级神经内分泌癌"进行诊断。在这种情况下，Ki-67指数通常大于50%，虽然它可能对治疗决策有用，但它不是强制性的诊断标准。

一方面，对于具有神经内分泌形态和免疫表型的低级别肿瘤，当有丝分裂计数率为2~9或伴有局灶性坏死，才有可能诊断为不典型类癌；另一方面，无坏死

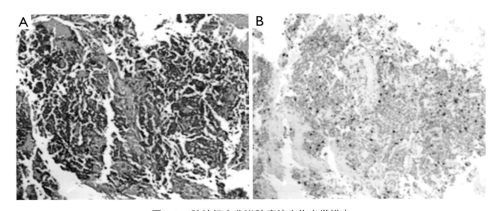

图3-2　肺神经内分泌肿瘤的生物光学样本
（A）低级别神经内分泌肿瘤（支气管活检样本），无坏死，无有丝分裂和神经内分泌形态（H&E）；（B）Ki-67染色显示中等增殖活性（LI＝10%）（免疫染色）。

区域、有丝分裂率为0~1的肿瘤应诊断为"神经内分泌肿瘤"或"类癌"。在这种情况下，Ki-67指数是一个可能有用的鉴别指标：典型类癌Ki-67通常为1%~2%，不典型类癌Ki-67通常4%~15%；高Ki-67指数通常指向小细胞肺癌的诊断[23]。

四、结论

肺神经内分泌肿瘤是一组具有高度异质性恶性肿瘤，在病理和行为特征上存在着显著的差异。由于肺腺癌和大细胞神经内分泌癌的异质性，参考在其他神经内分泌肿瘤中已证实有效的分级标准，对于肺神经内分泌肿瘤亟须建立分级标准。考虑到肺神经内分泌肿瘤分级标准没有一个单一的参数（形态或Ki-67指数）足以预测肿瘤行为，可以推出一个具有潜在预后分层和指导治疗的综合分级体系。虽然单纯靠活检样本不可能鉴别四类肺神经内分泌肿瘤（其中只有类癌、小细胞肺癌和假定的大细胞神经内分泌癌可以在形态上鉴别），但当临床需要肿瘤分类以判断个别转移性肺神经内分泌肿瘤患者的预后或制定治疗方案时，Ki-67指数可能对鉴别诊断有所帮助。最终的目标是解决肺神经内分泌肿瘤诊断的复杂性，最终有助于我们对这些肿瘤患者的治疗方案选择。

声明

本文作者宣称无任何利益冲突。

参考文献

[1] Travis WD，Brambilla E，Burke AP，et al. WHO Classification of Tumours of the Lung，Pleura，Thymus and Heart. World Healt Organization Classification Tumours. Fourth edition[M]. Lyon：IARC Press，2015.

[2] Pelosi G，Fabbri A，Cossa M，et al. What clinicians are asking pathologists when dealing with lung neuroendocrine neoplasms[J]? Semin Diagn Pathol，2015，32：469-479.

[3] Travis WD，Brambilla E，Müller-Hermelink HK，et al. World Health Organization Classification of Tumours. Pathology and Genetics of Tumours of the Lung，Pleura，Thymus and Heart[M]. World Healt Organization Classification Tumours 7. Lyon：IARC Press，2004.

[4] Volante M，Gatti G，Papotti M. Classification of lung neuroendocrine tumors：lights and shadows[J]. Endocrine，2015，50：315-319.

[5] Skov BG，Krasnik M，Lantuejoul S，et al. Reclassification of neuroendocrine tumors improves the separation of carcinoids and the prediction of survival[J]. J Thorac Oncol，2008，3：1410-1415.

[6] Swarts DR，van Suylen RJ，den Bakker MA，et al. Interobserver variability for the WHO classification of pulmonary carcinoids[J]. Am J Surg Pathol，2014，38：1429-1436.

[7] den Bakker MA，Willemsen S，Grünberg K，et al. Small cell carcinoma of the lung and large cell neuroendocrine carcinoma interobserver variability[J]. Histopathology，2010，56：356-363.

[8] Caplin ME，Baudin E，Ferolla P，et al. Pulmonary neuroendocrine (carcinoid) tumors：European Neuroendocrine Tumor Society expert consensus and recommendations for best practice for typical and atypical pulmonary carcinoids[J]. Ann

Oncol, 2015, 26: 1604-1620.

[9] Pelosi G, Pattini L, Morana G, et al. Grading lung neuroendocrine tumors: Controversies in search of a solution[J]. Histol Histopathol, 2017, 32: 223-241.

[10] Rindi G, Klersy C, Inzani F, et al. Grading the neuroendocrine tumors of the lung: an evidence-based proposal[J]. Endocr Relat Cancer, 2013, 21: 1-16.

[11] Travis WD, Giroux DJ, Chansky K, et al. The IASLC Lung Cancer Staging Project: proposals for the inclusion of broncho-pulmonary carcinoid tumors in the forthcoming (seventh) edition of the TNM Classification for Lung Cancer[J]. J Thorac Oncol, 2008, 3: 1213-1223.

[12] Filosso PL, Oliaro A, Ruffini E, et al. Outcome and prognostic factors in bronchial carcinoids: a single-center experience[J]. J Thorac Oncol, 2013, 8: 1282-1288.

[13] Daddi N, Schiavon M, Filosso PL, et al. Prognostic factors in a multicentre study of 247 atypical pulmonary carcinoids[J]. Eur J Cardiothorac Surg, 2014, 45: 677-686.

[14] Johnson R, Trocha S, McLawhorn M, et al. Histology, not lymph node involvement, predicts long-term survival in bronchopulmonary carcinoids[J]. Am Surg, 2011, 77: 1669-1674.

[15] Ferolla P, Daddi N, Urbani M, et al. Tumorlets, multicentric carcinoids, lymph-nodal metastases, and long-term behavior in bronchial carcinoids[J]. J Thorac Oncol, 2009, 4: 383-387.

[16] Tsuta K, Raso MG, Kalhor N, et al. Histologic features of low- and intermediate-grade neuroendocrine carcinoma (typical and atypical carcinoid tumors) of the lung[J]. Lung Cancer, 2011, 71: 34-41.

[17] Ha SY, Lee JJ, Cho J, et al. Lung parenchymal invasion in pulmonary carcinoid tumor: an important histologic feature suggesting the diagnosis of atypical carcinoid and poor prognosis[J]. Lung Cancer, 2013, 80: 146-152.

[18] Costes V, Marty-Ané C, Picot MC, et al. Typical and atypical bronchopulmonary carcinoid tumors: a clinicopathologic and KI-67-labeling study[J]. Hum Pathol, 1995, 26: 740-745.

[19] Warth A, Fink L, Fisseler-Eckhoff A, et al. Interobserver agreement of proliferation index (Ki-67) outperforms mitotic count in pulmonary carcinoids[J]. Virchows Arch, 2013, 462: 507-513.

[20] Walts AE, Ines D, Marchevsky AM. Limited role of Ki-67 proliferative index in predicting overall short-term survival in patients with typical and atypical pulmonary carcinoid tumors[J]. Mod Pathol, 2012, 25: 1258-1264.

[21] Pelosi G, Rindi G, Travis WD, et al. Ki-67 antigen in lung neuroendocrine tumors: unraveling a role in clinical practice[J]. J Thorac Oncol, 2014, 9: 273-284.

[22] Tang LH, Gonen M, Hedvat C, et al. Objective quantification of the Ki67 proliferative index in neuroendocrine tumors of the gastroenteropancreatic system: a comparison of digital image analysis with manual methods[J]. Am J Surg Pathol, 2012, 36: 1761-1770.

[23] Pelosi G, Rodriguez J, Viale G, et al. Typical and atypical pulmonary carcinoid tumor overdiagnosed as small-cell carcinoma on biopsy specimens: a major pitfall in the management of lung cancer patients[J]. Am J Surg Pathol, 2005, 29: 179-187.

译者：颜黎栩，广东省人民医院
　　　　毛宇宏，广东省人民医院

第四章　支气管肺和胸腺神经内分泌肿瘤治疗的分子策略

Irvin M. Modlin[1], Mark Kidd[2], Pier-Luigi Filosso[3], Matteo Roffinella[3], Anna Lewczuk[4], Jaroslaw Cwikla[5], Lisa Bodei[6], Agnieska Kolasinska-Cwikla[7], Kyung-Min Chung[2], Margot E. Tesselaar[8], Ignat A. Drozdov[2]

[1]Yale University School of Medicine, New Haven, CT, USA; [2]Wren Laboratories, Branford, CT, USA; [3]University of Torino, Torino, Italy; [4]Medical University of Gdansk, Gdansk, Poland; [5]The Faculty of Medical Sciences, University of Warmia and Mazury, Olsztyn, Poland; [6]Memorial Sloan Kettering Cancer Center, New York, NY, USA; [7]Maria Skłodowska-Curie Memorial Cancer Center, Warsaw, Poland; [8]Netherlands Cancer Institute, Amsterdam, The Netherlands

View this article at: http://dx.doi.org/10.21037/jtd.2017.03.82

一、简介

胸部神经内分泌肿瘤（NET）包括支气管肺神经内分泌肿瘤（bronchopulmonary neuroendocrine tumor，BPNET）和胸腺神经内分泌肿瘤（thymic neuroendocrine tumor，TNET），有共同的解剖原发位置，但临床表现截然不同。虽然最初被认为具有类似的胚胎起源（前肠），但对其特定的神经内分泌细胞的起源了解有限，从神经内分泌"K"细胞或kulchitsky细胞到Clara细胞等。总体而言，历史上胸部NETs病变的分类是基于解剖结构，而不是依据细胞和分子的特征。这种分型把肿瘤分为分化良好的NET（典型和不典型类癌）和分化不良的肿瘤（小细胞和大细胞神经内分泌癌）。发生在胸腔的其他神经内分泌病变包括交感神经链的副神经节瘤和嗜铬细胞瘤，以及来自胃肠胰系统的神经内分泌转移瘤。总体而言，尽管BPNET和TNET都是胸腔内的神经内分泌肿瘤，但它们在症状、组织学特征、临床表现、自然史和病因学方面差别很大，可以认为是截然不同的肿瘤。

在遗传层面，虽然这些肿瘤普遍表现出低的突变率，但BPNET始终与多发性内分泌肿瘤1型（MEN-1）位点的改变（包括表达缺失和突变）有关。相反，TNET在这些位点上往往不会出现遗传物质的改变。此外，尽管5%~10%的MEN-1患者发生BPNET或TNET，但这些肿瘤所涉及的一些病因病理学通路不同（BPNET多为女性/不吸烟者，TNET多为男性/吸烟者）。尽管TNET与BPNET在组织病理学方面常常表现相似，但前者通常比后者更具侵袭性。这可能在一定程度上反映了TNET诊断时已是疾病晚期。尽管如此，两种肿瘤都表达生长抑素受体，并都有常见的生物标志物，包括嗜铬蛋白A和5-HIAA。生长抑素受体成像可能在诊断、分期和评估靶向治疗方面发挥作用，而循环生物标志物是非特异性的，对临床决策没有显著帮助。虽然手术是BPNET和TNET的主要治疗手段，但对于以后的治疗方案以及如何进行疗效检测，目前尚未达成共识。因此，最近液体活检的出现，可作为检测外周血中肿瘤分子特征的工具，已经引起了研究者的兴趣。这种方法可以及早发现疾病和监测复发，并作为治疗反应的实时监测工具。本章评估了BPNET和TNET的自然历史、病理生物学和遗传异常。鉴于这些肿瘤中没有激活突变，本章主要关注循环mRNA检测（NETest），该测试的临床效用是在BPNET和TNET治疗模式的背景下进行评估的。

二、分类学的演变

（一）支气管肺神经内分泌肿瘤

支气管肺神经内分泌肿瘤（BPNET）的最初描述可追溯到19世纪，早于Rosai和Hia[1]在1972年首次描述的胸腺神经内分泌肿瘤（TNET，图4-1）。Muller在1882年描述了尸检支气管腺瘤，随后Heine在1927年和Reiser在1928年也对其进行了描述。1930年，Kramer首先指出，这种新生物可能具有恶性潜力，此后不久，Gepel在1931年描述了支气管Basalzellkrebs[2]（即支气管腺瘤）的组织学基础。1937年，Hamperl确定支气管腺瘤由两个病理变异体组成，一个是圆柱状细胞，另一个是"类癌"（包括神经内分泌细胞和kulchitsky细胞）。此后，一些病理学家开始认为这些肺部肿瘤是神经内分泌细胞来源（目前称为典型类癌），或者是神经内分泌细胞仅是肿瘤的组成之一，如燕麦细胞瘤（目前称为小细胞肺癌）。1968年，Bensch等认识到燕麦细胞癌和类癌是组织学相关的肿瘤[3]。1972年，Arrigoni和梅奥诊所的同事指出，虽然"类癌"一般预后良好，但有些则发生转移甚至全身转移，最终导致死亡[4]，因此出现了所谓的"不典型"类癌的描述。10年后，Mills和同事描述了一组不典型类癌（AC），它更类似于小细胞肺癌[5]。1984年，Delellis等[6]指出，支气管肺类癌与Oberndorfer在1907年最初描述的小肠"良性"类癌病变非常相似[7]。这些观察已经形成了支气管肺病变谱概念的基础。现在人们普遍认为，典型的（分化良好的）类癌（TC）代表了肿瘤谱的一端，而典型的小细胞癌（燕麦细胞）则代表了另一端（图4-2）。

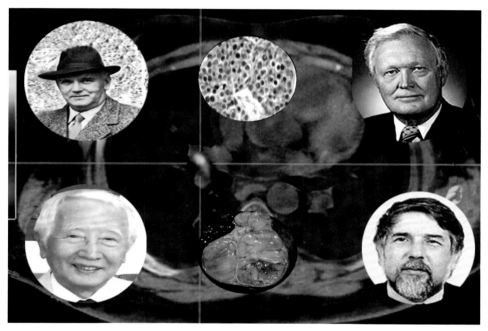

图4-1　支气管肺神经内分泌肿瘤的细胞起源

神经内分泌"kulchisky"细胞是由H. Hamperl（左上）在1937年首次定义的。H.Hamperl将肿瘤分类为"类癌"，即最初冠名为"典型"的肿瘤（组织学：中央顶部）。Bernatz（右上）随后发现了一些肿瘤表现出恶性特征，并将这些"非典型"肿瘤与更常见的"良性""典型"类癌区别开来。前者通常更恶性且经常有转移。^{68}Ga-PET CT发现了支气管肺神经内分泌肿瘤中的淋巴结转移（橙色）。Bernatz在1961年还描述了胸腺肿瘤的四期分类系统（病理标本：中央底部），包括NETs。J. Rosai（右下）和Higa在1972年都发现了一些胸腺肿瘤表现神经内分泌特征，可以归类为NETs。他们最先发现了其与MEN-1存在的关系。A. Masaoka（左下）在1981年提出了胸腺肿瘤的分期系统，该分期系统仍然是目前评估预后的基础。

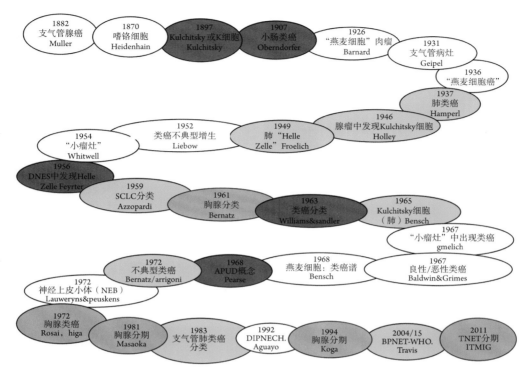

图4-2　支气管肺和胸腺神经内分泌肿瘤发展历史

红色代表神经内分泌肿瘤重大事件；黄色代表BPNET的重大事件；蓝色代表TNET的重大事件。

（二）胸腺神经内分泌肿瘤

1972年，Roseai和Higa[1]发现了胸腺神经内分泌肿瘤（TNET），认为它们是"一种纵隔内分泌肿瘤，可能源于胸腺，与类癌肿瘤有关"。他们随后采用"胸腺类癌"一词来与胸腺癌和胸腺瘤区分。后者最初在1960年代被归类为非侵袭性或侵袭性，后来被Bernatz等重新考虑为四个组织学亚型。Rosai和Higa首次发现胸腺类癌，他们的研究让人们对胸腺肿瘤有了更具体的认识，并从组织学上将它们与胸腺瘤分开。他们假设早期报告的与内分泌症状相关的胸腺瘤很可能代表胸腺中未被识别的原发性类癌[10]。此外，他们还确定了TNET与MEN-1的潜在关系[11]。总体而言，这类肿瘤是罕见的，自1972年以来，仅约400例被报道[12]。

此前，大多数胸腺类癌研究的重点都是制定分期系统，以更好地描述肿瘤的生长特征。Bergh提出了第一个三层分期系统，即根据症状、肿瘤侵犯范围和组织学对胸腺瘤进行分期[13]。Wilkins和Castleman在1979年更新了这一系统，将纵隔胸膜或心包侵犯纳入Ⅱ期[14]，并且还确定肿瘤侵袭性是一种不良的预后因素。Masaoka等在1981年重申了这一意见，表明侵袭性与患者生存直接相关，并引入了一个四个阶段的分期系统，用于分层治疗[15]。Wilkins分类的主要区别在于Ⅱ期。Koga于1994年修订了Masaoka系统，将Ⅱb期纳入了新的Ⅰ期[16]。这种方法最近得到了临床验证[即侵袭性（Ⅲ/Ⅳ期）与非侵袭性（Ⅰ/Ⅱ期）分类系统][17]。2011年，国际胸腺恶性肿瘤研究组织（International Thymic Malignancy Research Organization，ITMIG）采用了Masaoka-Koga分期系统[18]。尽管既往的研究存在局限性（即都是将所有纵隔肿瘤作为整体进行研究），TNET往往被认为与支气管肺神经内分泌肿瘤有关。因此，TNET患者往往与BPNET患者一起分析。虽然这两个群体之间似乎有一些重叠的区域，但TNET具有与BPNET明显不同的特征。实际上，虽然它们在胸腔中的相似位置，但是将两个不同器官（肺/胸腺）中的不同肿瘤放在一起进行研究分析是不恰当的。正如人们普遍认为，小肠和胰腺NETs尽管都发生在腹腔，但是是完全不同的肿瘤类型[19]。

三、流行病学和自然史

BPNET比TNET更常见，发病率分别为每年1.35/10万和0.02/10万[20]（表4-1）。BPNET和TNET患者的中位年龄分别为64岁和59岁[20]。

（一）支气管肺神经内分泌肿瘤

总体而言，支气管肺神经内分泌肿瘤（BPNET）约占所有神经内分泌肿瘤（NET）的30%，约占所有肺癌的20%，其发病率和患病率都在增加[22]，原因尚不清楚，但部分原因可能是由于组织病理学的重新分类[22]。在过去的30年里，BPNET的年龄校正发病率在性别和所有种族中都增加了1倍以上[22]。目前关于它们的疾病特征的研究也够全面，特别是在病因学和分子生物学水平上。

BPNET通常是散发的，尽管有一些特征表明大约10%的病例为遗传起源。这些特征包括肿瘤多样性（5%）或与MEN-1（5%）的关联。最多有5%的BPNET出现MEN-1；多达13%的MEN-1患者发展为BPNET[23]。这类肿瘤有时表现出难以用标准组织病理

表4-1 比较评估支气管肺和胸腺神经内分泌肿瘤

项目	特征	支气管肺	胸腺
流行病学	发病率（每10万人）	1.35	0.02
	患病率	占肺肿瘤的20%	占胸腺肿瘤的2%~3%
临床	临床表现	40%为偶然发现	约50%存在症状
	年龄	50~70岁	50~60岁
	性别	男性=女性	男性>女性
	转移性疾病	25%为TC，≥50%为AC	经常发生（>70%）
组织学	组织学特点	神经内分泌肿瘤（>90%）（Ⅰ，Ⅱ级）	神经内分泌癌（>70%）
影像学	SRI	>80%阳性	>80%阳性
	^{18}FDG-PET	阳性（33%TC，94%AC）	阳性*
生物标志物	单分析物（CgA，NSE，ACTH）	效能不足（CgA<40%，NSE<25%）	特定单分析物（ACTH约40%）
预后	5年生存率	50%~95%	30%~70%
遗传图谱	突变负荷	低	低
	尼古丁相关突变	无	未知**
	胚系MEN-1	5%~13%	约25%
	散发性MEN-1	约50%	无***
	染色质/表观遗传重塑	约50%	未知
	染色体异常	低<35%	31%~88%
	潜在的药物靶点	EGFR（gefitinib），MET（crizotinib），PDGFRβ（imatinib），HER4（lapatinib），AKT1/FRAP1（everolimus）	无
	潜在的信息细胞生物学/通路表达	VHL，P21^{WAF1CIP1}，stathmin，ER$^{\#}$	PAK3，β-catenin，NOTCH2
	潜在预后预测生物标志物	CD44$^{\$}$，OTP$^{\$\$}$，RET$^{\$\$}$，E-cadherin/β-catenin$^{\&}$，DSG3$^{\&\&}$	无

*，在TNET中没有进行任何研究[21]；**，没有外显子组测序；***，MEN-1保留杂合性；#，TC=55%，AC=86%；$，预后不良增加；$$，预后不良减少；&，TC减少；&&，DSG3（桥粒芯糖蛋白3）在AC中下降。SRI，生长抑素受体成像。

学界定的不同的恶性程度[24]。

典型的BPNET通常被归类为低级别、分化良好的肺神经内分泌肿瘤。患者通常为50~70岁，伴有咳嗽、喘息、咯血，偶伴反复发作的阻塞性肺炎的症状。BPNET通常位于肺部中央位置，很少引起典型的类癌综合征（通常与转移性疾病相关）。约有1%的BPNET分泌促肾上腺皮质激素（ACTH），进而导致库欣综合征。

不典型BPNET通常存在非特异性临床表现，包括咳嗽和喘息，可能因此被误诊为哮喘，导致延误诊断。大多数肿瘤从神经内分泌的角度来看是无症状的，并且约有40%的肿瘤是在常规胸部X线片检查中被偶然发现[25]。有些肿瘤可能产生生物活性物质，包括ACTH（约2%）、生长激素释放激素（GHRH）和血清素。通常，少于5%的患者表现出与激素相关的症状。

TC表现出良好的预后，5年生存率约为90%。然而，即使在原发灶根治性完全切除后，也可能在多年后发生远处转移。标准临床指南建议进行为期15年的随访[26]。AC预后不良，5年生存率为50%~80%。大细胞神经内分泌癌（LCNEC）和SCLC均显示出显著较差的预后，5年生存率分别为30%和5%[27]。

（二）胸腺神经内分泌肿瘤

胸腺神经内分泌肿瘤亚型（TNETs）是一种罕见的肿瘤，约占所有纵隔肿瘤的2%和胸腺病变的5%[12]，约占所有类癌肿瘤的0.4%[20]，占所有前纵隔肿瘤的<5%，年龄校正发病率为0.018/10万（美国），男性为多（77%），发病率高峰为50~60岁的患者[12,28]。相比之下，BPNET表现出相同的性别分布[22]。尽管大多数TNET是散发性的，但是25%的TNET为MEN-1患者，约8%的MEN-1患者出现了TNET[29]。然而，目前尚未鉴定出特定的胸腺MEN1基因型。

胸腺类癌与支气管类癌相似，其分化和生物学行为特征：典型类癌→不典型类癌→小细胞癌。即使患有进行性疾病，肿瘤仍可能无临床症状；因此，TNET通常在疾病晚期才被诊断，并且往往为体积较大的肿瘤，最大直径范围可为6~20 cm。大约50%的胸腺类癌具有神经内分泌功能活性[30]，约40%具有ACTH诱导的库欣综合征。胸腺类癌病变通常较小，因为它们早期存在皮质类固醇过量的临床表现[27]。尽管约有30%患有晚期疾病，但类癌综合征并不常见。总的来说，TNET比BPNET更具侵袭性，并且预后不良，主要是因

为症状出现时间晚，诊断时已发生转移，并且根治性切除的局部复发率高，其5年生存率为30%~70%[12]。

四、目前临床面临的需求和发展方向

目前临床面临的需求和发展方向见表4-2。

表4-2　目前BPNET/TNET在临床面临的需求及未来发展方向

用于早期检测的血液生物标志物
用于预测入侵和转移的特异性分子标志物（血液和组织）
用于检测微小残留病的血液生物标志物
用于监测疾病进展的血液生物标志物
用于监测治疗反应的血液生物标志物
识别可用于治疗的药物靶点（血液和组织）
开发肺特异性的显像剂
用于准确评估微小残留疾病的成像策略

（一）支气管肺神经内分泌肿瘤

目前临床上面临的需求包括早期确诊恶性肿瘤、发现残留病灶、准确监测疾病进展和评估治疗反应的能力。目前基于组织的方法并不准确，且手术是这些肿瘤患者生存的关键因素，因此监测最小残留病灶是对复发后早期治疗的关键。同样，鉴于影像检查的局限性，利用生物标志物来监测治疗效果是未来的关键[24]。

（二）胸腺神经内分泌肿瘤

目前TNETs亟需解决的问题是对预后进行准确预测。此外，除手术外，尚未就最佳治疗策略达成共识。两种肿瘤类型，目前仍没有一种明确的手术类型、治疗方案，以及缺乏一种灵敏、特异的循环生物标志物来衡量疗效。

五、细胞起源

BPNET和TNET都被认为是从弥漫性神经内分泌细胞系统发展而来，这些细胞系统通常被称为"kulchitsky细胞"。BPNET来自支气管肺上皮的K细胞，以前称为Clara细胞[22]。鉴于有证据表明Clara从纳粹受害者处获得了这些组织，因此不再将此种细胞命名为Clara细胞[31]。K细胞分散在气管支气管系统的上

皮内，并起到调节化学感受器的作用，用于检测氧气和二氧化碳水平[22]。K细胞是一种在正常胸腺中占比较少的功能未知的细胞群（约1%）。

六、病因学

对于这两种肿瘤的病因以及环境危险因素尚不清楚。有意思的是，几乎所有与MEN-1相关的TNET病例都是男性吸烟者[32]。BPNET中的LCNEC和SCLC与吸烟密切相关，而BPNET中的类癌与吸烟的关系目前尚不明确[22-33]。

七、组织学和分期

（一）支气管肺神经内分泌肿瘤

支气管肺神经内分泌肿瘤（BPNET）被分为四个亚组：TC、AC、LCNEC和SCLC。虽然它们在结构、形态学、免疫组化和超微结构特征方面相似，但每种亚型都表现出相当不同的生物学和临床特征（图4-3）[34]。弥漫性特发性肺神经内分泌细胞增生（DIPNECH）是一种较为罕见的癌前病变，人们对此知之甚少。它类似于胃的ECL细胞增生，因此，缺氧时肺中产生的局部旁分泌与高pH胃中产生胃泌素的生理机制相类似[35]。TC通常表现为惰性，而AC的恶性程度可从惰性到高度侵袭性。TC被普遍认为是良性的，但也可能出现类似AC的生物学行为并表现为转移性扩散，此时预后较差，需要积极治疗。肺类癌组织病理学分类存在显著的观察者间差异（Kappa=0.32），AC尤其显著[36]。SCLC和LCNEC均进展迅速，可出现早期转移并表现出不良预后。生长缓慢的TC预后良好（5年生存率约88%），而AC的5年生存率约为50%，对于高度恶性的LCNEC，5年生存率15%~57%，而SCLC则<5%[22]。

（二）胸腺神经内分泌肿瘤

TNET为胸腺癌的一种类型，与BPNET一样，分为两个亚组：分化良好的神经内分泌癌（典型类癌和不典型类癌）和分化差的神经内分泌癌（小细胞癌和大细胞神经内分泌癌）[37]。胸腺类癌在组织学表现和行为方面非常类似于不典型肺类癌[10]。在组织学上，大多数与分化良好的神经内分泌癌相同。胸腺类癌经常发生远处转移，但有时在治疗后很长一段时间才出现转移。然而，这种肿瘤的行为是不可预测的，并且

没有令人满意的分类系统来准确预测其进展。世界卫生组织（WHO）的组织学分类将胸腺上皮源性肿瘤分为胸腺瘤和胸腺癌，后者包括TNET。胸腺癌的生存率明显低于胸腺瘤。TNET（甚至1级）即使在完全切除后也易于转移到纵隔淋巴结和远处部位。因此，恶性肿瘤的T和N分期分类及组织学分级均无法准确预测结果。改善患者总生存期（OS）需要更积极的治疗，包括常规辅助治疗和后续复发肿瘤再切除。肿瘤的Masaoka分期和有效的手术切除是OS的两个重要预后因素[12]，组织学亚型似乎与预后无关。

八、分子遗传学

（一）支气管肺神经内分泌肿瘤

支气管肺神经内分泌肿瘤（BPNET）的遗传图谱发现了其突变率非常低以及存在非吸烟突变模式（即没有p53缺失，很少出现G→T颠换），与非尼古丁驱动的发病机制一致[33]。比较基因组杂交（CGH）研究已经发现，MEN-1基因座位点11q13的杂合性缺失（LOH）是BPNET的常见事件[38]。染色体不稳定性很少发生，可定位的突变很少被发现。拷贝数增加发生在14q32（DLK1-DOI基因座，富含miRNA的区域），并且20%~25%的BPNET表现出EGFR、MET、PDGFRβ、HER4、AKT1和FRAP1的拷贝数增加[39]，后者是mTOR抑制药的潜在靶点。约20%的肿瘤发生缺氧相关VHL和细胞周期抑制因子P21WAF1/CIP1拷贝数丢失[39]。CD44（细胞黏附和迁移）、orthopedia同源框（OTP）基因（神经内分泌细胞发育）和RET原癌基因（钙黏蛋白）都在BPNETs中增加[40]，并且可能具有预后预测的作用。CD44升高和OTP和RET降低似乎是不良预后的指标[41]。虽然Stathmin是胰腺NETs增殖和PI3K信号转导的标志物[42]，但在BPNETs中减少[43]。桥粒芯糖蛋白3（一种细胞黏附糖蛋白）的表达缺失与预后不良有关，特别是对于ACs[44]。其他细胞黏附复合物（如E-钙粘蛋白/β-连环蛋白复合物）的缺失可识别具有不良预后的TC[45]。TC和AC均高度表达雌激素受体[46]，但很少表达烟碱β2受体[46]。相反，与侵袭性烟碱表型相关的α7可有不同的表达程度[47]。散发性BPNET中，MEN-1突变发生率为18%，11q13的杂合性丢失发生率为36%[48]。11q缺失是BPNET中最常见的变异，在典型情况下，它比AC更少缺失，并且可能是疾病进展的标志[48]。

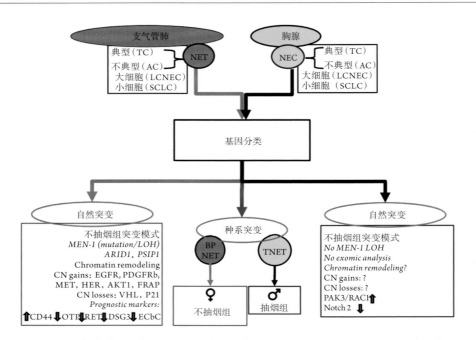

图4-3 支气管肺（红色）和胸腺（黄色）神经内分泌肿瘤的组织学和遗传分类系统
两者均分为4组：典型类癌、不典型类癌、大细胞神经内分泌癌和小细胞癌。在肺中，类癌通常是良好分化的，并且被表征为神经内分泌肿瘤（NET）。在胸腺中，它们也是分化良好的，但由于它们更倾向于表现出侵袭性疾病，因此被归类为神经内分泌癌（NEC）。在分子水平上，NET和NEC表现出非常不同的遗传改变。肺神经内分泌肿瘤的发生与MEN-1的散发性丢失以及染色质重塑中涉及的基因有关，但这种基因型似乎不会发生在胸腺中。两组中的染色体异常并不常见，潜在的"可治疗靶点"仅在BPNET明显存在。生物信息途径也不同；缺氧信号和细胞周期抑制药的改变是BPNET的特征，而WNT信号和入侵/迁移（RAC1 / PAK3）是胸腺NET的特征。目前没有针对后者的预后标志物，但BPNET预后与一系列标志物有关，尤其是CD44和OTP。
? 表示暂无数据；绿色箭头，上调；红色箭头，下调。

MEN-1是最常见的胚系突变（约5%），而MEN-1、PSIP1和ARID1中已发现散发性变异[33]。总的来说，甲基化和组蛋白修饰，即染色质重塑，是20%~40%BPNET中最显著的遗传改变。然而，这些改变中的任何一种目前都不具有临床可操作性。与SCLC和LCNEC相反，TP53和RB1突变是罕见事件，表明支气管肺类癌不是这些高度侵袭性肿瘤的早期祖细胞病变，并且都是通过独立的细胞机制产生的。这些数据还表明，染色质重塑基因的失活可能足以驱动肺部典型类癌和不典型类癌的转化[33]。

（二）胸腺神经内分泌肿瘤

胸腺神经内分泌肿瘤亚型（TNETs）的遗传图谱与BPNET类似，因为胸腺肿瘤很少出现染色体异常（不到1/3的患者中会出现 <1个染色体不平衡）[49]。由于迄今尚未进行外显子组水平分析，因此突变模式尚不清楚，但除了与MEN-1有关的男性之外，与尼古丁相关是存在争议的。然而，与BPNET相比，TNET的发展可能会出现不同的细胞遗传学机制。CGH研究显示31%~88%的标本存在大的染色体失衡[49-50]，与BPNET相比，MEN-1基因座的杂合性保留了11q13[50]。在转录水平，TNET过表达PAK3（p21-activated kinase 3）及其上游调节因子RAC1。这两种基因都参与细胞迁移和侵袭的调节[51]。β-连环蛋白、促阿黑皮素原（pro-opiomelanocortin，POMC）和羧肽酶E（CPE）在分泌ACTH的肿瘤中表达升高，相反，NOTCH2水平（WNT-信号转导）则降低[52]。

TNET表现出有丝分裂活性和染色体畸变增加，范围从低级TC到AC到高级LCNEC到小细胞癌[49]。胸腺类癌（典型类癌和不典型类癌）和NEC（小细胞癌和大细胞神经内分泌癌）在分子生物学方面与BPNETs显著不同[49]。有意思的是，尽管胸腺类癌的遗传特征与肺类癌的遗传特征不同[53-54]，但高级别胸腺和BPNET似乎相似。这表明，在分化良好的BPNET和TNET（典型和不典型类癌）存在着不同的分化/增殖途径。相反，较高等级的肿瘤（小细胞/大细胞癌）可能有着共同的突变/转化途径，非器官依赖性的，即来自共同的上皮祖细胞的突变，而与支气管肺或胸腺来源无关。

（三）多发性内分泌肿瘤1型

多发性内分泌肿瘤1型（MEN-1）是一种常染色体显性遗传的肿瘤综合征，由位于11号染色体上的肿瘤抑制基因的失活突变引起（11q13）。在MEN-1患者中，3%~8%患有BPNET和TNET。63%的BPNET患者为女性（其中80%为TC），其与病死率增加无关[23]。TNET主要为男性患者（90%），87%是AC，与侵袭性疾病过程相关[55]。在澳大利亚塔斯曼家族中，BPNET的患病率为5%，其中大多数是女性[56]。在荷兰MEN-1数据库中，BPNET的患病率为13%，其中66%为女性[23]，但在梅奥诊所最近的报告中，67%是男性[55]。BPNET常常在常规筛查中被发现，且与惰性病程相关。MEN-1中的BPNET多为女性患者（男女比例1∶5），其原因仍不清楚。TNET主要出现在男性身上，并且与更具侵袭性的行为有关[55]。这种显著的性别分布差异的原因尚不清楚。尽管MEN-1综合征中的TNET是恶性的，但几项研究未能发现其存在11q13的杂合性丢失。正常MEN-1拷贝的失活（不伴突变或启动子高甲基化）是其可能的机制，但仍需进一步研究确认[55]。MEN-1基因是否参与肿瘤发生机制，尚未在散发性TNET中进行直接测试。尽管存在着种种差异，但MEN-1中的TNET与其肺部对应肿瘤在组织学上无法进行区分[29]。

目前MEN-1患者评估和随访的临床建议包括每1~2年行CT/MRI检查[57]。基于血液的敏感生物标志物的开发可能是更加有益的监测策略，甚至成为长期影像评估的替代方式（表4-2）。

九、生物标志物

BPNET和TNET的生物化学特征相似。因此，可以

测量包括嗜铬蛋白A（CgA）、神经元特异性烯醇化酶（NSE）和5-羟基-吲哚乙酸（5-HIAA）的单一分泌产物（单分析物）。然而，它们作为诊断和治疗监测指标的临床效果不佳[58]。例如，24 h尿5-HIAA水平升高可能可以用于诊断BPNET或TNET[59]。然而，BPNET和TNET通常缺乏将色氨酸转化为血清素然后转化为尿5-HIAA所必需的芳香族氨基酸脱羧酶。此外，食物和药物当中某些化学物质（例如富含色氨酸的食物和质子泵抑制药）可能会对单分析物测量（monoanalyte measurement）造成干扰，导致其临床应用受限。特定生物标志物在某些患者当中可用于辅助诊断，例如，24 h尿液的游离皮质醇和ACTH（如果存在库欣综合征）和GHRH或IGF-1（如果存在肢端肥大症）。然而，鉴于ACTH分泌肿瘤的发生率非常低（<5%），故其临床应用有限。

与分泌性生物标志物不同，目前已经鉴定出包括生长抑素受体（SSTR）在内的组织生物标志物。SSTR在BPNET和TNET肿瘤组织中高度表达，并且已用于诊断（SRI，如[68]Ga-SSA-PET/CT）或用作靶向治疗的生物标志物，例如利用[177]Lu-DOTATATE[60-61]的肽受体放射性核素治疗（PRRT）。最近有研究提出了该受体的组织表达评分系统[62]，并且有学者考虑对循环生长抑素受体mRNA水平进行测量（参见下文"循环mRNA"部分）。

对于BPNET，SRI既可用于确认诊断，又可用于分期[24]。使用常规[111]In-pentetreotide闪烁显像的SRI可以显示高达80%的原发性肿瘤，但对转移性疾病最敏感[24]。有三项研究检验了PRRT的效用[62-64]，其中一项研究在9例支气管类癌中，有6例患者的治疗效果明显，2例疾病稳定，1例患者表现出疾病进展[63]。在最近的一项更大规模的研究中（34例BPNETs），疾病控制率为80%[64]。最近对使用[90]Yttrium、[90]Y+[177]Lutetium或[177]Lu PRRT方案治疗的114例晚期BPNET的回顾性分析显示，中位OS为58.8个月，中位无进展生存期（PFS）为28个月。用[177]Lu-DOTATATE治疗的患者表现出最长的5年OS（61.4%），客观反应与较长的OS和PFS相关[65]。没有发现能够准确测量BPNET治疗效果或预测PRRT治疗反应的因素。

SRI可以协助TNETs的诊断，尤其是MEN-1中的肿瘤[66]。在复发肿瘤检测方面的局限性主要是因为小病灶图像识别困难[29,67]。有研究发表了2例用[177]Lu DOTATATE PRRT治疗的胸腺类癌，只有1例治疗有反应，另1例表现出疾病进展[63]。

这些研究确定了目前可用的循环生物标志物在疾病诊断和疗效预测中的局限性，反映了循环生物标志物在监测治疗效果并预测对治疗（如PRRT）的反应方面的应用前景。

十、新的生物标志物

新的生物标志物包括但不限于循环遗传信息，例如，循环肿瘤DNA或RNA或肿瘤细胞，或鉴定激活突变（如BRAF突变）。这些都属于"液体活检"的范畴。目前，在肿瘤学领域中应用这种"液体活检"具有重要意义[68-69]。因此，液体活检可用于患者分层（如作为伴随诊断）、筛选、监测治疗反应，例如，筛选可使用EFGR抑制药的肺癌患者[70]和检测结肠癌手术/复发后的微小残留病灶[71]。所有这些都是BPNET/TNET治疗中具有临床应用前景的方法。

（一）伴或不伴激活突变的循环肿瘤DNA

目前，尚未在BPNET或TNET中进行循环肿瘤DNA的测量。此外，除少数病例外，BPNET和TNET都不存在可用于治疗的靶点。目前在这些疾病中很少鉴定出特异性突变和可用于治疗的靶点。因此，目前循环DNA并非是用于开发BPNET或TNET的生物标志物的良好选择。

（二）循环肿瘤细胞

循环肿瘤细胞（circulating tumor cell，CTC）通常不被认为是神经内分泌肿瘤可靠的、敏感的或特异性的检测和诊断手段，并且其水平与NETs中的肿瘤分级存在明显的相关性[72]。然而，一项研究评估了BPNET中的CTC[73]，该研究团队用于捕获细胞的靶蛋白EpCAM在BPNET中表达程度不一。由于结果不一致，作者认为CTC在这类肿瘤中并无检测和诊断的作用[73]。目前关于TNET中的CTC研究仍为空白，但很大可能将出现与BPNET类似的结果。

（三）循环miRNA

有研究已经在小肠神经内分泌肿瘤（NET）中评估了miRNA标志物[74-75]，并且在循环中可检测到miRNA[76]。在BPNET或TNET中尚未进行类似的循环miRNA研究。一项研究发现了不同类型肺癌中的miRNA，在鉴定BPNET方面具有一定的实用性[77]。另一项研究发现，miRNA可以将BPNET中的SCLC/LCNEC区分开来[78]。两项研究都强调了这种生物标志物存在的问题，即每项研究都会产生不同的miRNA谱。在基于miRNA的生物标志物分析中广泛存在着年龄和群体依赖性变异[79]。目前，认为miRNA谱仍然是实验性的且需要在组织中进行验证。

（四）循环mRNA

两个不同的小组评估了BPNET中的循环mRNA。一组使用实时定量PCR检测外周血中的生长抑素受体表达（SSTR2a和5）[80]。表达水平与通过SRI测量的疾病程度一致（Octreoscan™约75%）。

最近，癌症的复杂性及其对治疗的反应已经得到了更好的认识[81-82]。目前可通过评估包括肿瘤生物学通路或"标志"来更好地描述肿瘤的生物学行为。最近开发了血液多分析物测量（NETest），其将循环mRNA作为一种可用于诊断性检查的标志物，并且其"组学"构型可用作神经内分泌肿瘤生物学行为的替代标志物[83-84]。NETest可以检测与神经内分泌肿瘤病理生物学特异相关的51个基因的表达[83]。因此，神经内分泌肿瘤行为的"标志"可以通过测量的基因来定义，所述基因包括增殖（Ki67）、生长因子信号转导（RAS/RAF）和代谢组学（氧化磷酸化、缺氧信号传导）测量[85]。基因表达测量直接与组织水平相关[84]，并提供有关肿瘤病理生理学及其从稳定到进展的病理生理状态的精确信息[75]。通过qPCR测量基因表达，通过四种不同的预测算法（SVM、LDA、KNN和Bayes）评估标准化表达，并将输出按比例缩放作为疾病/肿瘤活性（0~100%）评分[84]，该分数作为诊断已被证明具有实用性（90%~95%的准确度），并且已被证明比用于检测神经内分泌肿瘤的单分析物测量更准确[86]。在各种外科手术（R0与R1/R2切除术）后该分数的降低可以帮助识别残留/复发疾病[87]，还可以有效地监测治疗方案[60,88]并预测疾病进展[89]。

有研究在BPNET和TNET中评估了血液转录物分析。在36例BPNET中（14例典型类癌，22例不典型类癌），超过94%存在循环NET基因水平升高（NETest阳性）（图4-4）。个体基因表达水平可以准确地区分疾病进展和疾病稳定[90]。在一项单中心的PRRT前瞻性研究中，NETest在治疗前的所有BPNET中都呈阳性[60]。

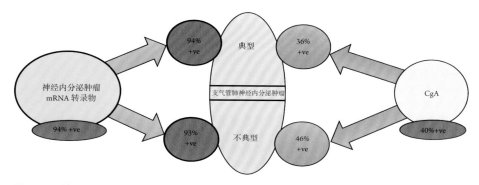

图4-4 基于血液的循环神经内分泌肿瘤基因分析（NETest，包含51个标记基因）在BPNETs中的诊断效用

典型和不典型肿瘤中转录物均升高94%。相比之下，嗜铬蛋白A（CgA）仅可提示阳性（升高超过正常水平）为40%。其中，典型类癌为36%，不典型类癌为46%。

PRRT治疗有效率为62%，基因表达水平正确地评估了治疗后的疾病状态。此外，在治疗前测量个体基因表达水平（生长因子信号转导和代谢）可准确预测治疗反应（100%）。这代表了作为伴随诊断的多分析物LDT的第一个实例。先前这种测试已经测量了单个标志物/突变，如BRAF[91]。

在BPNET中，循环mRNA多转录物标志物与标准形态学和功能成像相关。血液值可用于预测和定义BPNET的治疗反应或预后。此外，当手术切除时，手术后4~6周BPNET中NETest的显著减少定义了切除的程度和成功率[92]。这些观察印证了先前在GEP-NET中的报告，其中手术的范围和完整性与外周血循环mRNA水平的改变直接相关[87]。特别值得注意的是，观察到手术后水平升高可预测微小残留病灶的存在和随后的肿瘤复发。虽然BPNET是否发生这种情况目前不得而知，但很可能会发现类似的结果。

NETest在TNET中也具有积极作用。3例G2肿瘤，即具有低CgA水平的所有非分泌肿瘤（即不产生血清素、ACTH等），存在可检测的基因表达（M Tesselaar，未发表的观察结果）。这3例均为Octreoscan™检测阳性。尽管临床实用性仍有待在更大规模的研究中确定，但血液标志物似乎可能与BPNET中已阐明的关系相似，即可用于识别肿瘤进展、监测残留病灶，并预测治疗反应。

十一、结语

目前还没有针对BPNET和TNET一致有效和准确

的循环生物标志物。最近的研究表明血液中的mRNA转录物分析能有效地识别BPNET和TNET。BPNET和TNET中mRNA测量的临床应用包括用于诊断、确认手术切除的完整性以及监测PRRT和其他治疗策略的疗效。当在思考Siegfried Oberndorfer初步观察到的结果时，我们可能会反思命运和命运的本质。1907年，Siegfried Oberndorfer于德累斯顿最初描述了类癌，大约40年后（1944年），他因"胸腺类癌"死于流亡城市伊斯坦布尔，直到2005年死因在组织学上才得到确认（图4-5）。

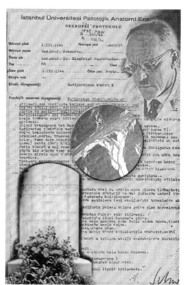

1933年，S. Oberndorfer因种族原因被第三帝国流放到土耳其，1944年死于伊斯坦布尔，在那里他被安葬在西斯利公墓(左下)。他的难民同胞，即Schwartz博士为其进行了尸检，尸检报告（见图片背景）表明，死亡原因是纵隔肿瘤性肿块。2005年重新检查了组织切片（I.Modlin和G.Kloppel），确定肿块为胸腺神经内分泌肿瘤。（Modlin I et al. Arch Surg 2007;142:187-197）

图4-5 1907年，S. Oberndorfer首先描述了一种新的实体肿瘤——"类癌"

声明

本文作者宣称无任何利益冲突。

参考文献

[1] Rosai J, Higa E. Mediastinal endocrine neoplasm, of probable thymic origin, related to carcinoid tumor. Clinicopathologic study of 8 cases[J]. Cancer, 1972, 29: 1061-1074.

[2] Geipel P. Concerning Our Knowledge of Benign Bronchial Tumors[J]. Frankfurter Zeitschrift fur Pathologie, 1931, 42: 516.

[3] Bensch KG, Corrin B, Pariente R, et al. Oat-cell carcinoma of the lung. Its origin and relationship to bronchial carcinoid[J]. Cancer, 1968, 22: 1163-1172.

[4] Arrigoni MG, Woolner LB, Bernatz PE. Atypical carcinoid tumors of the lung[J]. J Thorac Cardiovasc Surg, 1972, 64: 413-421.

[5] Mills SE, Cooper PH, Walker AN, et al. Atypical carcinoid tumor of the lung. A clinicopathologic study of 17 cases[J]. Am J Surg Pathol, 1982, 6: 643-654.

[6] DeLellis RA, Dayal Y, Wolfe HJ. Carcinoid tumors. Changing concepts and new perspectives[J]. Am J Surg Pathol, 1984, 8: 295-300.

[7] Oberndorfer S. Karzinoide Tumoren des Dünndarmes[J]. Frankfurter Zeitschrift für Pathologie, 1907, 1: 426-429.

[8] Lattes R. Thymoma and other tumors of the thymus[J]. Cancer, 1962, 15: 1224-1260.

[9] Bernatz PE, Harrison EG, Clagett OT. Thymoma: a clinicopathologic study[J]. J Thorac Cardiovasc Surg, 1961, 42: 424-444.

[10] Lausi PO, Refai M, Filosso PL, et al. Thymic neuroendocrine tumors[J]. Thorac Surg Clin, 2014, 24: 327-332.

[11] Rosai J, Higa E, Davie J. Mediastinal endocrine neoplasm in patients with multiple endocrine adenomatosis. A previously unrecognized association[J]. Cancer, 1972, 29: 1075-1083.

[12] Filosso PL, Yao X, Ahmad U, et al. Outcome of primary neuroendocrine tumors of the thymus: a joint analysis of the International Thymic Malignancy Interest Group and the European Society of Thoracic Surgeons databases[J]. J Thorac Cardiovasc Surg, 2015, 149: 103-109.e2.

[13] Bergh NP, Gatzinsky P, Larsson S, et al. Tumors of the thymus and thymic region: I. Clinicopathological studies on thymomas[J]. Ann Thorac Surg, 1978, 25: 91-98.

[14] Wilkins EW Jr, Castleman B. Thymoma: a continuing survey at the Massachusetts General Hospital[J]. Ann Thorac Surg, 1979, 28: 252-256.

[15] Masaoka A, Monden Y, Nakahara K, et al. Follow-up study of thymomas with special reference to their clinical stages[J]. Cancer, 1981, 48: 2485-2492.

[16] Koga K, Matsuno Y, Noguchi M, et al. A review of 79 thymomas: modification of staging system and reappraisal of conventional division into invasive and non-invasive thymoma[J]. Pathol Int, 1994, 44: 359-367.

[17] Kondo K, Monden Y. Therapy for thymic epithelial tumors: a clinical study of 1,320 patients from Japan[J]. Ann Thorac Surg, 2003, 76: 878-884; discussion 884-885.

[18] Filosso PL, Ruffini E, Lausi PO, et al. Historical perspectives: The evolution of the thymic epithelial tumors staging system[J]. Lung Cancer, 2014, 83: 126-132.

[19] Modlin I, Kidd M. Conversationes de Inebriati[J]. Athenaeum 2016: 120-127.

[20] Yao JC, Hassan M, Phan A, et al. One hundred years after "carcinoid": epidemiology of and prognostic factors for neuroendocrine tumors in, 35,825 cases in the United States[J]. J Clin Oncol, 2008, 26: 3063-3072.

[21] De Luca S, Fonti R, Palmieri G, et al. Combined imaging with 18F-FDG-PET/CT and 111In-labeled octreotide SPECT for evaluation of thymic epithelial tumors[J]. Clin Nucl Med, 2013, 38: 354-358.

[22] Gustafsson BI, Kidd M, Chan A, et al. Bronchopulmonary neuroendocrine tumors[J]. Cancer, 2008, 113: 5-21.

[23] de Laat JM, Pieterman CR, van den Broek MF, et al. Natural course and survival of neuroendocrine tumors of thymus and lung in MEN1 patients[J]. J Clin Endocrinol Metab, 2014, 99: 3325-3333.

[24] Caplin ME, Baudin E, Ferolla P, et al. Pulmonary neuroendocrine (carcinoid) tumors: European Neuroendocrine Tumor Society expert consensus and recommendations for best practice for typical and atypical pulmonary carcinoids[J]. Ann Oncol, 2015, 26: 1604-1620.

[25] Jeung MY, Gasser B, Gangi A, et al. Bronchial carcinoid tumors of the thorax: spectrum of radiologic findings[J]. Radiographics, 2002, 22: 351-365.

[26] Oberg K, Hellman P, Ferolla P, et al. Neuroendocrine bronchial and thymic tumors: ESMO Clinical Practice Guidelines for diagnosis, treatment and follow-up[J]. Ann Oncol, 2012, 23: vii120-23.

[27] Phan AT, Oberg K, Choi J, et al. NANETS consensus guideline for the diagnosis and management of neuroendocrine tumors: well-differentiated neuroendocrine tumors of the thorax (includes lung and thymus)[J]. Pancreas, 2010, 39: 784-798.

[28] Gaur P, Leary C, Yao JC. Thymic neuroendocrine tumors: a SEER database analysis of 160 patients[J]. Ann Surg, 2010, 251: 1117-1121.

[29] Gibril F, Chen YJ, Schrump DS, et al. Prospective study of

thymic carcinoids in patients with multiple endocrine neoplasia type 1[J]. J Clin Endocrinol Metab, 2003, 88: 1066-1081.

[30] Rosado de Christenson ML, Abbott GF, Kirejczyk WM, et al. Thoracic carcinoids: radiologic-pathologic correlation[J]. Radiographics, 1999, 19: 707-736.

[31] Winkelmann A, Noack T. The Clara cell: a "Third Reich eponym" [J]? Eur Respir J, 2010, 36: 722-727.

[32] Goudet P, Bonithon-Kopp C, Murat A, et al. Gender-related differences in MEN1 lesion occurrence and diagnosis: a cohort study of 734 cases from the Groupe d'etude des Tumeurs Endocrines[J]. Eur J Endocrinol, 2011, 165: 97-105.

[33] Fernandez-Cuesta L, Peifer M, Lu X, et al. Frequent mutations in chromatin-remodelling genes in pulmonary carcinoids[J]. Nat Commun, 2014, 5: 3518.

[34] Travis WD, Gal AA, Colby TV, et al. Reproducibility of neuroendocrine lung tumor classification[J]. Hum Pathol, 1998, 29: 272-279.

[35] Modlin I, Kidd M. Reflections of the Gnostic Society. Mastrobuoni Verlag GmBh[M]. Bordeaux Savant Publications, 2015.

[36] Swarts DR, van Suylen RJ, den Bakker MA, et al. Interobserver variability for the WHO classification of pulmonary carcinoids[J]. Am J Surg Pathol, 2014, 38: 1429-1436.

[37] IARC. Pathology and genetics of tumours of lung, pleura, thymus, and heart (World Health Organization Classification of Tumours)[M]. Lyon: IARC Press, 2004.

[38] Cakir M, Grossman A. The molecular pathogenesis and management of bronchial carcinoids[J]. Expert Opin Ther Targets, 2011, 15: 457-491.

[39] Voortman J, Lee JH, Killian JK, et al. Array comparative genomic hybridization-based characterization of genetic alterations in pulmonary neuroendocrine tumors[J]. Proc Natl Acad Sci U S A, 2010, 107: 13040-13045.

[40] Swarts DR, Henfling ME, Van Neste L, et al. CD44 and OTP are strong prognostic markers for pulmonary carcinoids[J]. Clin Cancer Res, 2013, 19: 2197-1207.

[41] Swarts DR, Van Neste L, Henfling ME, et al. An exploration of pathways involved in lung carcinoid progression using gene expression profiling[J]. Carcinogenesis, 2013, 34: 2726-2737.

[42] Schimmack S, Taylor A, Lawrence B, et al. Stathmin in pancreatic neuroendocrine neoplasms: a marker of proliferation and PI3K signaling[J]. Tumour Biol, 2015, 36: 399-408.

[43] Tanca A, Addis MF, Pagnozzi D, et al. Proteomic analysis of formalin-fixed, paraffin-embedded lung neuroendocrine tumor samples from hospital archives[J]. J Proteomics, 2011, 74: 359-370.

[44] Fukuoka J, Dracheva T, Shih JH, et al. Desmoglein 3 as a prognostic factor in lung cancer[J]. Hum Pathol, 2007, 38: 276-283.

[45] Galvan JA, Astudillo A, Vallina A, et al. Prognostic and diagnostic value of epithelial to mesenchymal transition markers in pulmonary neuroendocrine tumors[J]. BMC Cancer, 2014, 14: 855.

[46] Sica G, Wagner PL, Altorki N, et al. Immunohistochemical expression of estrogen and progesterone receptors in primary pulmonary neuroendocrine tumors[J]. Arch Pathol Lab Med, 2008, 132: 1889-1895.

[47] Sartelet H, Maouche K, Totobenazara JL, et al. Expression of nicotinic receptors in normal and tumoral pulmonary neuroendocrine cells (PNEC)[J]. Pathol Res Pract, 2008, 204: 891-898.

[48] Swarts DR, Ramaekers FC, Speel EJ. Molecular and cellular biology of neuroendocrine lung tumors: evidence for separate biological entities[J]. Biochim Biophys Acta, 2012, 1826: 255-271.

[49] Strobel P, Zettl A, Shilo K, et al. Tumor genetics and survival of thymic neuroendocrine neoplasms: a multi-institutional clinicopathologic study[J]. Genes Chromosomes Cancer, 2014, 53: 738-749.

[50] Pan CC, Jong YJ, Chen YJ. Comparative genomic hybridization analysis of thymic neuroendocrine tumors[J]. Mod Pathol, 2005, 18: 358-364.

[51] Liu RX, Wang WQ, Ye L, et al. p21-activated kinase 3 is overexpressed in thymic neuroendocrine tumors (carcinoids) with ectopic ACTH syndrome and participates in cell migration[J]. Endocrine, 2010, 38: 38-47.

[52] Bi YF, Liu RX, Ye L, et al. Gene expression profiles of thymic neuroendocrine tumors (carcinoids) with ectopic ACTH syndrome reveal novel molecular mechanism[J]. Endocr Relat Cancer, 2009, 16: 1273-1282.

[53] Ullmann R, Petzmann S, Klemen H, et al. The position of pulmonary carcinoids within the spectrum of neuroendocrine tumors of the lung and other tissues[J]. Genes Chromosomes Cancer, 2002, 34: 78-85.

[54] Zhao J, de Krijger RR, Meier D, et al. Genomic alterations in well-differentiated gastrointestinal and bronchial neuroendocrine tumors (carcinoids): marked differences indicating diversity in molecular pathogenesis[J]. Am J Pathol, 2000, 157: 1431-1438.

[55] Singh Ospina N, Thompson GB, C. Nichols F 3rd, et al. Thymic and Bronchial Carcinoid Tumors in Multiple Endocrine Neoplasia Type 1: The Mayo Clinic Experience from 1977 to 2013[J]. Horm Cancer, 2015, 6: 247-253.

[56] Sachithanandan N, Harle RA, Burgess JR. Bronchopulmonary carcinoid in multiple endocrine neoplasia type 1[J]. Cancer, 2005, 103: 509-515.

[57] Thakker RV, Newey PJ, Walls GV, et al. Clinical practice guidelines for multiple endocrine neoplasia type 1 (MEN1)[J]. J

Clin Endocrinol Metab,2012,97:2990-3011.

[58] Modlin I, Kidd M, Taylor A, et al. Neuroendocrine Tumor Biomarkers: Current Status and Perspectives[J]. Neuroendocrinology,2014,100:265-277.

[59] Feldman JM. Urinary serotonin in the diagnosis of carcinoid tumors[J]. Clin Chem,1986,32:840-844.

[60] Bodei L, Kidd M, Modlin IM, et al. Measurement of circulating transcripts and gene cluster analysis predicts and defines therapeutic efficacy of peptide receptor radionuclide therapy (PRRT) in neuroendocrine tumors[J]. Eur J Nucl Med Mol Imaging,2016,43:839-851.

[61] Bodei L, Kidd M, Modlin IM, et al. Gene transcript analysis blood values correlate with (68)Ga-DOTA-somatostatin analog (SSA) PET/CT imaging in neuroendocrine tumors and can define disease status[J]. Eur J Nucl Med Mol Imaging,2015,42:1341-1352.

[62] Specht E, Kaemmerer D, Sanger J, et al. Comparison of immunoreactive score, HER2/neu score and H score for the immunohistochemical evaluation of somatostatin receptors in bronchopulmonary neuroendocrine neoplasms[J]. Histopathology,2015,67:368-377.

[63] van Essen M, Krenning EP, Bakker WH, et al. Peptide receptor radionuclide therapy with 177Lu-octreotate in patients with foregut carcinoid tumours of bronchial, gastric and thymic origin[J]. Eur J Nucl Med Mol Imaging,2007,34:1219-1227.

[64] Ianniello A, Sansovini M, Severi S, et al. Peptide receptor radionuclide therapy with (177)Lu-DOTATATE in advanced bronchial carcinoids: prognostic role of thyroid transcription factor 1 and (18)F-FDG PET[J]. Eur J Nucl Med Mol Imaging,2016,43:1040-1046.

[65] Mariniello A, Bodei L, Tinelli C, et al. Long-term results of PRRT in advanced bronchopulmonary carcinoid[J]. Eur J Nucl Med Mol Imaging,2016,43:441-452.

[66] Ito T, Jensen RT. Imaging in multiple endocrine neoplasia type 1: recent studies show enhanced sensitivities but increased controversies[J]. Int J Endocr Oncol,2016,3:53-66.

[67] Morgat C, Velayoudom-Cephise FL, Schwartz P, et al. Evaluation of (68)Ga-DOTA-TOC PET/CT for the detection of duodenopancreatic neuroendocrine tumors in patients with MEN1[J]. Eur J Nucl Med Mol Imaging,2016,43:1258-1266.

[68] Curtis C. Genomic profiling of breast cancers[J]. Curr Opin Obstet Gynecol,2015,27:34-9.

[69] Diaz LA Jr, Bardelli A. Liquid biopsies: genotyping circulating tumor DNA[J]. J Clin Oncol,2014,32:579-586.

[70] Oxnard GR, Paweletz CP, Kuang Y, et al. Noninvasive detection of response and resistance in EGFR-mutant lung cancer using quantitative next-generation genotyping of cell-free plasma DNA[J]. Clin Cancer Res,2014,20:1698-1705.

[71] Reinert T, Scholer LV, Thomsen R, et al. Analysis of circulating tumour DNA to monitor disease burden following colorectal cancer surgery[J]. Gut,2016,65:625-634.

[72] Oberg K, Modlin I, DeHerder W, et al. Biomarkers for Neuroendocrine Tumor Disease: A Delphic Consensus assessment of Multianalytes, Genomics, Circulating Cells and Monoanalytes[J]. Lancet Oncol,2015,16:e435046.

[73] Khan MS, Tsigani T, Rashid M, et al. Circulating tumor cells and EpCAM expression in neuroendocrine tumors[J]. Clin Cancer Res,2011,17:337-345.

[74] Miller HC, Frampton AE, Malczewska A, et al. MicroRNAs associated with small bowel neuroendocrine tumours and their metastases[J]. Endocr Relat Cancer,2016,23:711-726.

[75] Li SC, Essaghir A, Martijn C, et al. Global microRNA profiling of well-differentiated small intestinal neuroendocrine tumors[J]. Mod Pathol,2013,26:685-696.

[76] Li SC, Khan M, Caplin M, et al. Somatostatin Analogs Treated Small Intestinal Neuroendocrine Tumor Patients Circulating MicroRNAs[J]. PLoS One,2015,10:e0125553.

[77] Gilad S, Lithwick-Yanai G, Barshack I, et al. Classification of the four main types of lung cancer using a microRNA-based diagnostic assay[J]. J Mol Diagn,2012,14:510-517.

[78] Rapa I, Votta A, Felice B, et al. Identification of MicroRNAs Differentially Expressed in Lung Carcinoid Subtypes and Progression[J]. Neuroendocrinology,2015,101:246-255.

[79] Singh R, Ramasubramanian B, Kanji S, et al. Circulating microRNAs in cancer: Hope or hype[J]? Cancer Lett,2016,381:113-121.

[80] Muscarella LA, D'Alessandro V, la Torre A, et al. Gene expression of somatostatin receptor subtypes SSTR2a, SSTR3 and SSTR5 in peripheral blood of neuroendocrine lung cancer affected patients[J]. Cell Oncol (Dordr),2011,34:435-441.

[81] Hanahan D, Weinberg RA. The hallmarks of cancer[J]. Cell,2000,100:57-70.

[82] Hanahan D, Weinberg RA. Hallmarks of cancer: the next generation[J]. Cell,2011,144:646-674.

[83] Modlin I, Drozdov I, Kidd M. The Identification of gut neuroendocrine tumor disease by multiple synchronous transcript analysis in blood[J]. PLoS One,2013,8:e63364.

[84] Kidd M, Drozdov I, Modlin I. Blood and tissue neuroendocrine tumor gene cluster analysis correlate, define hallmarks and predict disease status[J]. Endocr Relat Cancer,2015,22:561-575.

[85] Walenkamp A, Crespo G, Fierro Maya F, et al. Hallmarks of gastrointestinal neuroendocrine tumours: implications for treatment[J]. Endocr Relat Cancer,2014,21:R445-R460.

[86] Modlin I, Drozdov I, Alaimo D, et al. A multianalyte PCR blood test outperforms single analyte ELISAs (chromogranin

A, pancreastatin, neurokinin A) for neuroendocrine tumor detection[J]. Endocr Relat Cancer,2014,21:615-628.

[87] Modlin IM，Frilling A，Salem RR，et al. Blood measurement of neuroendocrine gene transcripts defines the effectiveness of operative resection and ablation strategies[J]. Surgery,2016, 159:336-347.

[88] Cwikla JB，Bodei L，Kolasinska-Cwikla A，et al. Circulating transcript analysis (NETest) in GEP-NETs treated with Somatostatin Analogs defines Therapy[J]. J Clin Endocrinol Metab 2015;8.

[89] Pavel M，Jann H，Prasad V，et al. NET Blood Transcript Analysis defines the Crossing of the Clinical Rubicon:When Stable Disease becomes Progressive[J]. Neuroendocrinology, 2017,104:170-182.

[90] Lewczuk A，Min Chung K，Kolasinska-Cwikla A，et al. editors. Blood Gene Transcript Analysis Diagnoses Bronchopulmonary NETs and Identifies Progressive Disease[J]. ENETs,2016, Barcelona:Neuroendocrinology.

[91] Dracopoli NC，Boguski MS. The Evolution of Oncology Companion Diagnostics from Signal Transduction to Immuno-Oncology[J]. Trends Pharmacol Sci,2017,38:41-54.

[92] Filosso P，Roffinella M，Lewczuk A，et al. Utility of a circulating NET mRNA gene signature for defining bronchopulmonary neuroendocrine neoplasia and evaluating surgical efficacy[J]. Interactive Journal for Cardiovascular and Thoracic Surgery 2017,Suppl:A27.

译者：颜黎栩，广东省人民医院
　　　毛宇宏，广东省人民医院

第三部分

各论

第五章　弥漫性特发性肺神经内分泌细胞增生

沈建飞[1]，彭丽君[2]，徐建峰[3]

[1]浙江省台州医院；[2]南部战区总医院；[3]绍兴市人民医院

一、前言

弥漫性特发性肺神经内分泌细胞增生（diffuse idiopathic pulmonary neuroendocrine cell hyperplasia，DIPNECH）是一类罕见的肺部疾病，目前对该疾病的了解非常有限。2004年世界卫生组织（WHO）将DIPNECH定义为"局限于支气管或细支气管肺泡上皮细胞的单个细胞、小结节（神经内分泌小体）样弥漫性增生或肺神经内分泌细胞（pulmonary neuroendocrine cells，PNEC）线性增生"。

神经内分泌细胞增生作为慢性肺疾病的一种特殊病理表现已早有报道，然而，近十年才开始报道该病理改变有别于其他肺部疾病[1]。1992年Aguayo等首次提出DIPNECH应该被认为是一种独立的疾病，而不仅仅是慢性肺病的一种病理表现[2]。1999年WHO按照国际组织学分类法将这个新的疾病划分为肺类癌的癌前病变[3]。在DIPNECH患者中常出现支气管周围纤维化，这是由PNEC产生的多肽作用于周围细胞而形成，从而使小气道狭窄阻塞，最终导致严重的、进行性的阻塞性通气功能障碍。肺组织大量纤维化时PNEC增生可形成微小瘤（2~5 mm），当增生的微小瘤达到或超过5 mm时则诊断为类癌。

DIPNECH的发病率占肺部切除肿瘤的5.4%，女性多见，确诊时通常已经存在慢性呼吸道症状[4]。高分辨率CT（high resolution computed tomography，HRCT）扫描显示空气潴留（呼气相表现为马赛克样改变）伴多发结节和气道壁增厚。这些影像学表现通常可以明确DIPNECH的诊断。无症状的DIPNECH患者诊断较为困难，特别是合并癌症病史且正在接受CT随访的患者，他们肺部出现的多发结节常容易误诊为弥漫性肺转移[3-6]。

到目前为止，关于DIPNECH的文献报道大多为病例报告和小样本研究。缺乏对DIPNECH发病机制、临床过程和治疗选择的相关研究。

二、病理生理学

肺神经内分泌细胞（PNEC），亦称kulchitsky细胞，是一种位于肺支气管壁的上皮细胞，分布于气管至终末细支气管的各级支气管中，在胎儿存活和肺发育过程中发挥重要作用。在胎儿期，PNEC形成和分化为肺上皮细胞，同时也是肺发育旁分泌调控环节的重要组成部分[6]。它们是一种独特的上皮细胞，遍布整个呼吸道，且常单独存在，但有时也在呼吸道纤毛上皮细胞中聚集形成小的神经上皮小体。在这期间，PNEC常释放各种胺和肽，包括血清素、降钙素、神经元特异性烯醇化酶、嗜铬蛋白A和胃泌素释放肽以维持肺发育的内分泌调节。到了成年期，PNEC逐渐减少，约占支气管上皮细胞的0.41%，作为气道化学感受器发挥作用，可对低氧血症分泌的血清素做出反应并诱导局部血管收缩。

DIPNECH属于PNEC增生范畴，包括单个细胞增生到形成微小瘤以及继续增大形成类癌[7]。反应性PNEC增生多见于吸烟人群或长期耐受缺氧环境的人群（如高原居民），也可见于各种慢性肺部疾病的患者，如哮喘、慢性阻塞性肺疾病（COPD）、囊性纤维化、支气管扩张和弥漫性间质性肺纤维化。PNEC反应性增生与肺组织变形相关，并且在某些情况下，微小瘤不会发展为类癌。

相比反应性PNEC增生，在无诱因的患者中也可出现DIPNECH。PNEC增殖通常比较复杂，相比其他形式的PNEC增生，DIPNECH与微小瘤以及类癌的联系更为紧密。最近的研究证实，虽然形成微小瘤的增生方式与反应性PNEC增生相同，但参与细胞周期调控的几个DIPNECH抗原表达谱却不同（P53、P16和Ki67）。反应性和弥漫性特发性增生之间的差异以及DIPNECH与微小瘤、类癌的关系说明DIPNECH是一个癌前病变，同时也是一种浸润前状态。

三、临床表现

DIPNECH的发病人群特征不同于反应性PNEC增生和非DIPNECH类癌。DIPNECH好发于女性（89%），平均年龄为58岁[7]。相比之下，类癌好发于年轻患者（平均年龄为46岁），且与性别无关。目前暂时没有证据显示反应性PNEC增生好发于女性。根据定义内容描述，DIPNECH患者通常不合并可能引起反应性PNECH增生的疾病，大部分患者一般无吸烟史。DIPNECHs通常起病隐匿。确诊时，有症状患者（平均49.1岁）较无症状患者（平均65岁）年龄小16岁。而在确诊前患者的病史常达到10年以上。

据报道，55%的DIPNECH患者确诊前就已出现症状，主要表现为呼吸道症状，如干咳（71%）、呼吸困难（63%）和喘息（25%）[8-10]。较少见的症状包括咳嗽咳痰、咯血和胸痛。细支气管周围的炎症和纤维化常导致支气管管腔狭窄，严重时甚至导致支气管完全闭塞。因此这些有症状患者常被误诊为哮喘或慢性支气管炎。此外，DIPNECH患者还可引起肺外症状，如异位促肾上腺皮质综合征或肢端肥大症等。

无症状DIPNECH患者，通常在检查或治疗其他疾病的过程中意外发现，如在胸部肿瘤随访期间被发现。这部分患者DIPNECH相关的微小瘤和类癌，应与原发性肿瘤的肺转移瘤相鉴别。肺功能检查通常显示不可逆的阻塞性通气障碍（54%~78%）、限制性通气障碍（13%）、混合型通气障碍（17%）或正常（17%）。据报道，44%的患者肺功能测试为中至重度通气功能障碍。该疾病的早期阶段肺功能正常，可能是由于气道阻塞并不严重因而无法检测到。

四、病理诊断

DIPNECH狭义的组织学定义为肺神经内分泌细胞增生但未穿过基底膜，而广义的组织学定义则包括散在PNEC、小结节（神经内分泌小体）或肺内分泌细胞的线性增生（图5-1）。增生的PNEC分泌肽类可导致肺外周缩窄性支气管炎、周围细支气管和间质纤维化。同时PNEC增生可导致气道壁增厚，从而导致小气道缩小和闭塞。

当增生的肺神经内分泌细胞突破基底膜或超出支气管壁时，病灶就称为微小瘤或类癌。微小瘤和类癌的增殖模式类似，只能通过大小予以区分[7]。微小瘤直径一般为2~5 mm，小于5 mm的局部或弥漫性病灶称为微小瘤，当增生的PNEC达到或超过5 mm时则诊断为类癌。因此，DIPNECH被认为是一种癌前病变。大部分病例报道称DIPNECH相关性类癌是一种有别于其他肺类癌的典型支气管类癌。先前认为DIPNECH相关性癌主要为周围型和低分级类癌（典型类癌），而大多数非DIPNECH类癌则为中央型。然而，CT无法区分不典型和典型类癌。典型类癌病理表现为高倍镜下每2 mm^{2}视野有丝分裂少于2个且无坏死。然而也有不典型类癌转移至肺门淋巴结及远处脏器的报道，但转移的分子机制目前尚不清楚。

免疫组织化学染色有助于明确DIPNECH的诊断[9-11]。检测指标：①上皮细胞分化表型的四个标志物包括细胞角蛋白7（CK7）、细胞角蛋白20（CK20）、34bE12和甲状腺转录因子（TTF-1）；②神经内分泌分化的标志物包括神经细胞黏附分子（NCAM、CD56）、嗜铬蛋白A（CgA）、蛋白质基因产物（PGP）9.5、神经元特异性烯醇化酶（NSE）和突触素（Synaptophysin）；③PNEC产生的三种最常见肽类包括胃泌素释放肽（GRP）、降钙素（CT）和降钙素基因相关肽（CGRP），以及肽灭活常见的急性淋巴细胞白血病抗原（CALLA、CD10）；④参与细胞增殖和死亡的蛋白包括p53、p16、p27、Rb、Bcl-2、c-kit（CD117）和Ki-67。

五、影像学表现

由于DIPNECH的特征是支气管壁细胞增生，CT影像表现为气道相关性疾病，包括支气管壁增厚、轻度支气管扩张、黏液栓塞、"马赛克"样灌注和其他

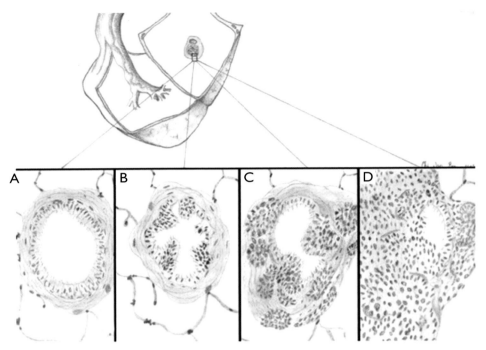

图5-1　神经内分泌细胞增生的气道横断面图解

（A）正常气道。（B）弥漫性特发性肺神经内分泌细胞增生，神经内分泌细胞数目增加但未突破基底膜。（C）微小瘤，神经内分泌细胞数目进一步增加并突破基底膜，如图所示均匀的多形细胞开始形成巢状，细胞聚集的岛直径小于5 mm。（D）典型类癌，神经内分泌细胞进一步生长，大小≥5 mm。[引自：Koo CW, Baliff JP, et al. AJR Am J Roentgenol. 2010 Sep;195(3): 661-8]

特征。病变好发于双侧，也可表现为单侧或正常。病理证实为DIPNECH的患者其CT（未进行呼气相CT扫描）影像可表现正常[8,12]。因此，尽管CT表现正常，有时并不能完全排除DIPNECH的诊断，尤其是未进行呼气相CT扫描的患者。

气道异常征象：一些研究将"马赛克"样灌注作为DIPNECH的主要影像学表现（图5-2A）。据报道，由于PNEC增生或缩窄性细支气管炎常导致小呼吸道阻塞和肺部血管收缩，几乎100%的患者存在"马赛克"样灌注。最小强度投影（MinIP）重建对检测细微"马赛克"样灌注是非常重要的；另外，最大强度投影（MaxIP）重建则可用于鉴别结节。前期研究表明马赛克样灌注存在很大差异可能与后期技术处理不同有关[13-14]。当CT没有"马赛克"样灌注表现时，应进行呼气相CT扫描来检测空气潴留，因为空气潴留可能是小气道阻塞的唯一间接标志。CT扫描很难直接检测到支气管壁神经内分泌细胞增生所导致的支气管壁增厚。由于可能合并神经内分

泌小体或微小瘤，支气管壁增厚可伴有结节[15-18]。在一项研究报道中，21%的患者支气管可表现为黏液栓塞——一种继发于支气管狭窄和支气管扩张后的征象。

CT异常影像：主要或仅有的影像学表现是大小不一的结节（图5-2B），对无症状的患者易误诊为弥漫性肺转移瘤。结节常表现为圆形或卵圆形的实性或"毛玻璃"样结节，根据大小可分为微小瘤（<5 mm）或类癌（≥5 mm）。DIPNECH相关性类癌几乎均为周围型，多位于段支气管远端[16,19]。DIPNECH相关性类癌通常为多病灶，其中主病灶的平均直径约为2 cm。非DIPNECH性类癌常伴有钙化，而在DIPNECH相关性类癌中未见报道。

DIPNECH伴有肺结节的患者具有转移扩散的风险，据报道，约27%的类癌患者存在纵隔、肺门淋巴结和肾上腺转移。除此以外，还有研究报道了微小瘤发生淋巴结转移的病例[20]，这说明微小瘤也具有恶性潜能。

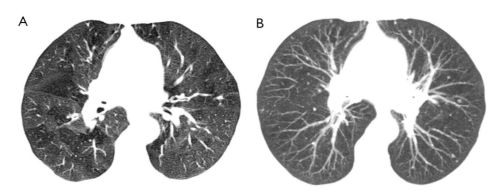

图5-2 弥漫性特发性肺神经内分泌增生的胸部CT多轴图像
（A）呼气相图像示广泛的小叶空气潴留；（B）吸气相最大扩张投影的CT图像示多发散在的肺部结节。[引自：Carr LL, Chung JH, et al. Chest. 2015;147（2）: 415-422.]

六、诊断和鉴别诊断

影像学征象通常没有特异性且多变，因此CT表现不能作为DIPNECH的诊断标准。然而，如果CT发现了"马赛克"样灌注且伴有双肺多发结节，而且临床症状为慢性咳嗽和喘息的中年女性患者应首先考虑DIPNECH的诊断。

病理证实为PNEC弥漫性增生者可明确DIPNECH的诊断。由于PNEC增生的区域存在异质性，所以活检标本应足够大，以免漏诊。肺活检手术，特别是微创胸外科手术，可以提供大量的组织样本以确定标准的治疗方案[21-24]。然而，也有研究指出如果患者存在临床症状和影像学表现，经支气管镜活检就足以鉴别小气道PNEC增生与DIPNECH。

DIPNECH需要与哮喘、Sjogren综合征等相鉴别。临床上DIPNECH患者常被误诊为哮喘。哮喘患者在影像学检查中也可以表现为支气管增厚、"马赛克"样灌注和微结节；然而，哮喘的微结节与周围性细支气管炎或黏液栓塞相关，主要分布于单个肺小叶，而DIPNECH患者的肺部结节则以弥漫性分布为主[19]。

Sjogren综合征好发于相同年龄组的女性患者。该综合征的特征同样有支气管壁细胞浸润，但却是不同的细胞类型。Sjogren综合征弥漫性淋巴浆细胞浸润也可导致肺部结节形成，与滤泡性细支气管炎或淀粉样变性相关[25]。Sjogren综合征与DIPNECH有相似的气道异常表现，如支气管扩张、支气管壁增厚和"马赛克"样灌注。Sjogren综合征有一个特征性的表现，就是多个薄壁囊肿。虽然曾经也有报道证实DIPNECH可

能会形成空气囊肿，但该影像学征象在其他疾病中罕见。CT上表现为"马赛克"样灌注患者需要特别与Sjogren综合征、哮喘和类风湿关节炎等疾病相鉴别，因为这些疾病也可表现为"马赛克"样灌注和多发性结节。CT只可用于鉴别其他原因如慢性动脉阻塞或小气道疾病伴血管收缩引起的马赛克样灌注。理论上慢性动脉阻塞与呼气相CT和空气潴留无关，因此呼气相差异并不明显。而小气道疾病是造成滤泡性或缩窄性细支气管炎的原因，包括类风湿关节炎、Sjogren综合征、哮喘以及骨髓移植后的移植物抗宿主病与肺移植后的慢性排斥反应，其他原因导致的"马赛克"样灌注比较罕见。结节病的"马赛克"样灌注是小气道受累的一种不典型表现。其中，微结节沿淋巴管周围分布以及纵隔淋巴结肿大等征象有助于结节病与DIPNECH相鉴别。

七、治疗和预后

迄今为止，没有针对DIPNECH的循证治疗指南。文献报道的治疗方法包括保守治疗、口服和吸入类固醇激素、生长抑素类似物、化疗、外科肺切除以及肺移植。尽管DIPNECH是肺类癌的癌前病变，但其属于一种惰性疾病[26-28]。根据DIPNECH患者长期随访的结果以及肿瘤的变化可以发现，患者的预后可能并不取决于类癌的进展，而取决于阻塞性肺疾病的严重程度。缩窄性细支气管炎是DIPNECH患者死亡的主要原因，类癌患者即使发生了肿瘤转移也与不良的预后关系甚微。

因此，通过使用治疗哮喘的方法来缓解呼吸道症状是治疗DIPNECH的主要途径。症状严重或已经无法通过内科治疗方法缓解的患者可以考虑姑息性切除或肺移植[29-31]。DIPNECH相关性类癌可进行肿瘤切除以及纵隔和肺门淋巴结的清扫。既往也有研究提出仅切除原发灶的治疗方案，但具体疗效如何暂无明确的报道。经上述治疗后，仍有24%~55%的患者出现临床和影像学进展[32,33]。除上述治疗方法外，使用生长抑素及其类似物在一定程度上可以抑制肿瘤进展[20,34]。虽然目前仍然缺少具体的诊疗规范和指南，但患者的随访是必不可少的。

八、总结

目前，DIPNECH还是一种国际上未达成共识的疾病，其主要特点为出现不同程度的小气道阻塞。呼气相CT可有助于识别空气潴留。DIPNECH是一种癌前病变，常与肺类癌一起出现，其预后主要取决于患者呼吸道症状的严重程度。当发现主要临床症状为慢性咳嗽和喘息的中年女性患者，而且CT提示马赛克样灌注以及双肺多发结节，临床医生应首先考虑DIPNECH的诊断。

参考文献

[1] Pan J, Copland I, Post M, et al. Mechanical stretch-induced serotonin release from pulmonary neuroendocrine cells: implications for lung development[J]. Am J Physiol Lung Cell Mol Physiol, 2006, 290: L185-L193.

[2] Aguayo SM, Miller YE, Waldron Jr JA, et al. Brief report: idiopathic diffuse hyperplasia of pulmonary neuroendocrine cells and airways disease[J]. N Engl J Med, 1992, 327: 1285-1288.

[3] Brambilla E, Travis WD, Colby TV, et al. The new World Health Organization classification of lung tumours[J]. Eur Respir J, 2001, 18: 1059-1068.

[4] Ruffini E, Bongiovanni M, Cavallo A, et al. The significance of associated pre-invasive lesions in patients resected for primary lung neoplasms[J]. Eur J Cardiothorac Surg, 2004, 26: 165-172.

[5] Swarts DR, Ramaekers FC, Speel EJ. Molecular and cellular biology of neuroendocrine lung tumors: evidence for separate biological entities[J]. Biochim Biophys Acta, 2012, 1826: 255-271.

[6] Boers JE, den Brok JL, Koudstaal J, et al. Number and proliferation of neuroendocrine cells in normal human airway epithelium[J]. Am J Respir Crit Care Med, 1996, 154: 758-763.

[7] Gosney JR, Travis WD. Diffuse idiopathic pulmonary neuroendocrine cell hyperplasia. Travis WD, Brambilla E, Muller-Hermelink HK, et al. Pathology and genetics: tumors of the lung, pleura, thymus and heart[M]. Lyon: IARC Press, 2004: 77-78.

[8] Brown MJ, English J, Müller NL. Bronchiolitis obliterans due to neuroendocrine hyperplasia: high-resolution CTpathologic correlation[J]. AJR Am J Roentgenol, 1997, 168: 1561-1562.

[9] Gosney JR, Williams IJ, Dodson AR, et al. Morphology and antigen expression profile of pulmonary neuroendocrine cells in reactive proliferations and diffuse idiopathic pulmonary neuroendocrine cell hyperplasia (DIPNECH)[J]. Histopathology, 2011, 59: 751-762.

[10] Gorshtein A, Gross DJ, Barak D, et al. Diffuse idiopathic pulmonary neuroendocrine cell hyperplasia and the associated lung neuroendocrine tumors: clinical experience with a rare entity[J]. Cancer, 2012, 118: 612-619.

[11] Travis WD. Advances in neuroendocrine lung tumors[J]. Ann Oncol, 2010, 21 Suppl 7: vii 65-vii71.

[12] Davies SJ, Gosney JR, Hansell DM, et al. Diffuse idiopathic pulmonary neuroendocrine cell hyperplasia: an under-recognised spectrum of disease[J]. Thorax, 2007, 62: 248-252.

[13] Lebras L, Arpin D, Collardeau-Frachon S, et al. Diffuse idiopathic pulmonary neuroendocrine cell hyperplasia: a rare preneoplastic condition [in French][J]. Rev Mal Respir, 2008, 25: 1131-1135.

[14] Warth A, Herpel E, Schmähl A, et al. Diffuse idiopathic pulmonary neuroendocrine cell hyperplasia (DIPNECH) in association with an adenocarcinoma: a case report[J]. J Med Case Rep, 2008, 2: 21.

[15] Lee JS, Brown KK, Cool C, et al. Diffuse pulmonary neuroendocrine cell hyperplasia: radiologic and clinical features[J]. J Comput Assist Tomogr, 2002, 26: 180-184.

[16] Ge Y, Eltorky MA, Ernst RD, et al. Diffuse idiopathic pulmonary neuroendocrine cell hyperplasia[J]. Ann Diagn Pathol, 2007, 11: 122-126.

[17] Nassar AA, Jaroszewski DE, Helmers RA, et al. Diffuse idiopathic pulmonary neuroendocrine cell hyperplasia: a systematic overview[J]. Am J Respir Crit Care Med, 2011, 184: 8-16.

[18] Patel C, Tirukonda P, Bishop R, et al. Diffuse idiopathic pulmonary neuroendocrine cell hyperplasia (DIPNECH) masquerading as metastatic carcinoma with multiple pulmonary deposits[J]. Clin Imaging, 2012, 36: 833-836.

[19] Criado E, Sánchez M, Ramírez J, et al. Pulmonary sarcoidosis: typical and atypical manifestations at high-resolution CT with pathologic correlation[J]. Radiographics, 2010, 30: 1567-1586.

[20] Tanaka N, Kim JS, Newell JD, et al. Rheumatoid arthritis-

related lung diseases: CT findings[J]. Radiology, 2004, 232: 81-91.

[21] Stenzinger A, Weichert W, Hensel M, et al. Incidental postmortem diagnosis of DIPNECH in a patient with previously unexplained "asthma bronchiale"[J]. Pathol Res Pract, 2010, 206: 785-787.

[22] Cameron CM, Roberts F, Connell J, et al. Diffuse idiopathic pulmonary neuroendocrine cell hyperplasia: an unusual cause of cyclical ectopic adrenocorticotrophic syndrome[J]. Br J Radiol, 2011, 84: e14-e17.

[23] Fessler MB, Cool CD, Miller YE, et al. Idiopathic diffuse hyperplasia of pulmonary neuroendocrine cells in a patient with acromegaly[J]. Respirology, 2004, 9: 274-277.

[24] Churg AM, Warnock ML. So-called "minute pulmonary chemodectoma": a tumor not related to paragangliomas[J]. Cancer, 1976, 37: 1759-1769.

[25] Egashira R, Kondo T, Hirai T, et al. CT findings of thoracic manifestations of primary Sjogren syndrome: radiologicepathologic correlation[J]. RadioGraphics, 2013, 33: 1933-1949.

[26] Gosney JR. Diffuse idiopathic pulmonary neuroendocrine cell hyperplasia as a precursor to pulmonary neuroendocrine tumors[J]. Chest 2004; 125(5 Suppl): 108S.

[27] Irshad S, McLean E, Rankin S, et al. Unilateral diffuse idiopathic pulmonary neuroendocrine cell hyperplasia and multiple carcinoids treated with surgical resection[J]. J Thorac Oncol, 2010, 5: 921-923.

[28] Beigelman-Aubry C, Hill C, Guibal A, et al. Multi-detector row CT and postprocessing techniques in the assessment of diffuse lung disease[J]. RadioGraphics, 2005, 25: 1639-1652.

[29] Abbott GF, Rosado-de-Christenson ML, Rossi SE, et al. Imaging of small airways disease[J]. J Thorac Imaging, 2009, 24: 285-298.

[30] Koo CW, Baliff JP, Torigian DA, et al. Spectrum of pulmonary neuroendocrine cell proliferation: diffuse idiopathic pulmonary neuroendocrine cell hyperplasia, tumorlet, and carcinoids[J]. AJR Am J Roentgenol, 2010, 195: 661-668.

[31] Aubry MC, Thomas Jr CF, Jett JR, et al. Significance of multiple carcinoid tumors and tumorlets in surgical lung specimens: analysis of 28 patients[J]. Chest, 2007, 131: 1635-1643.

[32] Ranchod M. The histogenesis and development of pulmonary tumorlets[J]. Cancer, 1977, 39: 1135-1145.

[33] Rowan C, Hansell DM, Renzoni E, et al. Diffuse cystic lung disease of unexplained cause with coexistent small airway disease: a possible causal relationship[J]? Am J Surg Pathol, 2012, 36: 228-234.

[34] Ridge CA, Bankier AA, Eisenberg RL. Mosaic attenuation[J]. AJR Am J Roentgenol, 2011, 197: W970-W977.

第六章　类癌

禤艺文，肖海平

中国人民解放军南部战区总医院

一、前言

肺神经内分泌肿瘤（pulmonary neuroendocrine tumors，PNET）是一组少见的肺部肿瘤，主要根据肿瘤神经内分泌分化程度及相关的临床表现和预后进行分型。肺脏是第二常见的神经内分泌肿瘤发生部位，仅次于胃肠道。肺神经内分泌肿瘤被认为是来源于分泌多肽及氨基的神经内分泌细胞。肺类癌（pulmonary carcinoid）是PNET一种分化良好的神经内分泌肿瘤，为中低级恶性肿瘤，分为典型类癌（typical carcinoid，TC）和不典型类癌（atypical carcinoid，AC）。目前关于类癌的随机临床研究仍然很少。根据欧洲神经内分泌肿瘤协会的专家共识，CT扫描是诊断类癌的金标准，病理检查能正确地进行类癌分型。近80%的原发肿瘤中可检测出生长抑素受体，该受体的检测对于转移瘤有很高的敏感性。在类癌患者中血浆嗜铬蛋白A升高。治疗类癌的关键在于及时和准确的诊断。类癌主要行手术治疗，通过切除肿瘤并尽可能保存现有肺脏达到治疗类癌的目。对于发生转移患者，若转移瘤能被完全切除并存在治愈倾向的，仍建议手术治疗。生长抑素类似物（somatostatin analogs，SSA）是类癌综合征的一线治疗也是不可切除的肺类癌的一线系统抗增殖治疗药物，尤其适用于恶性程度低的TC和AC。对于转移瘤应考虑局部治疗及放疗。系统性化疗适用于晚期肺类癌，尽管常见的细胞毒性药物治疗效果有限（如EP方案），但替莫唑胺已经显示出较好的临床治疗效果，目前已被美国食品和药物管理局（Food and Drug Administration，FDA）批准用于类癌的治疗。肺类癌是一系列复杂肿瘤的统称，需要多学科综合治疗并进行长期随访观察。

二、流行病学及危险因素

肺类癌发病率占成人肺部恶性肿瘤的1%~2%，占全部神经内分泌癌的20%~30%[1-4]。肺类癌亚型中，TC发生率约为AC的4倍。肺类癌的发病率约为2/100 000，但地区差异大，女性发病率高，白人发病率高于黑人，常于40~60岁发病[1-3,5-7]。在瑞典登记在案的肺类癌的发病率为2/100 000~2.4/100 000[3]。美国国家癌症研究所的监测、流行病学和最终结果（The Surveillance, Epidemiology, and End Results，SEER）数据库中，1992—1999年白种人女性发病率为0.89/100 000，白人男性发病率为0.52/100 000，而黑人女性发病率为0.57/100 000，黑种人男性发病率为0.39/100 000[2]。在过去30年间，除外混杂因素（包括年龄、性别、人种和疾病分期），该病以每年6%的速度上升。肺类癌患病率上升可能与人们对该病认识加深和免疫组化染色的广泛应用有关[2-3,7]。典型类癌的平均发病年龄为45岁，不典型类癌的平均发病年龄较晚，为55岁[8-9]。肺类癌是最常见的儿童原发肺部肿瘤，尤其是青春期后期，其中以典型类癌多见。TC亚型相比AC亚型发生率比值为（8~10）：1，尽管最近的几个研究中AC发生率较以往有所上升，但AC亚型仍是最罕见的肺神经内分泌肿瘤[10-14]。过去30年间，肺类癌的生存率较前下降，可能与AC亚型在肺类癌中比重增加有关。TC亚型患者中约15%存在转移，常为区域淋巴结转移，复发中位时间为4年；而AC亚型患者中，约50%出现转移，复发中位时间为1.8年。然而，TC及AC亚型患者可长期处于疾病稳定期，多年以后再次复发，因此对于该类肿瘤患者需要长期随访观察[7,10,15-16]。

肺类癌的发病与吸烟的关系仍不明确。许多研究表明1/3~2/3的肺类癌患者有吸烟史[17-21]。不典型类癌患者的吸烟比例较典型类癌患者高[5,20]。此外，肺小细胞肺癌与大细胞神经内分泌癌的发生与严重吸烟相关[10]。几乎所有NETs均为散发性。在多发性内分泌瘤致病基因MEN-1表达的患者中很少发生NETs。即使是罕见的家族性肺类癌患者也没有出现MEN综合征[22]。

三、病理及免疫组化分型

肺类癌起源于肺部的神经内分泌肿瘤，具有与其他神经内分泌肿瘤不同的生物学行为特征。根据不同的生物学行为特征可分为以下几种：①典型类癌的特点是高分化、生长缓慢、很少转移至胸廓以外结构；②其他神经内分泌癌（以小细胞肺癌、大细胞神经内分泌癌为代表）表现为低分化、侵袭性强、肿瘤生长迅速并容易出现早期远处转移；③不典型类癌的生物学行为则介于典型NETs与神经内分泌癌之间。

虽然不同类型的NETs具有不同的临床表现，但肺部神经内分泌肿瘤具有一些共同的形态学及生化特征：①均具有合成神经多肽能力；②在电子显微镜下观察到细胞质中具有致密核心颗粒。

肺部神经内分泌瘤的分型仍存在一定争议，其中，2004年WHO的分型包含了从高分化的神经内分泌细胞病变[类癌微小瘤和弥漫性特发性肺神经内分泌细胞增生（diffuse idiopathic pulmonary neuroendocrine cell hyperplasia，DIPNECH）]至低分化（小细胞及大细胞）的神经内分泌癌（表6-1）[10]。典型类癌与不典型类癌特指肺部发生的中高分化神经内分泌癌，有丝分裂率是区分典型类癌与不典型类癌的主要依据。

肺肿瘤周围的神经内分泌细胞增生需要被精确记录，要求进行瘤旁组织的采样，因为约25%的瘤旁正常肺组织中可发现神经内分泌细胞异常增生（在支气管上皮内出现神经内分泌细胞）。TC细胞含有圆形或椭圆形核仁、染色质分布均匀、细胞形态多变。TC细胞每10个高倍野（high-power fields，HPFs），2 mm²<2个核分裂象、未见坏死；周围型TC含有显著的纺锤形细胞生长形态，约75%的周围型TC可以发现

DIPNECH和/或肺实质中有微小瘤（直径小于0.5 cm增殖的结节状神经内分泌细胞，常常未见明显有丝分裂、坏死，以及低Ki-67表达，但在CT扫描中可表现为多发亚厘米肺结节）。在目前有限的长期随访观察研究中尚未发现DIPNECH和微小瘤影响患者的预后[23-24]。一般神经内分泌细胞增生较多见，但DIPNECH则较为罕见，它有广泛的神经内分泌细胞增生和微小瘤，被认为是一种侵袭前病变，可能发展成TC或AC。对DIPNECH患者行高分辨率CT扫描可发现伴随有多结节性微小瘤和类癌，可导致小气道梗阻，因此胸部CT常表现为磨玻璃影和/或支气管充气征。

AC细胞有神经内分泌细胞的形态表现，或有坏死，或每10个高倍野有2~10个核分裂象，但AC的形态学特征与其临床表现没有明确的关系[25]。与TC相比，AC更容易出现肺门或纵隔淋巴结转移（TC vs. AC：4%~27% vs. 20%~60%），有更高的复发率。SCLC和LCNEC每10个高倍野有大于10个核分裂象，可见大片坏死。

银染是肺神经内分泌瘤最重要的染色方法之一。肺神经内分泌肿瘤细胞摄取银离子但并不排出（嗜银反应），而胃肠道神经内分泌肿瘤既摄取又排出银离子（亲银反应）。近期在肺神经内分泌瘤的免疫组化染色中突触小泡蛋白、神经特异性烯醇化酶（neurone specific enolase，NSE）和嗜铬蛋白已经取代银染成为明确神经内分泌瘤的可靠诊断方法[11]。免疫组化标志物如嗜铬蛋白、突触小泡蛋白和/或CD56、细胞角蛋白和甲状腺转录蛋白因子-1（Thyroid transcription protein factor-1，TTF1）可用于组织量较少的标本以确定神经内分泌来源和上皮分化程度。但免疫组化染色并不能区分TC和AC，尽管AC可能表现出一些不常见的神经内分泌标记[10]。虽然大约50%的肺神经内分泌瘤有TTF1染色阳性，但该染色较弱且染色范围局限[26]。TTF1在外周型肺类癌常见，细胞角蛋白有助于诊断肺副神经节瘤[10]。肺类癌与低分化神经内分泌肿瘤可根据Ki-67标记指数区分[27]。免疫组化染色标记CDX-2、LSLET1、TTF1、特异性激素和生物胺用于区分肺神经内分泌肿瘤和肺转移癌（分化较好的神经内分泌肿瘤，如原发性胃肠胰腺神经内分泌肿瘤）[28-29]。乳腺或前列腺癌可能表现出神经内分泌分化，当出现肺转移时，与肺类癌常常难以区分，需要进一步免疫组化染色评估[30-31]。肺类癌的分子检测并不作为常规检查，若临床需要，则可进行生长抑素受体（somatostatin receptor，SSTR）

表6-1 2004年WHO的肺神经内分泌肿瘤分型

肿瘤类型	标准
典型类癌	类癌形态学及<2个有丝分裂/2 mm²（10 HPFs）、肿瘤罕见坏死及>0.5 cm
不典型类癌	类癌形态学及2~10个有丝分裂/2 mm²（10 HPFs）或肿瘤坏死（区域组织形态不规则）
大细胞神经内分泌癌	神经内分泌细胞形态（细胞器嵌套栅栏状花结样、骨小梁样）
	高有丝分裂率：>10个有丝分裂/2 mm²（10 HPFs），中位有丝分裂数70/2 mm²
	大面积坏死
	具有NSCLC的细胞特性：细胞体积大、低核质比率、囊性或明显染色质和或核仁明显；有些肿瘤具有明显核染色质并缺乏核仁
	免疫组化染色标记：最少一项神经内分泌肿瘤特异性染色和/或电镜检查可见内分泌颗粒
小细胞肺癌	癌细胞较小（小于三个静止期小淋巴细胞的大小）
	肿瘤细胞胞浆稀少
	核染色质细颗粒状，无核仁或不明显
	高有丝分裂率：>11个有丝分裂/2 mm²（10 HPFs），中位有丝分裂数80/2 mm²
	坏死典型呈广泛性

检测[32]。

小样本组织活检和/或细胞学样本的准确诊断需要进行形态学和免疫组化染色予以鉴别。TC和AC并不能通过活检和细胞学检查区分，当出现较高有丝分裂率或伴有坏死时应考虑AC可能性大。如果小样本活检中Ki-67标记指数检测提示细胞增殖活性小，则对排除低分化神经内分泌癌有一定帮助。同样地，虽然细胞学检测中利用免疫组化记Ki-67抗原可避免误诊低分化神经内分泌肿瘤，但不能区分TC和AC[33]。采用全部内分泌标志物的免疫标记方法，适用于小样本组织活检以明确神经内分泌肿瘤特征。在25%的肺类癌中细胞角蛋白（联合AE1/AE3）表达阴性，而SCLC和LCNEC一般均为阳性表达。

四、临床表现

肺类癌根据气管树的位置分为中央型和周围型，然而肺类癌也可弥漫分布于肺实质中。中央型肺类癌常常因为呼吸系统症状而被发现，而周围型肺类癌则常常由于其他原因进行影像学检查时被发现。大部分肺部神经内分泌瘤发生在段支气管，症状常常由肿瘤阻塞或肿瘤出血引起[8]。患者可出现咳嗽、喘息、咯血、胸痛、同一肺叶或肺段反复出现肺炎症状。由于容易被误诊为肺部炎症，导致类癌的诊断出现延误。

肺类癌患者很少出现MEN-1综合征（<5%），因此当出现多发肿瘤时应考虑多发转移或多原发肿瘤。MEN-1患者需要询问家族史，进行临床检查和实验室检查（包括离子钙、全段甲状旁腺激素及泌乳素）[34]。若有MEN-1家族史或出现第二个MEN-1特征（如甲状旁腺功能亢进），则应该进行MEN-1基因突变分析[35-36]。

五、辅助检查

（一）实验室检查

基本检查包括肾功能、血钙、血糖和血浆嗜铬蛋白A[37-39]。对有症状患者需要进行特殊检查，如类癌综合征患者需要检测24 h 5-尿羟基吲哚乙酸[35,40-41]。2%~5%的肺类癌患者有类癌综合征，尤其是出现肝脏转移的肺类癌更常见。1%~6%的肺类癌患者患有库欣综合征，需要检测血清皮质醇、24 h尿游离皮质醇和促肾上腺皮质激素（adrenocorticotrophic hormone，ACTH）。高达40%的异位库欣综合征患者患有肺类癌。由于异位生长激素释放激素或胰岛素样生长因子1（Insulin-like growth factor-1，IGF-1）分泌导致的肢端肥大症很少与肺类癌相关，当临床表明肺类癌患者可能存在肢端肥大症时可进行血清生长激素、GHRH和IGF-1的测定，表现为反复低血糖的患者可能存在罕见

syndromes secondary to neuroendocrine tumours[J]. Endocr Relat Cancer, 2010, 17: R173-R193.

[42] Jeung MY, Gasser B, Gangi A, et al. Bronchial carcinoid tumors of the thorax: spectrum of radiologic findings[J]. Radiographics, 2002, 22: 351-365.

[43] Gosney JR, Williams IJ, Dodson AR, et al. Morphology and antigen expression profile of pulmonary neuroendocrine cells in reactive proliferations and diffuse idiopathic pulmonary neuroendocrine cell hyperplasia (DIPNECH)[J]. Histopathology, 2011, 59: 751-762.

[44] Öberg K, Hellman P, Ferolla P, et al. Neuroendocrine bronchial and thymic tumors: ESMO Clinical Practice Guidelines for diagnosis, treatment and follow-up[J]. Ann Oncol 2012; 23 Suppl 7: vii120-vii123.

[45] Meisinger QC, Klein JS, Butnor KJ, et al. CT features of peripheral pulmonary carcinoid tumors[J]. AJR Am J Roentgenol, 2011, 197: 1073-1080.

[46] Schrevens L, Vansteenkiste J, Deneffe G, et al. Clinical-radiological presentation and outcome of surgically treated pulmonary carcinoid tumours: a long-term single institution experience[J]. Lung Cancer, 2004, 43: 39-45.

[47] Phan AT, Oberg K, Choi J, et al. NANETS consensus guideline for the diagnosis and management of neuroendocrine tumors: well-differentiated neuroendocrine tumors of the thorax (includes lung and thymus)[J]. Pancreas, 2010, 39: 784-798.

[48] Leboulleux S, Dromain C, Vataire AL, et al. Prediction and diagnosis of bone metastases in well-differentiated gastro-entero-pancreatic endocrine cancer: a prospective comparison of whole body magnetic resonance imaging and somatostatin receptor scintigraphy[J]. J Clin Endocrinol Metab, 2008, 93: 3021-3028.

[49] Abgral R, Leboulleux S, Déandreis D, et al. Performance of (18)fluorodeoxyglucose-positron emission tomography and somatostatin receptor scintigraphy for high Ki67 (≥10%) well-differentiated endocrine carcinoma staging[J]. J Clin Endocrinol Metab, 2011, 96: 665-671.

[50] Park CM, Goo JM, Lee HJ, et al. Tumors in the tracheobronchial tree: CT and FDG PET features[J]. Radiographics, 2009, 29: 55-71.

[51] Daniels CE, Lowe VJ, Aubry MC, et al. The utility of fluorodeoxyglucose positron emission tomography in the evaluation of carcinoid tumors presenting as pulmonary nodules[J]. Chest, 2007, 131: 255-260.

[52] Ambrosini V, Nanni C, Zompatori M, et al. (68)Ga-DOTA-NOC PET/CT in comparison with CT for the detection of bone metastasis in patients with neuroendocrine tumours[J]. Eur J Nucl Med Mol Imaging, 2010, 37: 722-727.

[53] Ambrosini V, Castellucci P, Rubello D, et al. 68Ga-DOTA-NOC: a new PET tracer for evaluating patients with bronchial carcinoid[J]. Nucl Med Commun, 2009, 30: 281-286.

[54] Srirajaskanthan R, Kayani I, Quigley AM, et al. The role of 68Ga-DOTATATE PET in patients with neuroendocrine tumors and negative or equivocal findings on 111In-DTPA-octreotide scintigraphy[J]. J Nucl Med, 2010, 51: 875-882.

[55] Pfeifer A, Knigge U, Mortensen J, et al. Clinical PET of neuroendocrine tumors using 64Cu-DOTATATE: first-in-humans study[J]. J Nucl Med, 2012, 53: 1207-1215.

[56] Orlefors H, Sundin A, Garske U, et al. Whole-body (11)C-5-hydroxytryptophan positron emission tomography as a universal imaging technique for neuroendocrine tumors: comparison with somatostatin receptor scintigraphy and computed tomography[J]. J Clin Endocrinol Metab, 2005, 90: 3392-3400.

[57] Steinfort DP, Finlay M, Irving LB. Diagnosis of peripheral pulmonary carcinoid tumor using endobronchial ultrasound[J]. Ann Thorac Med, 2008, 3: 146-148.

[58] Banki F. Pulmonary assessment for general thoracic surgery[J]. Surg Clin North Am, 2010, 90: 969-984.

[59] Plöckinger U, Gustafsson B, Ivan D, et al. ENETS Consensus Guidelines for the Standards of Care in Neuroendocrine Tumors: echocardiography[J]. Neuroendocrinology, 2009, 90: 190-193.

[60] Cheitlin MD, Armstrong WF, Aurigemma GP, et al. ACC/AHA/ASE 2003 Guideline Update for the Clinical Application of Echocardiography: summary article. A report of the American College of Cardiology/American Heart Association Task Force on Practice Guidelines (ACC/AHA/ASE Committee to Update the 1997 Guidelines for the Clinical Application of Echocardiography)[J]. J Am Soc Echocardiogr, 2003, 16: 1091-1110.

[61] Goldstraw P. International Association for the Study of Lung Cancer Staging Manual in Thoracic Oncology[M]. Florida: Editorial Rx Press, 2009.

[62] Detterbeck FC. Management of carcinoid tumors[J]. Ann Thorac Surg, 2010, 89: 998-1005.

[63] Lim E, Yap YK, De Stavola BL, et al. The impact of stage and cell type on the prognosis of pulmonary neuroendocrine tumors[J]. J Thorac Cardiovasc Surg, 2005, 130: 969-972.

[64] Glazer ES, Tseng JF, Al-Refaie W, et al. Long-term survival after surgical management of neuroendocrine hepatic metastases[J]. HPB (Oxford), 2010, 12: 427-433.

[65] Pavel M, Baudin E, Couvelard A, et al. ENETS Consensus Guidelines for the management of patients with liver and other distant metastases from neuroendocrine neoplasms of foregut, midgut, hindgut, and unknown primary[J]. Neuroendocrinology, 2012, 95: 157-176.

[66] Okike N, Bernatz PE, Woolner LB. Carcinoid tumors of the lung[J]. Ann Thorac Surg, 1976, 22: 270-277.

[67] Vadasz P, Palffy G, Egervary M, et al. Diagnosis and treatment of bronchial carcinoid tumors: clinical and pathological review

of 120 operated patients[J]. Eur J Cardiothorac Surg, 1993, 7: 8-11.

[68] Hurt R, Bates M. Carcinoid tumours of the bronchus: a 33 year experience[J]. Thorax, 1984, 39: 617-623.

[69] Francioni F, Rendina EA, Venuta F, et al. Low grade neuroendocrine tumors of the lung (bronchial carcinoids)--25 years experience[J]. Eur J Cardiothorac Surg, 1990, 4: 472-476.

[70] Stamatis G, Freitag L, Greschuchna D. Limited and radical resection for tracheal and bronchopulmonary carcinoid tumour. Report on 227 cases[J]. Eur J Cardiothorac Surg, 1990, 4: 527-532; discussion 533.

[71] Bertino EM, Confer PD, Colonna JE, et al. Pulmonary neuroendocrine/carcinoid tumors: a review article[J]. Cancer, 2009, 115: 4434-4441.

[72] Oberg K, Ferone D, Kaltsas G, et al. ENETS Consensus Guidelines for the Standards of Care in Neuroendocrine Tumors: biotherapy[J]. Neuroendocrinology, 2009, 90: 209-213.

[73] Modlin IM, Pavel M, Kidd M, et al. Review article: somatostatin analogues in the treatment of gastroenteropancreatic neuroendocrine (carcinoid) tumours[J]. Aliment Pharmacol Ther, 2010, 31: 169-188.

[74] Filosso PL, Ruffini E, Oliaro A, et al. Long-term survival of atypical bronchial carcinoids with liver metastases, treated with octreotide[J]. Eur J Cardiothorac Surg, 2002, 21: 913-917.

[75] Aparicio T, Ducreux M, Baudin E, et al. Antitumour activity of somatostatin analogues in progressive metastatic neuroendocrine tumours[J]. Eur J Cancer, 2001, 37: 1014-1019.

[76] Ducreux M, Ruszniewski P, Chayvialle JA, et al. The antitumoral effect of the long-acting somatostatin analog lanreotide in neuroendocrine tumors[J]. Am J Gastroenterol, 2000, 95: 3276-3281.

[77] Faiss S, Pape UF, Bohmig M, et al. Prospective, randomized, multicenter trial on the antiproliferative effect of lanreotide, interferon alfa, and their combination for therapy of metastatic neuroendocrine gastroenteropancreatic tumors--the International Lanreotide and Interferon Alfa Study Group[J]. J Clin Oncol, 2003, 21: 2689-2696.

[78] Rinke A, Muller HH, Schade-Brittinger C, et al. Placebo-controlled, double-blind, prospective, randomized study on the effect of octreotide LAR in the control of tumor growth in patients with metastatic neuroendocrine midgut tumors: a report from the PROMID Study Group[J]. J Clin Oncol, 2009, 27: 4656-4663.

[79] Caplin M, Ruszniewski P, Pavel M, et al. a randomized, double-blind, placebo-controlled study of lanreotide antiproliferative response in patients with gastroenteropancreatic neuroendocrine tumors (CLARINET)[J]. Eur J Cancer, 2013, 49: S3-S3.

[80] Steinmüller T, Kianmanesh R, Falconi M, et al. Consensus guidelines for the management of patients with liver metastases from digestive (neuro) endocrine tumors: foregut, midgut, hindgut, and unknown primary[J]. Neuroendocrinology, 2008, 87: 47-62. Epub 2007 Nov 21.

[81] Waldherr C, Pless M, Maecke HR, et al. The clinical value of [90Y-DOTA]-D-Phe1-Tyr3-octreotide (90Y-DOTATOC) in the treatment of neuroendocrine tumours: a clinical phase II study[J]. Ann Oncol, 2001, 12: 941-945.

[82] Imhof A, Brunner P, Marincek N, et al. Response, survival, and long-term toxicity after therapy with the radiolabeled somatostatin analogue [90Y-DOTA]-TOC in metastasized neuroendocrine cancers[J]. J Clin Oncol, 2011, 29: 2416-2423.

[83] Kwekkeboom DJ, de Herder WW, Kam BL, et al. Treatment with the radiolabeled somatostatin analog [177 Lu-DOTA 0, Tyr3]octreotate: toxicity, efficacy, and survival[J]. J Clin Oncol, 2008, 26: 2124-2130.

[84] van Essen M, Krenning EP, Bakker WH, et al. Peptide receptor radionuclide therapy with 177Lu-octreotate in patients with foregut carcinoid tumours of bronchial, gastric and thymic origin[J]. Eur J Nucl Med Mol Imaging, 2007, 34: 1219-1227. Epub 2007 Jan 27.

[85] Hendifar AE, Marchevsky AM, Tuli R. Neuroendocrine Tumors of the Lung: Current Challenges and Advances in the Diagnosis and Management of Well-Differentiated Disease[J]. J Thorac Oncol, 2017, 12: 425-436.

[86] Sun W, Lipsitz S, Catalano P, Mailliard JA, et al. Phase II/III study of doxorubicin with fluorouracil compared with streptozocin with fluorouracil or dacarbazine in the treatment of advanced carcinoid tumors: Eastern Cooperative Oncology Group Study E1281[J]. J Clin Oncol, 2005, 23: 4897-4904.

[87] Maria P Brizzi, Alfredo Berruti, Anna Ferrero, et al. Continuous 5-fluorouracil infusion plus long acting octreotide in advanced well-differentiated neuroendocrine carcinomas. A phase II trial of the Piemonte oncology network[J]. BMC Cancer, 2009, 9: 388.

[88] Bajetta E, Catena L, Procopio G, et al. Are capecitabine and oxaliplatin (XELOX) suitable treatments for progressing low-grade and high-grade neuroendocrine tumours[J]. Cancer Chemother Pharmacol, 2007, 59: 637-642.

[89] Pavel M, Grossman A, Arnold R, et al. ENETS consensus guidelines for the management of brain, cardiac and ovarian metastases from neuroendocrine tumors[J]. Neuroendocrinology, 2010, 91: 326-332.

[90] Kulke MH, Scherübl H. Accomplishments in 2008 in the management of gastrointestinal neuroendocrine tumors[J]. Gastrointest Cancer Res, 2009, 3(5 Supplement 2): S62-S66.

[91] Granberg D, Eriksson B, Wilander E, et al. Experience in treatment of metastatic pulmonary carcinoid tumors[J]. Ann Oncol, 2001, 12: 1383-1391.

[92] Turner NC, Strauss SJ, Sarker D, et al. Chemotherapy with

5-fluorouracil, cisplatin and streptozocin for neuroendocrine tumours[J]. Br J Cancer,2010,102: 1106-1112.

[93] Meyer T, Qian W, Caplin ME, et al. Capecitabine and streptozocin +/- cisplatin in advanced gastroenteropancreatic neuroendocrine tumours[J]. Eur J Cancer,2014,50: 902-911.

[94] Wirth LJ, Carter MR, Janne PA, et al. Outcome of patients with pulmonary carcinoid tumors receiving chemotherapy or chemoradiotherapy[J]. Lung Cancer,2004,44: 213-220.

[95] Hay N. The Akt-mTOR tango and its relevance to cancer[J]. Cancer Cell,2005,8: 179-183.

[96] Yao JC, Shah MH, Ito T, et al. Everolimus for advanced pancreatic neuroendocrine tumors[J]. N Engl J Med,2011,364: 514-523.

[97] Pavel ME, Hainsworth JD, Baudin E, et al. Everolimus plus octreotide long-acting repeatable for the treatment of advanced neuroendocrine tumours associated with carcinoid syndrome (RADIANT-2): a randomised, placebo-controlled, phase 3 study[J]. Lancet,2011,378: 2005-2012.

[98] Enrique GP, Daniel E.C, Rocio GC, et al. PAZONET: Results of a phase II trial of pazopanib as a sequencing treatment in progressive metastatic neuroendocrine tumors (NETs) patients (pts), on behalf of the Spanish task force for NETs (GETNE)[J]. J Clin Oncol 2012; suppl: abstr 4119.

[99] Marianne E.P, Bertram W, Jaume C, et al. RAMSETE: A single-arm, multicenter, single-stage phase II trial of RAD001 (everolimus) in advanced and metastatic silent neuro-endocrine tumours in Europe[J]. J Clin Oncol 2012; suppl; abstr 4122.

[100] Ferolla P, Brizzi MP, Meyer T, et al. Efficacy and safety of long-acting pasireotide or everolimus alone or in combination in patients with advanced carcinoids of the lung and thymus (LUNA): an open-label, multicentre, randomised, phase 2 trial[J]. Lancet Oncol,2017,18: 1652-1664.

[101] Yao JC, Fazio N, Singh S, et al; for the RAD001 in Advanced Neuroendocrine Tumours, Fourth Trial (RADIANT-4) Study Group. Everolimus for the treatment of advanced, non-functional neuroendocrine tumours of the lung or gastrointestinal tract (RADIANT-4): a randomized placebo-controlled, phase 3 study[J]. Lancet,2016,387: 968-977.

[102] Raymond E, Dahan L, Raoul JL, et al. Sunitinib malate for the treatment of pancreatic neuroendocrine tumors[J]. N Engl J Med,2011,364: 501-513.

[103] Kulke MH, Lenz HJ, Meropol NJ, et al. Activity of sunitinib in patients with advanced neuroendocrine tumors[J]. J Clin Oncol,2008,26: 3403-3410.

[104] Yao JC, Phan A, Hoff PM, et al. Targeting vascular endothelial growth factor in advanced carcinoid tumor: a random assignment phase II study of depot octreotide with bevacizumab and pegylated interferon alpha-2b[J]. J Clin Oncol,2008,26: 1316-1323.

[105] Castellano D, Capdevila J, Sastre J, et al. Sorafenib and bevacizumab combination targeted therapy in advanced neuroendocrine tumour: a phase II study of Spanish Neuroendocrine Tumour Group (GETNE0801)[J]. Eur J Cancer,2013,49: 3780-3787.

[106] Chan JA, Stuart K, Earle CC, et al. Prospective study of bevacizumab plus temozolomide in patients with advanced neuroendocrine tumors[J]. J Clin Oncol,2012,30: 2963-2968.

[107] Karpathakis A, Caplin M, Thirlwell C. Hitting the target: where do molecularly targeted therapies fit in the treatment scheduling of neuroendocrine tumours[J]. Endocr Relat Cancer,2012,19: R73-R92.

[108] Warren WH, Gould VE. Long-term follow-up of classical bronchial carcinoid tumors. Clinicopathologic observations[J]. Scand J Thorac Cardiovasc Surg,1990,24: 125-130.

第七章　肺大细胞神经内分泌癌

何嘉曦[1]，唐勇[2]

[1]马里兰大学医学院；[2]中国人民解放军南部战区总医院

一、前言

传统的肺神经内分泌肿瘤按病理学分为三类：典型类癌、不典型类癌和小细胞肺癌（small cell lung cancer，SCLC）。典型的类癌预后良好，小细胞肺癌则预后差，容易出现转移。而不典型类癌的生物学行为和预后介于两者之间。1991年，Travis等首次报道了肺大细胞神经内分泌癌（large cell neuroendocrine carcinoma，LCNEC）这种特殊的肺部神经内分泌肿瘤，并将其归为肺部神经内分泌癌的一个亚型，然而这种肿瘤与类癌以及SCLC在病理形态上有明显区别[1]。LCNEC的细胞明显大于小细胞肺癌的细胞。在2015年WHO新的分型提出之前，大细胞癌分为四类：①传统大细胞癌，不伴有内分泌癌的形态和功能；②有内分泌癌分化趋势但没有内分泌癌形态特征的大细胞癌；③有内分泌癌形态特征但在电镜与免疫组化无内分泌分化表型的大细胞肺癌；④光镜、电镜和免疫组化均可见内分泌分化且有内分泌癌形态特征的大细胞癌。2015年WHO的分型将LCNEC从大细胞肺癌中分离出来，将其归为神经内分泌肿瘤的一种。

二、流行病学

由于肺大细胞神经内分泌癌的发病率低，目前针对该肿瘤的研究并不多。根据已有的文献报道，肺LCNEC的发病率为2.1%~3.5%。Jiang等的研究发现在766例接受手术治疗的肺癌患者中只有22例（2.87%）患者术后诊断为肺LCNEC。其中4例患者合并其他类型的肺癌，为混合型LCNEC[2]。Takei等的研究报道了2 790例肺癌患者中87例（3.1%）患者诊断为肺LCNEC[3]。Iyoda等的一系列研究中，3.4%（72/2 070）接受手术切除的肺癌患者是有内分泌癌特征的大细胞肺癌，其中50例患者为肺LCNEC，9例为有内分泌分化的LCC，另外13例是有神经内分泌形态的LCC[4]。Paci等报道了肺LCNEC的发生率是3.5%（53/1 530）[5]。Felix等开展了一项研究，收集了从1988年7月到2002年12月共2 099例接受手术的肺癌患者，其中肺LCNEC 45例，占总数的2.1%。同时，有11例患者被诊断为混合型LCNEC，即同时有LCNEC和NSCLC的特征。如果将这11例患者一同纳入为肺LCNEC，那么该研究中肺LCNEC的发病率为2.78%[6]。然而这个发病率的估算是根据接受手术的患者所得到的，并未包含非手术的患者。因此，肺LCNEC的真实发病率可能比目前报道的更高。

与其他类型的肺癌相似，吸烟是导致肺LCNEC的高危因素。很多研究报道在肺大细胞神经内分泌癌患者中超过85%具有吸烟或有既往吸烟史。平均患病年龄为62~68岁，中位患病年龄为65.8岁[3,5,7-8]。肺LCNEC好发于男性，占55%~90%，平均占85%。随着肺LCNEC研究的深入，人们对该特殊类型的肺部肿瘤的特性包括地域性、遗传风险、治疗方案的选择和预后等将会有更深入的认识。

三、临床表现

（一）临床症状

肺LCNEC多为周围型，临床症状隐匿。Gacia-

Yuste等研究发现约2/3肺LCNEC位于外周肺实质中。Paci等研究报道48例LCNEC，仅1例为中央型。由于其周围型的特点，肺LCNEC的咳嗽、咳痰症状较少见。Zacharias等报道的21例肺LCNEC患者中只有4例出现咳嗽和咯血，5例患者没有任何症状，6例伴有胸痛，2例伴有头痛、发热和乏力等非特异性流感症状，2例出现呼吸困难，1例出现夜间盗汗，1例出现类癌综合征。类癌综合征表现为皮肤潮红、心动过速、晕厥、腹痛腹泻、呼吸困难等。这些症状可能与肿瘤分泌5-羟色胺、血管活性肠肽等刺激交感神经的神经内分泌激素相关。副癌综合征在肺LCNEC患者中较少见，当患者的中枢神经系统受损时，患者可能会出现神智不清、运动障碍和椎体外系症状。如果脊髓受损，患者甚至会出现四肢僵硬、呼吸麻痹等。

（二）影像学表现

肺LCNEC影像学表现没有显著特异性，研究者回顾性分析LCNEC患者的术前胸部X线片及CT等影像学表现（表7-1）。发现LCNEC病灶以外周型为主，中央型少见。病灶形态学上表现为边缘清晰的圆形或类圆形结节或肿物，部分病灶有分叶和毛刺征。病灶以扩张性生长为主，而钙化及支气管征少见。增强CT发现，病灶较大的时候可能会出现不均匀强化，而病灶较小或为结节状的时候强化较均匀。这可能与LCNEC肿瘤增大时瘤内出现坏死灶有关。PET/CT扫描LCNEC病灶的^{18}F-FDG摄取率明显增高。有研究报道肺LCNEC的平均最大吸收峰值为13.7，比腺癌等其他类型的肺癌高[9]，且分化越差，^{18}F-FDG摄取率越高。

四、病理分型

（一）病理特征

LCNEC是一种特殊病理类型的肿瘤，同时具有大细胞肺癌和内分泌癌的病理特征。但LCNEC的生物学行为特征、临床表现和治疗更接近于神经内分泌肿瘤，因此目前将其归入神经内分泌癌的一类。肺大细胞癌的病理分类共5种：①典型大细胞癌；②肺基底样细胞癌；③肺淋巴上皮瘤样癌；④透明细胞癌；⑤大细胞癌杆状型。各种分型的特征见表7-2。

肺LCNEC除了有大细胞肺癌的病理特征以外，还有作为内分泌癌独有的特征：①有特征性结构，如团样的巢状结构、栅栏样的结构、小梁样结构以及玫瑰花样的结构等（图7-1）；②细胞坏死结构多见；③肿瘤还需要有内分泌的结构，如在电镜下可见的内分泌腺体或者内分泌特征的免疫组化染色阳性[4,10]。

（二）分子标志物

肺大细胞内分泌癌免疫组化染色的神经内分泌相关标志物主要包括神经内分泌烯醇化酶（NSE）、癌胚抗原（CEA）、角蛋白、嗜铬蛋白、Leu-7、突触素和促肾上腺皮质激素等。然而，不同生物标志物的敏感性和特异性不一致。有研究指出，NSE、嗜铬蛋白和突触素三个指标中至少有一项是阳性才能诊断为神经内分泌肿瘤[3]（图7-2）。另外有研究指出，除了嗜铬蛋白和突触素外，另一个可以诊断神经内分泌癌的免疫组化标志物是神经细胞黏附分子（NCAM）。Rossi等的研究首次提出在LCNEC中，嗜铬蛋白的表达率为65%，突触素为53%，而NCAM则为93%。但目前仍然没有可以确诊肺大细胞内分泌癌的特异性免疫组化染色标志物。

在肺LCNEC、SCLC、典型类癌和不典型类癌等4种内分泌癌病理类型中，Ki-67、p53和Rb等分子标志物的表达水平是区别前两者与后两者的另一重要指标。由于肺LCNEC和SCLC的肿瘤增殖率高于类癌，所以肿瘤组织中Ki-67染色阳性率、p53异常以及Rb分子缺失率高。此外，肺LCNEC的p53、K-ras和C-raf的表达情况与SCLC相似。因此，病理上肺LCNEC与SCLC的关系较NSCLC更密切。除Ki-67外，有研究发现在Ⅰ期肺LCNEC中Bcl-2和p21亦可高表达。Bcl-2是一个重要的凋亡抑制因子，而p21则和血管生成相关[6,11]。还有研究发现，端粒酶在LCNEC（87%）和SCLC（93%）中活性高。端粒酶的活性与细胞增殖密切相关，说明LCNEC和SCLC较类癌的增殖能力强。

肺LCNEC的增殖率比其他大细胞肺癌要高。$p21^{waf1/cip1}$是一个调节细胞周期和凋亡的重要分子。另外，微血管密度与血管生成有密切关系。有研究报道$p21^{waf1/cip1}$和微血管密度这两个分子标志物在肺大细胞内分泌癌中的表达水平显著高于其他大细胞肺癌。在肿瘤组织中$p21^{waf1/cip1}$和微血管密度表达分别超过3.5%和3%的患者，其死亡风险将会比其他患者高[6]。也有研究报道肺LCNEC的酪氨酸激酶信号通路下游分子（KIT和MET），还有PDGFRB分子和甲状腺素转录因

表7-1 LCNEC病灶的CT影像学表现

研究者	年份	患者人数	外周型	中央型	大小	形状	边缘	增强CT	淋巴结情况	特殊征象
Shin	2000	5	5	0	2~5 cm	类圆形或椭圆形	分界清晰	肿块中等程度强化	3例有同侧肺门及纵隔淋巴结肿大	无肺炎、肺不张征象，无坏死及钙化征象
Jung	2001	11	8	3	NA	类圆形	分界清晰	NA	3例肺门淋巴结肿大，3例纵隔淋巴结肿大	未见钙化，8例可见坏死征象。肿块分叶状（3例）、毛刺征（1例）、分叶并毛刺征（7例）
Oshiro	2004	38	32	6	1.2~9.2 cm	圆形或类圆形	分界清晰	均匀强化或不均匀强化	6例有区域淋巴结肿大	无钙化及支气管征。分叶状（15例）、毛刺征（6例）

表7-2 肺大细胞癌各亚型的病理特征

肿瘤类型	细胞大小	细胞质	细胞排列形态	肿瘤细胞边界	细胞核和染色质
典型大细胞肺癌	肿瘤细胞大	细胞质丰富	细胞片状排列	细胞之间边缘不清	囊泡状不规则细胞核，丰富的嗜碱性染色质
基底样细胞癌	肿瘤细胞大小均一	细胞质少	细胞融合成小梁样结构	细胞之间边缘清晰	细胞核可见融合，染色质丰富
淋巴上皮瘤样癌	肿瘤细胞大	细胞质丰富	细胞片状排列	细胞之间边缘紧密连接	囊泡状细胞核，丰富的嗜酸性染色质
透明细胞癌	肿瘤细胞大小均一	细胞质丰富，成水状。部分因含有大量糖原而出现泡沫状	细胞片状排列，多形性	细胞之间边缘清晰	细胞核形状不规则，染色质丰富
大细胞癌杆状核亚型	肿瘤细胞大	嗜酸性细胞质，呈小球状分布在外周	细胞片状排列	细胞之间边缘清晰	囊泡状细胞核，有部分杆状核，丰富的嗜碱性染色质

子1都存在高表达的现象。这些特殊的分子标志物除了有助于确诊肺LCNEC外，还有助于评估肿瘤的恶性程度，并为靶向治疗提供潜在的治疗靶点。

五、诊断及鉴别诊断

（一）症状体征

外周型LCNEC无特殊的临床症状和体征，但由于LCNEC有内分泌功能，部分患者可能会出现呼吸道外症状，如头晕、腹痛、多汗等肺外症状。而中央型LCNEC如果侵犯了支气管等组织，患者可能会出现咳嗽、咳痰和气促等症状，但无特异性症状。

（二）影像学

通常患者行胸部X线片检查时偶然发现肺部肿块。

然而，胸部X线片的分辨率低，无法明确诊断。胸部增强CT是诊断LCNEC的有效方法。虽然，LCNEC的CT影像学表现无特异性，但是当发现外周型类圆形肿块，边缘清晰有毛刺征，且肿块内部强化不均匀时，应考虑LCNEC可能。大多数LCNEC患者发现肺部病灶时已出现区域性淋巴结转移。PET/CT可见肿块代谢率明显增高亦是诊断的证据之一。

（三）纤支镜

纤支镜可用于对中央型的LCNEC病灶的观察以及活检，但是因为诊断LCNEC需要有足够的组织进行细致的观察，同时还需要进行各项内分泌生物标志物的免疫组化检查。因此，穿刺活检标本大部分无法证实LCNEC的诊断，需要手术切除标本才可以明确诊断。

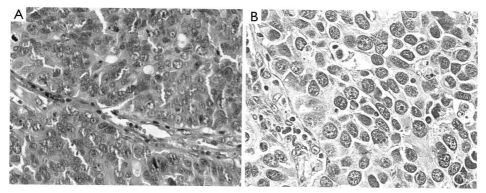

图7-1　肺大细胞神经内分泌癌HE染色
（A）LCNEC肿瘤细胞呈团状生长，光镜下可见菊心团/玫瑰花样结构，偶尔可见坏死结构；（B）高倍镜下可见LCNEC肿瘤细胞的细胞核非常明显。

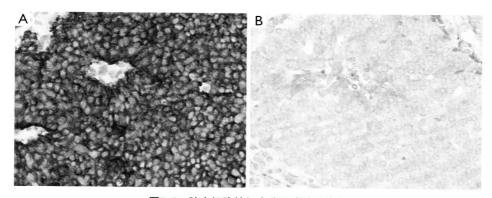

图7-2　肺大细胞神经内分泌癌特殊染色
（A）突触素染色强阳性；（B）同一大细胞神经内分泌癌中嗜铬蛋白染色阴性。

（四）病理诊断

病理诊断过程：①在普通显微镜下对肿瘤组织进行初步评估确认肿瘤组织是否有内分泌分化结构；②接着要从肿瘤细胞的大小、有无坏死成分、有丝分裂等将LCNEC与TC、AC和SCLC予以区分；③检测神经内分泌相关的免疫组化标志物，包括突触素、嗜铬蛋白、NSE和CD56；④对于诊断困难的病例可使用电子显微镜进行超微结构的诊断。结合各诊断步骤的结果综合评估和分析，最后作出LCNEC的诊断。

HO关于LCNEC的病理诊断标准[12]：①独特的病理结构，如巢团状、栅栏样、小梁样以及玫瑰花样的结构等（图7-1A）；②肿瘤细胞大，含有囊泡状染色质和突出的细胞核（图7-1B）；③每10个高倍镜视野下细胞核有丝分裂数目大于10个，细胞坏死成分多

见；④细胞学结构上属于非小细胞肺癌；⑤肿瘤还需要有内分泌的结构，如在电镜下可见的内分泌腺体或者内分泌特征的免疫组化染色阳性。在某些特殊病理类型中，肺大细胞癌可能包含其他非小细胞肺癌的病理结构，这种类型为混合肺大细胞内分泌癌。

结合病理诊断，免疫组化可检测NSE、嗜铬蛋白和突触素等生物标志物。若标志物阳性，则是间接支持LCNEC诊断的证据之一[3]。分子标志物方面，目前可检测组织样本中的Bcl-2、Bax、p21、Ku70和VEGF等指标，如果这些指标高表达，也是支持LCNEC诊断的间接证据[13]。

（五）鉴别诊断

LCNEC主要与SCLC相鉴别。两种病理类型的肿瘤

有许多共同之处，如男性吸烟人群高发、高有丝分裂率、多种内分泌分子标志物表达、预后差以及相同的基因突变（MEN-1基因突变）等[14]。LCNEC与SCLC主要的区别在于细胞的形态学不同：肿瘤细胞更大、细胞质更丰富、细胞多形性明显、成型的细胞核更少以及血液中检测出的肿瘤游离DNA更少[15]（表7-3）。

六、治疗

（一）手术治疗

对Ⅰ期和Ⅱ期肺LCNEC患者来说，手术仍然是首选的治疗手段。手术方式包括肿瘤病灶及所在的肺段或肺叶切除+淋巴结清扫。Grand等的回顾性研究发现，手术方式对LCNEC患者的预后没有影响。而混合型LCNEC患者肿瘤侵犯脏层胸膜的发生率较纯LCNEC多见[16]。Zacharias等的研究提示扩大的完整切除肿瘤病灶同时行系统性淋巴结清扫可改善LCNEC患者的预后[17]。虽然大约有30%的LCNEC患者接受手术治疗后可治愈，且手术患者的3年和5年生存率较非手术患者高，但预后仍不乐观。然而，越来越多的研究发现对早期（Ⅰ期和Ⅱ期）LCNEC患者来说，单纯使用手术方式治疗是不够的[17-18]，还需要综合治疗。

（二）化疗

由于肺LCNEC预后不良，所以大量研究指出术后辅助化疗可改善肺LCNEC患者的总生存期[19-21]。然而，目前没有针对LCNEC辅助化疗的标准方案[20]。Sun等对45例LCNEC患者开展了一项回顾性研究。该研究将LCNEC患者按SCLC（铂类+依托泊苷）和NSCLC（铂类+吉西他滨、培美曲塞、长春瑞滨等）

治疗方案进行分组，同时还按性别、年龄、吸烟史和内分泌标志物免疫组化结果等因素进行校正。结果发现使用SCLC治疗方案的患者OS为16.5个月，而NSCLC方案的则为9.2个月。临床上目前使用最多的方案是铂类药物联合VP-16和CPT-11的方案[22]。肺LCNEC的生物学行为及预后与SCLC相似，那么同一种化疗药物对LCNEC和SCLC是否也有类似疗效？Rossi等开展了一项研究，将小细胞肺癌的传统方案（顺铂+依托泊苷）与其他含铂化疗方案进行比较。研究发现顺铂/依托泊苷的方案相比其他含铂方案能明显提高患者的生存率，同时还能降低复发率和延长无疾病进展时间[23]。Iyoda等也对LCNEC的化疗方案进行了研究，他们发现接受顺铂/依托泊苷辅助化疗方案的LCNEC患者的5年生存率为88.9%，明显高于未接受任何辅助化疗的患者（5年生存率为47.4%）[24]。Yamazaki等对LCNEC患者使用多种不同的含铂治疗方案以观察治疗效果，研究结果显示含铂方案对LCNEC的客观缓解率（ORR）约为50%，且不同含铂方案对疾病的缓解率无差异[25]。然而，Lai等的研究指出，大部分有内分泌分子标志物的肺癌组织可表达多药耐药基因，因此LCNEC可能对传统的化疗方案不敏感[26]。现有关于LCNEC化疗的研究都是小样本量的回顾性研究，化疗方案是否真的有效有待随机对照研试验予以证实。近年的研究发现，SCLC顺铂/伊立替康与顺铂/依托泊苷的疗效相似，伊立替康可替代依托泊苷作为新的一线化疗药物[27-28]。鉴于顺铂/依托泊苷治疗肺LCNEC疗效良好，目前已经开展顺铂/伊立替康方案治疗肺LCNEC的临床Ⅲ期研究，但研究仍在进行中，因此该治疗方案的效果仍未见报道[21]。新辅助化疗方面，Sarkaria等开展了一项针对LCNEC术前辅助化疗的含铂方案研究。虽然结果

表7-3　LCNEC与SCLC鉴别诊断

类型	发病率	临床特征	肿瘤部位	有丝分裂率	细胞学特征	生长模式	IHC	淋巴结转移率	转移率	5年生存率
LCNEC	2.1%~3.5%	老年/吸烟/男性	外周或中央	>11/HPF	大细胞、胞浆丰富、细胞核突出、多形性	团块状、栅栏样生长、坏死多见	多种内分泌分子标记阳性	60%~80%	40%	15%~25%
SCLC	15%~20%	老年/吸烟/男性	中央	>11/HPF	小细胞、胞浆少、细胞核不明显、多形性	弥散样片状生长、坏死多见	多种内分泌分子标记阳性	60%~80%	60%~70%	<15%

未提示LCNEC能在含铂方案的新辅助化疗中获益，但研究发现既接受新辅助化疗又接受手术的患者的总生存率有改善的趋势[21]。

（三）放疗

虽然放疗对局限期的小细胞肺癌疗效显著，但放疗对无法手术的LCNEC患者的疗效仍然未知[23]。对于发生脑转移的LCNEC患者，脑部放疗具有一定的疗效。Kotecha等比较全脑放疗和立体定向放疗对存在脑转移的LCNEC患者的疗效。结果发现全脑放疗的中位生存期为15.8个月，而立体定向放疗的中位生存期为20.4个月，两者差异无统计学意义。总的来说，对于发生脑转移的LCNEC患者使用脑部放疗可延长患者的总生存期[29]。

（四）内分泌治疗和靶向治疗

前期的研究表明，内分泌治疗对肺LCNEC可能也有一定的作用。奥曲肽是一种长效的人工合成的生长抑素，可抑制机体激素的释放，如生长激素、胰岛素、胰高血糖素和胃泌素等。奥曲肽抑制肿瘤的作用已在动物实验中证实，但在临床上是否也同样有效仍存在争议[30]。Filosso等开展了一项LCNEC术后使用奥曲肽的研究，结果显示LCNEC患者术后接受单药奥曲肽治疗或者奥曲肽联合放疗等均有不错的效果[30]，但其作用机制仍然需要深入研究。此外，靶向治疗对LCNEC的作用也是目前研究热点之一。EGFR-TKI药物对LCNEC患者的作用非常不理想，这可能与LCNEC患者EGFR突变率低有关[31]。然而，Bago-Horvath等的体外LCNEC细胞实验发现EGFR/AKT/mTOR通路在肺内分泌肿瘤细胞中有不同程度的激活。使用Erlotinib（EGFR-TKI）联合Everolimus（mTOR抑制药）可以增加不典型类癌（AC）和LCNEC细胞的凋亡[32]。另外，Odate等发现了另一个细胞通路TRKB/BDNF（原肌球蛋白相关激酶B/大脑源神经营养因子）在LCNEC中高表达。在使用LCNEC细胞系H810所建立的裸鼠成瘤模型中，使用k252a（TRKB-TKI）可以使肿瘤大大缩小，提示TRKB通路也许是治疗LCNEC的潜在靶点之一[33-34]。还有研究发现LCNEC和HER-2高表达相关，然而这些研究都建立在细胞或动物模型上，所以寻找有效的临床靶向治疗药物仍需进一步研究予以证实。目前，一项针对内分泌分子标志物CD56的酪氨酸激酶抑制药的临床研究正在进行中，期待该研究的结果为我们治疗LCNEC带来新的曙光。

（五）二线治疗

由于LCNEC与SCLC在化疗选择方面相似，一线治疗失败后，二线治疗方案的选择与SCLC基本相同。其中比较有效的是蒽环类药物，包括长春新碱、表柔比星、阿霉素以及顺铂等，研究最充分的是氨柔比星，该药物是拓扑异构酶Ⅱ抑制药，已有大量研究证实该药治疗SCLC有效，且日本已经批准该药物作为SCLC治疗的二线用药[35]。一项关于LCNEC的回顾性研究，18例曾接受含铂方案化疗的LCNEC患者接受氨柔比星单药作为二线（72%）和替代（28%）治疗，其客观缓解率为27.7%（5例患者获得部分缓解），无疾病进展生存期为3.1个月，总生存期为5.1个月[36]。此外，氨柔比星作为三线、四线治疗也有不错的疗效[37]。

七、预后

研究发现，因为LCNEC存在内分泌癌的特征，所以其预后较其他的大细胞癌更差。有研究报道，肺LCNEC患者的5年生存率为13%～57%，Ⅰ期肺LCNEC患者的5年生存率为18%～88%[3-8,15,17,38-40]。Asamura等开展的针对肺神经内分泌癌的研究表明，肺LCNEC和SCLC的5年生存率分别为40%和36%，而典型类癌与不典型类癌的平均5年生存率分别为96%和78%[7]。由此可见，肺LCNEC和SCLC的预后明显比类癌差。研究者还发现无论哪一期的患者，LCNEC的预后均较大细胞癌或其他类型的NSCLC差[4,7,40]。既含有大细胞内分泌癌成分又含有非小细胞肺癌成分的混合型肿瘤患者同样预后差，这些特殊病理类型患者的5年生存率只有30%[38]。总之，如果肿瘤组织内存在神经内分泌结构特征，意味着患者的预后不良。因此，进行病理学检查时需要仔细查看肿瘤组织是否具有神经内分泌特征[6,11,41]。

老年、男性、进展期肿瘤以及接受全肺切除术等都是肺大细胞神经内分泌癌的不良预后因素[20,21,40]。有研究还提出有丝分裂（10个高倍视野超过37个有丝分裂）以及免疫组化染色小于2个内分泌相关分子标志物等同样是不良预后因素[13]，然而该结论仍存在争议。

肺LCNEC复发率很高，即使已接受根治性手术治疗的患者也可早期出现复发。Takei等研究报道肺LCNEC术后1年复发率为82%，术后2年复发率为91%[3]。Iyoda等报道该类型肺癌术后1年的复发率为64%，术后3年的复发率为91%。复发患者中有56%~60%出现远处转移[11]。

八、展望

除传统治疗方法外，靶向治疗是LCNEC未来的主要研究方向。2005年，Rossi等对48例LCNEC患者的生物学信息进行研究，研究发现MET的表达与患者预后密切相关。MET阳性的患者的中位总生存只有18个月，而阴性的患者的中位总生存有24个月[23]。另外，虽然EGFR-TKI对纯LCNEC的患者作用甚微，但最近的研究发现在部分混合有腺癌成分的LCNEC患者中存在着不同程度的19号和21号外显子突变。因此针对这一类患者，EGFR-TKI药物的效果还是比较理想的[42-45]。

血管新生是肿瘤生长的重要因素，Mairinger等研究证实了血管生成在LCNEC转移方面有重要作用，因此他们认为抗血管生成药物与基础含铂化疗方案联合治疗LCNEC应该会取得不错的疗效[46]。然而，目前无相关的研究证实该假说。除了血管新生外，已证实淋巴管生成与低氧诱导因子1-a有密切关系。该因子和激酶插入结构域受体低表达，以及纤维母细胞生长因子和Fms相关的酪氨酸激酶4高表达都预示着肿瘤的恶性生物学行为及预后不良。此外，还有研究发现原肌球蛋白相关激酶B和脑源神经营养因子在LCNEC的组织中高表达，并且证实这两个因子的表达与LCNEC的侵袭能力密切相关。

以上的研究都为以后的药物研究提供了潜在的靶点。然而有许多前期研究的数据和假设需要以后更多的研究来证实。相信在不久的将来会有更多有效的药物出现，从而使LCNEC患者获益更大。

参考文献

[1] Sakurai H, Asamura H. Large-cell neuroendocrine carcinoma of the lung: surgical management[J]. Thorac Surg Clin, 2014, 24: 305-311.

[2] Jiang SX, Kameya T, Shoji M, et al. Large cell neuroendocrine carcinoma of the lung: a histologic and immunohistochemical study of 22 cases[J]. Am J Surg Pathol, 1998, 22: 526-537.

[3] Takei H, Asamura H, Maeshima A, et al. Large cell neuroendocrine carcinoma of the lung: a clinicopathologic study of eighty-seven cases[J]. J Thorac Cardiovasc Surg, 2002, 124: 285-292.

[4] Iyoda A, Hiroshima K, Toyozaki T, et al. Clinical characterization of pulmonary large cell neuroendocrine carcinoma and large cell carcinoma with neuroendocrine morphology[J]. Cancer, 2001, 91: 1992-2000.

[5] Paci M, Cavazza A, Annessi V, et al. Large cell neuroendocrine carcinoma of the lung: a 10-year clinicopathologic retrospective study[J]. Ann Thorac Surg, 2004, 77: 1163-1167.

[6] Fernandez FG, Battafarano RJ. Large-cell neuroendocrine carcinoma of the lung: an aggressive neuroendocrine lung cancer[J]. Semin Thorac Cardiovasc Surg, 2006, 18: 206-210.

[7] Asamura H, Kameya T, Matsuno Y, et al. Neuroendocrine neoplasms of the lung: a prognostic spectrum[J]. J Clin Oncol, 2006, 24: 70-76.

[8] Doddoli C, Barlesi F, Chetaille B, et al. Large cell neuroendocrine carcinoma of the lung: an aggressive disease potentially treatable with surgery[J]. Ann Thorac Surg, 2004, 77: 1168-1172.

[9] Kaira K, Murakami H, Endo M, et al. Biological correlation of ^{18}F-FDG uptake on PET in pulmonary neuroendocrine tumors[J]. Anticancer Res, 2013, 33: 4219-4228.

[10] Travis WD, Linnoila RI, Tsokos MG, et al. Neuroendocrine tumors of the lung with proposed criteria for large-cell neuroendocrine carcinoma. An ultrastructural, immunohistochemical, and flow cytometric study of 35 cases[J]. Am J Surg Pathol, 1991, 15: 529-553.

[11] Gollard R, Jhatakia S, Elliott M, et al. Large cell/neuroendocrine carcinoma[J]. Lung cancer, 2010, 69: 13-18.

[12] Travis WD. Histological typing of lung and pleural tumours (World Health Organization International Histological Classification of Tumor)[M]. Berlin: Springer, 1999.

[13] Faggiano A, Sabourin JC, Ducreux M, et al. Pulmonary and extrapulmonary poorly differentiated large cell neuroendocrine carcinomas: diagnostic and prognostic features[J]. Cancer, 2007, 110: 265-274.

[14] Fasano M, Della Corte CM, Papaccio F, et al. Pulmonary Large-Cell Neuroendocrine Carcinoma: From Epidemiology to Therapy[J]. J Thorac Oncol, 2015, 10: 1133-1141.

[15] IARC. Pathology and genetics of tumours of lung, pleura, thymus, and heart (World Health Organization Classification of Tumours)[M]. Lyon: IARC Press, 2004.

[16] Grand B, Cazes A, Mordant P, et al. High grade neuroendocrine lung tumors: pathological characteristics, surgical management and prognostic implications[J]. Lung cancer, 2013, 81: 404-409.

[17] Zacharias J, Nicholson AG, Ladas GP, et al. Large cell neuroendocrine carcinoma and large cell carcinomas with neuroendocrine morphology of the lung: prognosis after complete

resection and systematic nodal dissection[J]. Ann Thorac Surg, 2003, 75: 348-352.

[18] Cooper WA, Thourani VH, Gal AA, et al. The surgical spectrum of pulmonary neuroendocrine neoplasms[J]. Chest, 2001, 119: 14-18.

[19] Iyoda A, Hiroshima K, Moriya Y, et al. Postoperative recurrence and the role of adjuvant chemotherapy in patients with pulmonary large-cell neuroendocrine carcinoma[J]. J Thorac Cardiovasc Surg, 2009, 138: 446-453.

[20] Lim E, Goldstraw P, Nicholson AG, et al. Proceedings of the IASLC International Workshop on Advances in Pulmonary Neuroendocrine Tumors 2007[J]. J Thorac Oncol, 2008, 3: 1194-1201.

[21] Sarkaria IS, Iyoda A, Roh MS, et al. Neoadjuvant and adjuvant chemotherapy in resected pulmonary large cell neuroendocrine carcinomas: a single institution experience[J]. Ann Thorac Surg, 2011, 92: 1180-1186; discussion 1186-1187.

[22] Saji H, Tsuboi M, Matsubayashi J, et al. Clinical response of large cell neuroendocrine carcinoma of the lung to perioperative adjuvant chemotherapy[J]. Anticancer Drugs, 2010, 21: 89-93.

[23] Rossi G, Cavazza A, Marchioni A, et al. Role of chemotherapy and the receptor tyrosine kinases KIT, PDGFR alpha, PDGFR beta, and Met in large-cell neuroendocrine carcinoma of the lung[J]. J Clin Oncol, 2005, 23: 8774-8785.

[24] Iyoda A, Hiroshima K, Moriya Y, et al. Prospective study of adjuvant chemotherapy for pulmonary large cell neuroendocrine carcinoma[J]. Ann Thorac Surg, 2006, 82: 1802-1807.

[25] Yamazaki S, Sekine I, Matsuno Y, et al. Clinical responses of large cell neuroendocrine carcinoma of the lung to cisplatin-based chemotherapy[J]. Lung cancer, 2005, 49: 217-223.

[26] Lai SL, Goldstein LJ, Gottesman MM, et al. MDR1 gene expression in lung cancer[J]. J Natl Cancer Inst, 1989, 81: 1144-1150.

[27] Jiang J, Liang X, Zhou X, et al. A meta-analysis of randomized controlled trials comparing irinotecan/platinum with etoposide/platinum in patients with previously untreated extensive-stage small cell lung cancer[J]. J Thorac Oncol, 2010, 5: 867-873.

[28] Niho S, Kenmotsu H, Sekine I, et al. Combination chemotherapy with irinotecan and cisplatin for large-cell neuroendocrine carcinoma of the lung: a multicenter phase II study[J]. J Thorac Oncol, 2013, 8: 980-984.

[29] Kotecha R, Zimmerman A, Murphy ES, et al. Management of Brain Metastasis in Patients With Pulmonary Neuroendocrine Carcinomas[J]. Technol Cancer Res Treat, 2015, 15: 566-572.

[30] Filosso PL, Ruffini E, Oliaro A, et al. Large-cell neuroendocrine carcinoma of the lung: a clinicopathologic study of eighteen cases and the efficacy of adjuvant treatment with octreotide[J]. J Thorac Cardiovasc Surg, 2005, 129: 819-824.

[31] Moore AM, Einhorn LH, Estes D, et al. Gefitinib in patients with chemo-sensitive and chemo-refractory relapsed small cell cancers: a Hoosier Oncology Group phase II trial[J]. Lung cancer, 2006, 52: 93-97.

[32] Bago-Horvath Z, Sieghart W, Grusch M, et al. Synergistic effects of erlotinib and everolimus on bronchial carcinoids and large-cell neuroendocrine carcinomas with activated EGFR/AKT/mTOR pathway[J]. Neuroendocrinology, 2012, 96: 228-237.

[33] Odate S, Onishi H, Nakamura K, et al. Tropomyosin-related kinase B inhibitor has potential for tumor regression and relapse prevention in pulmonary large cell neuroendocrine carcinoma[J]. Anticancer Res, 2013, 33: 3699-3703.

[34] Odate S, Nakamura K, Onishi H, et al. TrkB/BDNF signaling pathway is a potential therapeutic target for pulmonary large cell neuroendocrine carcinoma[J]. Lung cancer, 2013, 79: 205-214.

[35] Satouchi M, Kotani Y, Shibata T, et al. Phase III study comparing amrubicin plus cisplatin with irinotecan plus cisplatin in the treatment of extensive-disease small-cell lung cancer: JCOG 0509[J]. J Clin Oncol, 2014, 32: 1262-1268.

[36] Yoshida H, Sekine I, Tsuta K, et al. Amrubicin monotherapy for patients with previously treated advanced large-cell neuroendocrine carcinoma of the lung[J]. Jpn J Clin Oncol, 2011, 41: 897-901.

[37] Harada T, Oizumi S, Ito K, et al. A phase II study of amrubicin as a third-line or fourth-line chemotherapy for patients with non-small cell lung cancer: Hokkaido Lung Cancer Clinical Study Group Trial (HOT) 0901[J]. Oncologist, 2013, 18: 439-445.

[38] Battafarano RJ, Fernandez FG, Ritter J, et al. Large cell neuroendocrine carcinoma: an aggressive form of non-small cell lung cancer[J]. J Thorac Cardiovasc Surg, 2005, 130: 166-172.

[39] Dresler CM, Ritter JH, Patterson GA, et al. Clinical-pathologic analysis of 40 patients with large cell neuroendocrine carcinoma of the lung[J]. Ann Thorac Surg, 1997, 63: 180-185.

[40] Veronesi G, Morandi U, Alloisio M, et al. Large cell neuroendocrine carcinoma of the lung: a retrospective analysis of 144 surgical cases[J]. Lung cancer, 2006, 53: 111-115.

[41] Fernandez FG, Battafarano RJ. Large-cell neuroendocrine carcinoma of the lung[J]. Cancer control, 2006, 13: 270-275.

[42] Sakai Y, Yamasaki T, Kusakabe Y, et al. Large-cell neuroendocrine carcinoma of lung with epidermal growth factor receptor (EGFR) gene mutation and co-expression of adenocarcinoma markers: a case report and review of the literature[J]. Multidiscip Respir Med, 2013, 8: 47.

[43] De Pas TM, Giovannini M, Manzotti M, et al. Large-cell neuroendocrine carcinoma of the lung harboring EGFR mutation and responding to gefitinib[J]. J Clin Oncol, 2011, 29: e819-e822.

[44] Iyoda A, Travis WD, Sarkaria IS, et al. Expression profiling and identification of potential molecular targets for therapy in pulmonary large-cell neuroendocrine carcinoma[J]. Exp Ther Med, 2011, 2: 1041-1045.

[45] Yanagisawa S, Morikawa N, Kimura Y, et al. Large-cell neuroendocrine carcinoma with epidermal growth factor receptor mutation: possible transformation of lung adenocarcinoma[J]. Respirology, 2012, 17: 1275-1277.

[46] Mairinger FD, Walter RF, Werner R, et al. Activation of angiogenesis differs strongly between pulmonary carcinoids and neuroendocrine carinomas and is crucial for carcinoid tumourgenesis[J]. J Cancer, 2014, 5: 465-471.

第八章　小细胞肺癌

梅建东[1]，徐恩五[2]

[1]四川大学华西医院；[2]中国人民解放军南部战区总医院

一、概述

小细胞肺癌（SCLC）约占肺癌患者总数的15%，其发病与吸烟关系紧密，不吸烟患者极少[1-2]。来自欧美国家的数据显示，本病发病率随吸烟人群改变而变化，近年来男性病例有所减少，而女性患者则呈增加趋势，男女性别比约1∶1[2]。

SCLC恶性程度极高，多表现为生长迅速的中央型包块，极少数为周围型肺结节，常伴肺门及纵隔淋巴结肿大，很早即出现全身广泛转移。诊断多依靠支气管镜或穿刺活检，光镜下可见大片坏死，肿瘤细胞呈圆形、卵圆形或梭形，核浆比高，胞浆边界不清，核染色质呈颗粒状，无核仁或核仁不清，核分裂象常见，免疫组化染色角蛋白、上皮膜抗原、甲状腺转录生长因子1（TTF-1）通常呈阳性表达，多数患者还表达神经内分泌分化相关的标志物，如chromogranin A、NSE、CD56、突触素等[3]。SCLC曾有多种病理分型方法，目前临床常用的是2004年世界卫生组织制定的肺癌病理分型，依据肿瘤细胞构成分为SCLC和混合型SCLC两类。前者仅含小细胞成分；后者为小细胞混杂非小细胞成分，以腺癌最为常见，其次为鳞癌、大细胞癌、梭形细胞肿瘤及巨细胞肿瘤等[4]。

患者临床表现可归纳为4类，包括全身表现（如乏力、食欲差、体重下降等）、局部症状（如咳嗽、咯血、呼吸困难、胸痛、上腔静脉综合征等）、转移灶相关症状（如骨骼、肝脏、肾上腺、颅内等）、少数患者还伴有副瘤综合征（如抗利尿激素分泌异常综合征、Cushing综合征、Lambert-Eaton肌无力综合征等）。转归

方面，患者体力状态（PS）评分不佳（3~4分）、体重减轻、治疗前血清乳酸脱氢酶（LDH）升高、男性、吸烟等均可能与不良预后有关。尽管SCLC对初始放化疗敏感率较高，但易出现耐药，总体预后差，多数患者在1~2年内复发并死亡，未经治疗者中位生存期仅2~4个月，总体5年生存率仅约5%。

二、分期

分期在SCLC预后判断及治疗决策中具有重要作用。1957年，美国退伍军人署肺癌研究组（Veterans Administration Lung Study Group，VALG）制定了一套SCLC的分期方法，该分期方法依据全部病灶能否被单一放疗野覆盖，将患者分为局限期（limited stage，LS）和广泛期（extensive stage，ES），前者指病灶局限于一侧胸腔，可安全地被单一放疗野覆盖，后者指病变超出一侧胸腔，包括恶性胸腔积液或心包积液、血行转移[5]，约1/3的患者在诊断时处于局限期，2/3的患者为广泛期。因多数患者为晚期病变，TNM分期在SCLC中未能被广泛采用。

VALG分期被长期广泛使用，现有的多数临床研究亦根据该分期完成。在临床实践中，由于手术及根治性放疗的实施需依靠更为精确的分期，这种将SCLC简单分为局限期和广泛期的方法过于粗糙。此外，在局限期和进展期的界定方面亦存在一些争议，如对同侧恶性胸腔积液、对侧纵隔淋巴结转移、锁骨上淋巴结转移患者分期的确定，这也造成不同机构在开展临床研究时，对局限期和广泛期病变的定义存在一些差

别，影响了研究结果的解读与对比。鉴于此，国际肺癌研究协会（International Association of Lung Cancer，IASLC）结合TNM分期对VALG分期进行界定，以使二者具备一致性。IASLC对8088例SCLC患者进行分析，证实2009年发布的肺癌第7版TNM分期同样可反映不同SCLC患者的转归[6]，在此基础上，IASLC将两种分期方法进行整合，局限期病变被定义为可安全接受根治性放疗的Ⅰ~Ⅲ期SCLC（任何T、任何N、M0），除此之外的患者则为广泛期。2015年发布的NCCN SCLC临床实践指南对该分期方法进行了略微调整，多发肺结节及病变体积过大的T_{3-4}期患者，因病变难以被单一放疗野覆盖，将其从局限期调整为广泛期[7]。对SCLC采用TNM分期，有利于筛选出有望接受手术或根治性放疗的$T_{1-2}N_0$期患者，为制定治疗计划提供更精确的参考。

对患者进行全面的分期评估应包括完整的病史采集及体格检查、胸部、肝脏及肾上腺增强CT，头部检查首选MRI。一旦患者被证实为进展期病变，可不做进一步的分期评估，若考虑为局限期病变，还需行骨扫描，有条件者可行PET-CT检查以排除远处转移。对于外周血涂片存在有核红细胞、粒细胞减少或血小板减少，无其他远处转移证据时，可考虑骨髓穿刺活检以排除骨转移。由于SCLC代谢率较高，对多数部位而言，PET-CT分期的准确性优于普通检查，但对于颅内转移，PET-CT的准确性则不及MRI与CT[8]。PET-CT的应用，使约27%的患者的治疗方案得到优化，其中多数得益于其可更准确地发现胸内病灶，从而修正放疗照射部位[8-9]。对于经PET-CT检查确定为临床$T_{1-2}N_0M_0$期病变的SCLC患者，若拟行手术治疗，术前还应通过纵隔镜、胸腔镜、经食管超声引导细针穿刺活检（endoscopic ultrasound-guided fine needle aspiration，EUS-FNA）或经气管超声引导下针吸活检（endobronchial ultrasound-guided transbronchial needle aspirate，EBUS-TBNA）对纵隔淋巴结进行病理分期。

对于合并胸腔积液或心包积液的患者，可反复抽取积液行脱落细胞学检查，若胸腔积液中未见癌细胞，可行胸腔镜检查以评估胸膜腔受累情况；若多次检查均未见癌细胞，且积液为漏出液，结合临床判断积液并非直接由肿瘤所致，则积液不作为影响分期的因素。此外，约30%的患者骨扫描阳性患者并不存在骨痛或碱性磷酸酶升高，在PET-CT不能确定骨骼病变

是否为转移时，可借助X线或MRI进一步加以明确；同样，约30%的患者颅内转移灶在发现时亦无相关症状，而早期治疗可改善患者预后。因此，评估分期不应仅仅局限于有症状的部位或实验室检查结果为阳性的患者。此外，鉴于SCLC具有极高的侵袭性，评估分期到开始治疗的间隔时间不应太长，最好不超过1周。

三、治疗

相对于其他类型的神经内分泌肿瘤，SCLC的预后最差。SCLC的主要治疗手段包括化疗和放疗，外科手术亦具有一定的作用，其中化疗在SCLC的治疗中有着举足轻重的地位；除此之外，近年来进展迅速的肿瘤免疫治疗、靶向治疗等方法，则是未来SCLC治疗的潜在突破点。此外，绝大多数SCLC患者有长期吸烟史，治疗期间持续吸烟与不良预后相关，且增加了第二原发癌的发生[10]，因而在治疗中应强调戒烟的重要性。

鉴于现有多数临床研究结果是以VALG制定的分期为基础，且局限期与广泛期病变在治疗方面存在较大差别，本章亦沿用这一分期方法，将这两部分病变在治疗方面的进展予以分别阐述。

（一）局限期病变

初诊SCLC患者中约40%为局限期病变，从20世纪70年代至今，随着治疗手段的不断完善，这部分患者的转归也有了一定改善。Janne等对1972—1981年及1982—1992年期间开展的临床随机对照研究进行分析，发现1982—1992年开展的临床研究中，患者总的中位生存期提高了6.4个月（12.0个月 *vs.* 17.0个月，$P<0.001$），5年生存率由5.2%提高至12.1%（$P=0.0001$）[11]。这一进步可部分归功于治疗手段的进步，如预防性脑放疗的应用，另一个可能的原因是术前分期更为准确，减少了进展期病变被误判为局限期病变的机会。

20世纪70年代及90年代的两项临床随机对照研究[12-13]分别对比了手术与放疗、化疗后辅助手术与否的生存结果，手术组均未显示出生存优势，这也就确立了化疗在局限期SCLC治疗中的作用。即使是早期采用单药化疗方案，缓解率依然可达20%以上，中位总生存期延长近一倍。其后出现的联合用药方案较单药化疗更具生存优势，其中的CAV方案（环磷酰胺/蒽环类药物/长春新碱）是最初的标准化疗方案[14]。80年

代以后采用的含铂化疗方案（如依托泊苷+顺铂的EP方案），较CAV方案具有更好的耐受性，且患者能更好地耐受同期胸部放疗，转归方面不差于CAV方案，因而成为SCLC的一线治疗方案[15]。此后两项Meta分析将含铂化疗方案与不含铂的方案进行对比，第一个Meta分析纳入19个随机对照研究共4 054例患者（包括局限期和广泛期），含铂方案组患者客观缓解率明显提高，1年生存率也提高了4.4%，化疗不良反应的发生则无差异[16]；另一项汇集29项随机对照研究的Meta分析，纳入5 530例局限期和广泛期患者，含铂方案有较高的完全缓解率，患者半年、1年、2年生存率及客观缓解率却无差异[17]。鉴于上述结果，目前仍推荐以含铂方案作为局限期SCLC初始治疗的标准方案，对于不能耐受含铂制剂者，可选择其他替代方案[7,18]。

依托泊苷与顺铂联用的EP方案是SCLC化疗的标准方案，不少研究者还探索了其他可能的替代方案。在铂类制剂的选择方面，卡铂是另一个临床常用的铂类制剂，近期一项Meta分析对比了顺铂与卡铂在SCLC患者中的应用结果，该Meta分析汇集4项研究共663例患者，分别采用含顺铂（$n=328$）或卡铂（$n=335$）的初治方案，总中位生存期分别为9.6个月和9.4个月（$P=0.37$），客观缓解率分别为67.1%和66.0%（$P=0.83$），其中顺铂治疗组的胃肠道反应（72% vs. 63%）、神经系统毒性（19% vs. 7%）、肾毒性（25% vs. 10%）等发生率更高，而卡铂治疗组的骨髓抑制更为明显[19]。依托泊苷也存在一些潜在的替代药物，先后有多种联合给药方案进入临床研究，如采用伊立替康代替依托泊苷的IP方案、吉西他滨联合卡铂的GC方案、氨柔比星联合顺铂的AP方案等，包括联用新近出现的靶向及生物制剂，均未能撼动EP方案在SCLC治疗中的地位[20]。因而，EP方案依然是当前的标准化疗方案，但在选择铂类制剂时应综合考虑患者的基本情况及合并症，权衡潜在的不良反应与患者的耐受程度。

SCLC复发率极高，许多研究者还尝试从化疗剂量及疗程方面对化疗方案加以改进，以期减少复发。在化疗剂量方面，对比多个强化剂量与常规剂量的研究，并联合给予G-CSF、GM-CSF等减轻骨髓抑制，患者缓解率虽有所提高，未能改善生存期[21]。Arriagada等将105例初治的局限期SCLC患者随机分为两组，强化剂量组（顺铂100 mg/m²+环磷酰胺300 mg/m²）于第1周期给予强化剂量，第2~6周期均为常规剂量；对照组（顺铂80 mg/m²+环磷酰胺225 mg/m²）的6周期化疗均为常规剂量，所有患者均接受胸部放疗，结果发现强化剂量组患者2年生存率为43%，而对照组仅为26%（$P=0.02$），2年无进展生存率分别为28%和8%（$P=0.02$）[22]。由于强化剂量的相关研究所采用化疗方案及剂量存在很大的异质性，结果差异较大，目前尚缺乏有力的证据支持其有效性。此外，对于延长化疗时间或给予维持治疗，如进行6~8周期甚至更长时间的化疗，均未能较4周期化疗更具生存优势，部分研究中甚至出现无进展生存期缩短的现象[23]。

高达75%~90%的局限期SCLC患者会出现局部复发，导致治疗失败[24]，胸部放疗因而成为减少局部复发的另一途径。Warde及Pignon等各自进行的Meta分析[25-26]，均证实对局限期SCLC患者而言，对化疗后缓解的病例实施胸部放疗可显著减少局部复发，提高患者生存率。患者的3年病死率减少了14%，3年总生存率提高了5.4%[26]，胸部病变的控制率提高了25.3%，但食管炎及肺炎的发生率有所增加[25]，尽管如此，上述结果仍足以支持胸部放疗成为局限期SCLC的标准治疗措施之一。由于患者对EP方案联合胸部放疗的耐受性优于CAV方案联合胸部放疗，EP方案联合胸部放疗也因此成为局限期SCLC的首选治疗措施。

胸部放疗最佳时机和剂量选择也是临床关注的一个重要问题。De Ruysscher等对局限期SCLC胸部放疗时机选择的相关文献进行Meta分析，纳入7项随机对照研究共1 706例患者，所有患者均接受含铂方案的化疗，发现早期开始（化疗开始后30 d内）同步放疗患者的5年生存率优于后期同步放疗或序贯放化疗，但食管炎的发生率也更高，而随着放化疗开始时间间隔的延长，患者5年生存率也逐渐降低[27]。此后，Pijls-Johannesma等的Meta分析也证实了上述结果[28]。放疗剂量方面，ECOG肿瘤组对接受EP方案化疗的局限期SCLC患者，施行每日1次或每日2次的早期同步放疗方案，共纳入412例患者，放疗总剂量为45 Gy，分每日2次共3周完成，或每日1次共5周完成放疗，每日1次放疗与2次放疗组患者的中位生存时间分别为19个月和23个月，5年生存率分别为26%和47%，每日2次放疗也显著增加了Ⅲ度食管炎等的发生率（27% vs. 11%，$P<0.001$）[29]。该研究的不足之处在于两组患者每日接受的放疗剂量不同，且每日2次的放疗也给患者带来不便，因而目前一项正在进行的临床研究，对比每日相

同放疗剂量，单次放疗或分两次放疗对患者转归的影响。目前仍主张采取早期同步放化疗，每日单次放疗。

总之，EP方案联合同步胸部放疗仍然是局限期SCLC治疗的标准治疗方案。预防性颅脑放疗在局限期患者治疗中也具有重要作用，另外，小部分患者还可能从外科手术中获益，将在后面的篇幅中予以详细阐述。

（二）广泛期病变

约60%的SCLC患者为广泛期病变，这部分患者预后差，未经治疗者中位生存期仅5周；对于接受一线或二线治疗者，中位生存期为8~10个月，两年生存率不足5%，这部分患者的治疗仍然充满挑战。和局限期病变相同，EP方案化疗也是广泛期病治疗中最为常用的方案，某些研究尝试通过提高化疗剂量或进行三联（例如EP+环磷酰胺）甚至四联用药，均未能改善患者生存，反而增加了药物不良反应的发生。对于老年患者，为减轻顺铂所致的恶心、呕吐胃肠道反应以及肾毒性等不良反应，常采用卡铂化疗。

近年来，一些新型化疗药物在广泛期病变中的应用备受关注，伊立替康即是其中之一，日本临床肿瘤协会（Japanese Clinical Oncology Group，JCOG）将其与顺铂联合（IP方案：伊立替康60 mg/m² 静脉滴注，d1、8、15，顺铂60 mg/m² 静脉滴注，d1，每21 d为1周期，共4周期）用于治疗广泛期病变，纳入154例Ⅲ期的患者多中心前瞻性随机对照研究（JCOG-9511）发现，与EP方案（依托泊苷100 mg/m² 静脉滴注，d1-3，顺铂80 mg/m² 静脉滴注，d1，每28 d为1周期，共4周期）相比，IP化疗组两年生存率为19.5%，而EP化疗组仅5.2%，中位生存期分别为12.8个月和9.4个月（P=0.002），EP方案组严重骨髓抑制发生率较高，IP方案组腹泻更为常见[30]。此后，另一项对比IP方案和EP方案的临床研究在北美展开，该研究对给药方法进行了调整，IP方案为：伊立替康65 mg/m² 静脉滴注，d1、8，顺铂30 mg/m² 静脉滴注，d1，每21 d为1周期，共4周期；EP方案为依托泊苷120 mg/m² 静脉滴注，d1-3，顺铂60 mg/m² 静脉滴注，d1，每28 d为1周期，共4周期，最终纳入331例患者，IP治疗组与EP治疗组中位生存期分别为9.3个月和10.2个月（P=0.74），不良反应发生情况与之前的

报道相似[31]。上述研究对IP方案得出了不同的结论，这可能归因于两项研究在化疗给药及受试人群方面的差异。此后，美国西南治疗研究协会（Southwest Oncology Group，SWOG）对JCOG-9511研究进行重复（SWOG0124），纳入分析的患者共651例，并将这部分患者与JCOG-9511研究的患者进行联合分析，再次证实IP方案的缓解率更高（87% vs. 60%，P<0.001），且延长了患者中位生存期（12.8个月 vs. 9.8个月，P<0.001）[32]。基于这一结果，IP方案和IC方案（伊立替康+卡铂）均可作为广泛期SCLC的初始治疗。

还有一些临床研究将EP方案与其他化疗方案进行对比，例如，顺铂（60 mg/m² 静脉滴注，d5）+口服拓扑替康[1.7 mg/（m²·d），d1-5]，每21 d为1周期，共纳入784例患者，与EP方案相比，患者中位生存期相近（39.3周 vs. 40.3周），两组患者的1年生存率均为31%，拓扑替康治疗组患者Ⅲ~Ⅳ度白细胞减少发生率低于EP方案，但Ⅲ~Ⅳ度贫血及血小板减少更为常见[33]。培美曲赛/铂类制剂也被尝试用于广泛期SCLC初始治疗，培美曲赛+顺铂治疗组中位生存期为7.6个月，培美曲赛+卡铂组为10.4个月[34]，但其后开展的Ⅲ期临床研究，将其与EP方案对比是，未能得出阳性结果，且该研究因毒性反应而提前终止。

胸部放疗在广泛期SCLC患者中的应用仍存在争议。Jeremic等观察了EP方案化疗缓解的广泛期SCLC患者，同期给予高分割放疗对预后的影响，将EP方案化疗2周期后，局部及转移灶完全或部分缓解的患者分为两组，一组接受总剂量54 Gy的放疗，再继续完成化疗，另一组患者直接完成6周期化疗，放疗组患者中位生存期优于对照组（17个月 vs. 11个月），5年生存率也优于对照组（9.1% vs. 3.7%，P=0.041）[35]。此后两项回顾性研究及一项非随机对照研究亦证实了上述结果[36-38]，但由于上述研究的说服力不够，胸部放疗一直未能成为广泛期SCLC的标准治疗方案。近期，Slotman等报道了一项来自欧洲42家医院的多中心Ⅲ期临床随机对照研究，共纳入初始化疗缓解患者498例，随机分为化疗辅助放疗组（30 Gy分10次）与单纯化疗组，所有患者均接受预防性脑放疗，结果显示放疗组与对照组患者的1年生存率无差异（33% vs. 28%，P=0.066），但放疗组患者2年生存率明显提高（13% vs. 3%，P=0.004），且放疗延缓了肿瘤进展，6个月时的无进展生存率分别为24%和7%（P=0.001），两组患者

的不良反应相似[39]。基于现有研究结果，可认为初始化疗缓解的广泛期SCLC患者或可从胸部放疗中获益。

总之，广泛期SCLC患者的标准治疗依然是4~6周期的EP方案化疗，此外还可选择IP方案或IC方案化疗，化疗缓解的患者可考虑施行预防性脑放疗（下文将详细阐述）及胸部放疗，但仍需更多临床研究证据进一步证实。

（三）复发病变的治疗

多数SCLC患者对初始治疗敏感，即便如此，约80%的患者于1~2年内复发并死亡。肿瘤患者复发后的中位生存期仅约6个月，这部分患者的治疗仍然是临床上的一个棘手问题，也是研究热点，注册的相关临床研究达百余项，但近10年并无太大突破。拓扑异构酶抑制药拓扑替康或氨柔比星单药治疗是为数不多被证实对化疗耐药人群有效的二线治疗方案，其中拓扑替康也是目前唯一被美国FDA批准用于治疗复发性SCLC的二线药物。

依据患者对初始治疗的不同反应及治疗后出现进展的时间将患者进行分类，便于后续治疗的实施。不同研究者对初始治疗后患者的划分略有差别，Nobuhiro等[40]将复发患者分为化疗耐药和化疗敏感两类，前者指初始治疗期间或治疗结束后60 d内进展的病例，后者指对初始治疗敏感，治疗结束超过60 d后出现进展的患者；中国抗癌协会肺癌专委会制定的《小细胞肺癌处理共识》推荐依据患者耐药发生时间的不同，将患者细分为敏感耐药、继发性耐药和原发性耐药三种情形：敏感耐药指一线化疗有效，病情进展发生在化疗结束后3个月以上；继发性耐药指一线化疗有效，但病情进展在化疗结束后3个月内；原发耐药指一线治疗无效。目前对复发患者的划分，较为常用的方法多是以90 d为界，即初始治疗结束后90 d内进展者为化疗耐药，超过90 d出现进展者为化疗敏感，该划分方法可较好预测患者对后续治疗的反应，耐药患者对后续其他药物有效率不足10%，而化疗敏感人群对后续治疗有效率约25%[7,41]。除依复发时间划分的耐药情况外，患者体力活动状态评分较好、既往有过病变复发及较为局限的病变也提示其可能对治疗较敏感。

von Pawel等[42]开展的一项多中心Ⅲ期临床随机对照研究奠定了拓扑替康在复发性SCLC治疗中的地位，该研究以初始治疗结束60 d后进展的患者为研究对象，共纳入211例患者，对比了CAV方案与拓扑替康单药治疗的作用，CAV方案的给药方法为环磷酰胺（C）1000 mg/m²+多柔比星（A）45 mg/m²+长春新碱（V）2 mg，1天给完，每21天1次；拓扑替康给药方法为1.5 mg/（m²·d）×5 d，每21天1周期。CAV方案与拓扑替康单药治疗复发患者的反应率相似（18.3% vs. 24.3%，P=0.285），中位无进展生存时间分别为12.3周与13.3周（P=0.552），中位生存期分别为24.7周与25周（P=0.795）。拓扑替康单药治疗方案与CAV方案疗效相似，然而患者呼吸困难、声嘶和乏力等症状的改善优于CAV方案，Ⅳ度白细胞减少的发生率低于CAV方案（37.8% vs. 51.4%，P<0.001）。此后开展的Ⅲ期临床随机对照研究，比较复发患者静脉注射拓扑替康与口服拓扑替康[2.3 mg/（m²·d）×5 d，每21天1周期]的疗效，共309例患者纳入研究，口服组与静脉给药组反应率分别为18.3%和21.9%，中位生存期分别为33周和35周，1年、2年生存率及药物不良反应发生率均无显著差异[43]。口服拓扑替康与最佳支持治疗（Best supportive care，BSC）相比，也可显著延长复发患者中位生存时间（25.9周 vs. 13.9周），并在一定程度上改善患者生活质量[44]。因而，口服或者静脉予以拓扑替康均可用于复发患者的治疗，但能否在不改变疗效的基础上降低给药剂量，以减少药物不良反应，尚缺乏有力证据支持。

氨柔比星是拓扑异构酶Ⅱ抑制药，最初日本开展的一项纳入60例复发SCLC患者的Ⅱ期临床研究，发现其对化疗耐药患者的总缓解率达50%，化疗敏感患者的总缓解率为52%，总生存期分别达10.3个月和11.6个月[45]。随后的两项Ⅱ期临床研究进一步对比了氨柔比星与拓扑替康在治疗后复发SCLC中的作用，发现其治疗复发SCLC的总缓解率及无进展生存期一定程度上优于拓扑替康，安全性方面则无太大差异[46-47]。但近期发表的一项纳入637例治疗后复发SCLC患者的Ⅲ期临床研究，化疗敏感患者中氨柔比星与拓扑替康治疗组总生存期分别为7.5个月和7.8个月（P=0.170），化疗耐药组总生存期分别为6.2个月和5.7个月（P=0.047），氨柔比星治疗组并未体现出生存优势，但Ⅲ度以上不良反应（包括白细胞减少、血小板减少、贫血和感染等）的发生率低于拓扑替康[41]。因此，氨柔比星成为继拓扑替康后第二个用于治疗后复发SCLC的重要药物。

综上，拓扑替康或氨柔比星单药治疗是化疗后复发患者的优选方案，治疗持续时间尚需进一步研究证实，目前认为可在患者最大缓解或出现疾病进展后继续予以两周期化疗。其他可选择作为治疗后复发SCLC的单药化疗药物还包括依托泊苷、伊立替康、紫杉醇、吉西他滨、培美曲赛、吡铂（Picoplatin）等，此外还有一些联合给药方案，如CAV、IP（伊立替康+顺铂）、PEI（顺铂+依托泊苷+伊立替康）等[48]，二线治疗无效时可尝试上述药物。此外，近年来取得较大成就的靶向治疗及免疫治疗等新方法在这部分患者中的应用也值得期待。

除上述情形外，少部分SCLC患者的复发可发生在初始治疗结束后半年以上，对这部分患者，若仅有局部复发或进展，可考虑再次活检，约10%的患者可能为第二原发性肺癌，部分亦可能为原发肿瘤中非SCLC成分残留[49]，必要时可在充分评估的基础上实施外科手术干预。对于这部分后期复发的SCLC患者，化疗方案的选择则可考虑采用初始治疗方案[50]。

（四）外科手术的作用

外科手术在SCLC治疗中的作用存在很大争议。在化疗广泛用于临床之前，手术是肺癌的主要治疗手段，但SCLC患者的预后明显较其他组织学类型肺癌差[51-52]。随后的两项前瞻性随机对照研究分别比较了单纯放疗与手术、诱导化疗+手术或局部放疗对局限期SCLC的作用，均发现手术组患者预后较差[12-13]，这两项研究结果的影响深远，由此将SCLC确定为非手术治疗的疾病。但限于当时的技术条件，上述两项研究存在一些不足之处，如缺乏CT、PET-CT等检查方法，造成术前分期不够准确；此外，多数患者并不能实施完全的纵隔淋巴结的清扫，影响了分期的准确性[53]。尽管SCLC对化疗敏感，但患者的长期生存仍然不尽如人意。对于局限期患者，即使联合局部放疗，仍然有1/4~1/3的患者因局部病变复发而进展[25,29]。因此，部分SCLC患者仍然需采取诸如外科手术在内的局部控制手段，以减少复发。

近年来，欧美国家一些大型数据库的回顾性分析结果为外科手术在SCLC治疗中的作用提供了依据。Yu等总结了1998—2004年间美国国家癌症研究所的监测、流行病学和最终结果（The Surveillance,

Epidemiology, and End Results，SEER）数据库中1 560例 I 期SCLC病例的资料，其中247例患者（15.8%）接受了肺叶切除，这部分患者5年生存率达50.3%，同一人群中接受胸部放疗的636例（40.8%）患者5年生存率仅14.9%[54]。Schreiber等回顾了SEER数据库中1988—2002年的局限期SCLC患者共14 179例，接受手术治疗者863例，5年生存率为34.6%，远高于非手术患者的9.9%（P<0.001），手术与非手术患者中位生存期分别为28个月与13个月[55]。Lüchtenborg等对英国的国家癌症数据库（National Cancer Data Repository，NCDR）中1998—2009年的肺癌病例进行分析，共纳入359 873例肺癌患者，其中SCLC 45 848例（13%），仅465例（1%）接受手术治疗，SCLC（31% vs. 3.08%）与非小细胞肺癌（NSCLC）（45% vs. 2.72%）呈现相同的趋势，手术患者远期预后均优于非手术患者（图8-1）[56]。虽然上述这些回顾性研究存在诸多不足之处，但仍然可提示外科手术在特定SCLC患者治疗中的重要价值，部分患者甚至可获得临床治愈的机会。

手术在SCLC治疗中具有一定作用，但早期的实

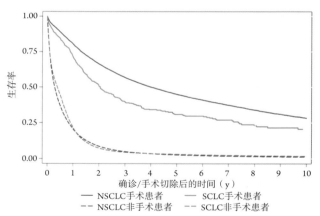

图8-1 手术及未手术小细胞肺癌及非小细胞肺癌患者的转归
外科治疗患者的随访始于手术切除，非手术治疗患者的随访始于确诊之日。（引自：Luchtenborg M, et al. Thorax 2014;69:269-73）

践经历已经证明单纯依靠手术并不足以改善患者预后。退伍军人署外科肿瘤组（Veterans Administration Surgical Oncology，VASOG）一项纳入132例患者的临床研究，对比了手术联合辅助化疗与单纯手术治疗局限期SCLC的结果，联合治疗组5年生存率达80.8%，而

单纯手术组仅38.1%[57]。随后的多项回顾性研究均证实了术后辅助化疗±放疗可使局限期患者5年总体生存率达31%~57%[57-61]。化疗疗程选择上，6周期化疗并非较4周期化疗更具生存优势，反而增加了不良反应[59]。在手术方式的选择上，现有研究中对Ⅰ期病变多采用肺叶切除，而Ⅲ期病变则多采用全肺切除，这可能也与全肺切除患者预后明显较肺叶切除差有关。SEER数据库的资料也显示肺叶切除患者预后优于亚肺叶切除和全肺切除，中位生存期分别为40个月、23个月和20个月；对不同淋巴结分期的患者的比较，手术与非手术组N_0期患者中位生存时间分别为40个月和15个月（$P<0.001$），N_1期患者中位生存期分别为29个月和14个月（$P<0.001$），N_2期患者中位生存期分别为19个月和12个月（$P<0.001$）[55]。不同分期患者术后转归方面，Ⅰ期显著优于Ⅱ期、Ⅲ期，N_0期病变优于N_1及N_2期病变[57,62]。基于这些理由，目前认为$T_{1-2}N_0$期SCLC患者为外科干预的最佳适应人群，可在充分术前评估的基础上选择肺叶切除+纵隔淋巴结清扫，辅以术后辅助化疗，以使患者获益最大化。N_1期病变的患者亦可能从手术获益，但N_2淋巴结转移的患者能否从手术中获益则缺乏充分证据，还需更多的临床研究回答这一问题。

尽管SCLC对化疗敏感，但多数患者仍会出现局部复发或远处转移，且尸检发现超过半数的患者存在局部病变残留[63]。此外，混合型SCLC中的非SCLC成分对化疗的敏感性不及SCLC，可耐受化疗，局部残留而成为重要的复发源[64]。这就为诱导化疗后施行外科手术治疗提供了一定依据。此外，新辅助化疗的优势还包括患者术前身体状况较好，利于化疗的实施，而化疗的降期也有助于病变的完整切除。尽管新辅助化疗未增加围术期死亡率，但现有的小样本病例分析也并未能发现其优势。Shepherd等报道多伦多大学肺癌研究组的结果，共纳入71例患者，对于Ⅱ期、Ⅲ期SCLC患者而言，新辅助化疗联合手术治疗并未显著延长患者生存期，手术组Ⅱ期、Ⅲ期患者中位生存时间分别为69周和52周，非手术组患者则为51周[65]。Wada等比较了手术前后辅助化疗与单纯术后辅助化疗的结果，共纳入46例患者，23例术后化疗与17例接受新辅助化疗的患者并无生存差异，但对于c-Ⅲ期患者而言，新辅助化疗组5年生存率为10%，优于对照组的0%（$P=0.04$）[66]。

总结新辅助化疗联合手术的相关文献，患者5年生存率约30%[65-67]，总体上并非较术后辅助化疗更具优势。外科参与的SCLC治疗模式还包括了术前辅助化疗+局部放疗[68-69]，主要用于c-Ⅲ期SCLC患者，部分患者可能从中获益，但尚未能形成有说服力的结论。

胸部放疗在手术患者中的价值方面，SEER数据库的病例显示肺叶切除术后未放疗者3年及5年生存率分别为57.1%、49.1%，接受放疗者则为64.9%和57.1%，术后辅助放疗并未带来显著的生存获益[54]；但对于术后诊断为N_2期病变的患者，辅助放疗使中位生存时间由16个月延长为22个月（$P=0.011$）[55]，在N_1期患者中，该研究则发现术后放疗可能具有潜在的危害，原因在于未放疗患者中位生存期为35个月，而放疗组仅22个月。

综上，SCLC不适宜单纯外科治疗，但对于特定患者（$T_{1-2}N_{0-1}M_0$期）的治疗需要外科的参与，而且有理由相信外科手术在这部分患者的治疗中扮演着重要角色。在对这部分患者进行充分术前评估的基础上，可选择行肺叶切除+纵隔淋巴结清扫，辅以术后辅助化疗，对术后证实为N_2期病变的患者，还应联合局部放疗。

（五）预防性脑放疗

10%~15%的SCLC患者在初诊时即存在脑转移，同时，大脑也是SCLC最常见的复发部位之一，在治疗后完全缓解的局限期SCLC患者中，超过一半会出现脑转移[70]，发生脑转移的患者中位生存期不足5个月[71]。由于血脑屏障限制了化疗药物在中枢神经系统的分布及对潜在转移病灶的杀伤，因而选择放疗以减少SCLC的颅内复发。对于局限期病变或无脑转移的广泛期SCLC患者，这已成为预防病变进展的重要手段。

预防性脑放疗（prophylactic cranial irradiation，PCI）出现于20世纪70年代，至1999年，Auperin等在*New England Journal of Medicine*上发表了汇集此前7项随机对照研究结果的Meta分析[72]，奠定了预防性脑放疗在SCLC治疗中的作用，使之成为局限期SCLC完全缓解后的标准治疗措施之一。该系统评价共纳入987例初始治疗后完全缓解的患者，其中526例患者接受预防性脑放疗，461例患者作为对照，治疗组死亡风险降低16%（PCI *vs.* 对照组，$HR=0.84$，95%CI为0.73~0.91），3年总生存率提高5.4%（20.7% *vs.* 15.3%）；同时，预防性脑放疗还有效减少了脑转移的发生（33.3% *vs.* 58.3%）。Meert等所做的Meta分析亦证实了上述结果[73]。患者5年生存率方面，预防性脑放疗也显著高于对照组（PCI *vs.* 对照组，*RR*=0.92，95%CI为0.88~0.95）[74]。此外，接受预防性脑放疗后，约1/3的患者仍出现脑部病变的进展，这部分患者再次放疗的有效率不足50%，预期生存时间仅4~6个月[75]。

广泛期SCLC患者亦可能从预防性脑放疗中获益。Slotman等开展了一项Ⅲ期临床随机对照研究，纳入286例4~6周期化疗后部分或完全缓解的广泛期SCLC患者，随机分为预防性脑放疗组（*n*=143，多数患者采用的放射剂量为20 Gy/5次）和观察组（*n*=143），预防性脑放疗减少了73%的有症状脑转移（HR=0.27，95%CI为0.16~0.44），预防性脑放疗组1年累积脑转移率为14.6%，对照组为40.4%，患者总的中位生存时间由5.4个月提高至6.7个月，1年生存率由13.3%提高到27.1%（*HR*=0.68，95%CI为0.52~0.68），预防性脑放疗组死亡风险减降低了32%（HR=0.68，95%CI为0.52~0.88）。

放疗剂量方面，虽然预防性脑放疗剂量和脑转移风险存在剂量-效应关系，但并不能单凭提高剂量改善患者生存。预防性脑放疗剂量为8 Gy、24~25 Gy、30 Gy和36~40 Gy时，脑转移风险分别降低了24%、48%、68%和73%[72]，但剂量的提高并不能完全转化为生存优势。一项随机对照研究纳入了720例初始治疗后完全缓解的局限期SCLC患者，对比了标准剂量（25 Gy）与高剂量（36 Gy）预防性脑放疗对患者脑转移及生存的作用，2年累积脑转移发生率分别为29%和23%（*P*=0.18），预防性脑放疗高剂量组胸内疾病进展高于低剂量组（48% *vs.* 40%，*P*=0.02），2年生存率则低于低剂量组（37% *vs.* 42%，*P*=0.05）[76]。高剂量预防性脑放疗的另一个问题是神经系统毒性，如认知功能及神经功能障碍等，其在老龄患者中尤为明显[77]。对于广泛期SCLC，因患者生存期较短，缺乏对预防性脑放疗神经系统毒性的相关研究。

总之，无论是局限期还是广泛期SCLC患者，均可从预防性脑放疗中获益，但局限期SCLC患者的预防性脑放疗仅应用于近乎完全缓解的患者，而广泛期患者则在病变部分或完全缓解后即可开始，前者推荐剂量为25 Gy/10次，后者为20 Gy/5次。对于局限期患者，预防性脑放疗应避免与化疗同步进行，以免增加神经系统毒性。此外，对于一些高危人群，如年龄大于65岁、体力状态评分（PS）大于2分，或存在严重合并症、神经认知功能受损的患者，实施预防性脑放疗也应谨慎。对于接受根治性手术治疗的SCLC患者，预防性脑放疗的作用尚缺乏充分的研究结果支持，但基于其在局限期患者中的作用，NCCN指南推荐患者术后应接受预防性脑放疗。

（六）其他治疗方法

1. 靶向治疗

近30多年，化疗、放疗等传统治疗手段虽有较大发展，但SCLC患者整体预后并无明显改善。近年来，随着分子生物学技术的进步，尤其是第二代测序技术（next generation sequencing，NGS）的应用，对SCLC发生、进展机制的认识有所加深，为寻找有效的治疗靶点提供了便利。由于SCLC存在极高的异质性，给靶向治疗造成了很大困难，即便如此，靶向药物的开发仍然是SCLC治疗的热门领域之一，现有的靶向药物开发涉及多个不同的通路，例如，受体酪氨酸激酶（receptor tyrosine kinase，RTK）及其下游信号通路（Ras，PI3K/Akt/mTOR）、血管生成机制、凋亡机制、Hedgehog通路、金属基质蛋白酶（MMPs）等，但至今尚无成熟的SCLC靶向治疗药物或方案应用于临床。

受体酪氨酸激酶抑制药（tyrosine kinase inhibitors，TKIs）在包括非SCLC在内的多种实体肿瘤治疗中取得了显著成绩。在SCLC方面，先后发现了多个可能的作用靶点，例如，c-Kit、c-Met、表皮生长因子受体（epidermal growth factor receptor，EGFR）、成纤维细胞生长因子受体（fibroblast growth factor receptor，FGFR）及血管内皮生长因子受体（vascular endothelial growth factor receptor，VEGFR）等，均已有相应的TKIs处于研发的不同阶段，但部分已被证明无效。SCLC表达c-Kit和c-Met[78]，但c-Kit抑制药伊马替尼（Imatinib）单药或联合化疗用于SCLC并未取得临床疗效[79-81]，这可能和SCLC患者缺乏c-Kit突变有关；少部分SCLC患者存在c-Met突变，且c-Met的激活与患者不良预后有关[82]，而c-Met抑制药SU11274可增强伊立替康衍生物SN-38对SCLC的抑制作用[83]，这提示其具有潜在的抗肿瘤作用。在肺腺癌中较为常见的EGFR突变，仅见于约4%的SCLC患者[84]，而对未加选择的SCLC患者开展的Ⅱ期临床研究发现，EGFR-TKIs吉非替尼对其并无作用[85]。FGF及IGF-1也具有促进SCLC增殖的作用，且在部分病例中高表达，其相应的TKIs为PD173074（FGFR-TKIs）、OSI-906（IGFR-TKIs），体外及动物试验也发现具有潜在抑制SCLC增殖的作用，但尚需经过临床研究的进一步验证[86-87]。

开发作用于RTK下游的Ras通路及PI3K/Akt/mTOR（PAM）通路的抑制药是SCLC靶向治疗的另一热门领域。肺腺癌中存在20%~30%的K-Ras基因突变，虽然SCLC中尚未发现该基因的突变，但存在一些Ras家族调控因子的突变[88]。作用于Ras通路的一些药物，如法尼基转移酶抑制药（FTIs）、他汀类药物等，虽然针对SCLC细胞株的体内外研究显示出抑瘤作用，然而II期临床研究并未得出阳性结果[89-90]。PAM通路失调在肿瘤中较常见，该通路中的PTEN蛋白与SCLC生长及放化疗耐药关系密切[91]。依维莫司（Everolimus）可抑制PAM通路活化且低表达抗凋亡蛋白Bcl-2的SCLC细胞株，与作用于Bcl-2的靶向药物联用或许可增强对SCLC的抑制作用[92]，同类药物他克莫司（又称Rapamycin，FK-506）则显示出增强Bcl-2抑制药ABT-737的抗SCLC作用[93]。TKIs厄洛替尼（Erlotinib）与依维莫司联用也显示出抑制SCLC细胞生长的协同效应[94]。此外，PI3K抑制药PF-4989216也可下调Bcl-2的表达，体内外研究证实其可抑制PIK3CA突变SCLC的生长，具有潜在应用价值。其他Bcl-2抑制药（如S44563、ABT-263和GX15-070）及Akt抑制药MK-2206等也被用于SCLC的治疗，已进入临床试验阶段。Ras及PAM通路虽存在多个潜在治疗靶点，但相应进入临床研究的药物，如依维莫司、他克莫司等，无论单药或与化疗联用，均未能发挥显著的抗肿瘤作用。

SCLC靶向治疗的另一重要途径是抗肿瘤血管生成。血管内皮生长因子（vascular endothelial growth factor，VEGF）的表达与SCLC预后相关，且SCLC表达其受体VEGFR-2及VEGFR-3[95-96]。因此，VEGF单克隆抗体贝伐珠单抗（Bevacizumab）被尝试用于SCLC的治疗，II期临床试验显示其与顺铂+伊立替康化疗方案联用是，在一定程度上可延长进展期SCLC患者的生存期[97]，但其在与顺铂/卡铂+依托泊苷方案联用时，虽延长了患者无进展生存期，并未能延长总生存期[98]。作用于VEGF/VEGFR通路的其他一些药物，如索拉非尼、舒尼替尼、凡德他尼等，也在SCLC患者中开展了临床研究，但均无明确的抗肿瘤作用。

此外，其他靶向制剂，包括DNA修复蛋白PARP1

抑制药BMN673及ABT-888、热休克蛋白（heat shock protein，HSP）抑制药Ganetespib、组蛋白脱乙酰基酶（histone deacetylase，HDAC）抑制药FR901228、Hedgehog通路抑制药GDC-0449、CD56的单克隆抗体N901、MMP抑制药Marimastat等，先后开展了I/II期临床试验，亦未能取得突破性进展（表8-1），另有部分研究结果尚未发布。

过去20余年中，我们对SCLC发生的分子生物学基础已有了较为深入的认识，并发现了不少潜在治疗靶点，但大量靶向药物并未如预期发挥作用。靶点不准确可能是其中一大原因，临床研究时未能对患者进行筛选，导致靶向治疗未能针对其敏感人群；其次，SCLC本身具有很高的遗传异质性，侵袭性强，而易于通过药物干预发挥疗效的靶点较少，这也限制了靶向药物的应用；第三，SCLC作为一种异质性很高的肿瘤，可能需联合多靶点加以干预。第二代测序技术的广泛应用及测序成本的逐渐降低，为SCLC靶向药物的开发与临床应用提供了新的机遇。

2. 免疫治疗

免疫治疗是肿瘤治疗领域的另一个潜在突破点，近年来发展迅速。SCLC中，合并自身免疫介导的Lambert-Eaton肌无力综合征患者预后较其他患者好[99]，这部分患者外周血中具有免疫抑制作用的调节型T细胞（Treg）功能障碍[100]。这提示机体免疫反应影响患者预后，或许可以通过调节机体免疫功能，强化对SCLC的特定免疫应答，达到肿瘤免疫治疗的目的。与其他实体肿瘤相同，目前对SCLC免疫治疗的探索也包括肿瘤疫苗、过继细胞免疫、免疫调节剂和免疫检查点蛋白（immune checkpoint proteins）阻断等方面，其中以针对免疫检查点蛋白的免疫干预最受关注。

免疫共刺激与免疫共抑制分子共同维持着机体的免疫平衡。T细胞识别抗原呈递细胞（antigen-presenting cell，APC）表面的主要组织相容性分子（major histocompatibility complex，MHC）后，还需由T细胞表面共刺激受体CD28、CD134、CD137等与APC表面的免疫共刺激分子CD80、CD86等结合，才能实现T细胞的激活发挥免疫效应。细胞毒性T淋巴细胞相关抗原（cytotoxic T-lymphocyte-associated antigen-4，CTLA-4）及程序性死亡分子1（programmed death-1，PD-1）等免疫检查点蛋白与相应配体结合，可阻断上

表8-1 进入临床研究的SCLC靶向治疗候选药物

作用靶点	药物名称
受体酪氨酸激酶	伊马替尼（Imatinib）、吉非替尼（Gefitinib）、凡德他尼（Vandetanib）、索拉菲尼（Sorafenib）、西地尼布（Cediranib）、舒尼替尼（Sunitinib）、帕唑帕尼（Pazopanib）、Nintedanib
Ras 通路	辛伐他汀（Simvastatin）、普伐他汀（Pravastatin）
PI3K/Akt/mTOR 通路	依维莫司（Everolimus）、坦罗莫司（Temsirolimus）、MK-2206、Buparlisib
VEGF	贝伐珠单抗（Bevacizumab）、阿伯西普（Aflibercept）
血管生成	沙利度胺（Thalidomide）
IGF-1/IGF-1R	芬妥木单抗（Figitumumab）、西妥木单抗（Cixutumumab）、Ganitumab、Linsitinib、Dalotuzumab
肝细胞生长因子	Rilotumumab
Hedgehog 通路	Vismodegib、LDE225、BMS-833923、LY2940680、GDC-0449、IMC-A12
Src 基因	Dasatinib（BMS-354825）、Saracatinib（AZD0530）
促凋亡机制	奥利莫森（Oblimersen）、Navitoclax、Obatoclax
细胞周期	BI2536、BAY1000394、Roniciclib
DNA 修复	Veliparib、Alisertib
组蛋白修饰	帕比司他（Panobinostat）、Romidepsin（FR901228）、
热休克蛋白	STA-9090、Ganetespib
蛋白酶体	Bortezomib、Carfilzomib
丝/苏氨酸蛋白激酶	Aurora（MLN8237）
MMPs	Marimastat
CD56	N901、BB-10901

源自：https://clinicaltrials.gov/

述T细胞活化过程，下调T细胞的活性，这是肿瘤免疫逃逸的重要机制之一。其中，CTLA-4通过与CD28竞争结合APC表面B7分子（CD80和CD86）抑制T细胞活化，且其与这些配体的亲和力更高[101]。PD-1则主要存在于活化的T细胞表面，PD-L1是其主要配体，二者结合后诱导T细胞凋亡导致肿瘤免疫逃逸[102]。目前已有数种针对上述免疫检查点的制剂应用于临床，其在SCLC中的作用很值得期待。现有的免疫检查点蛋白阻断药包括作用于CTLA-4受体的Ipilimumab、Tremelimumab（CP-675,206）等，以及作用于PD-1/PD-L1通路的Nivolumab（BMS-936559，MDX-1106）、Pembrolizumab（MK 3475）及MPDL3280A等。

Ipilimumab是针对CTLA-4的单克隆抗体，已被FDA批准用于晚期黑色素瘤的治疗，而针对肺癌、膀胱癌及前列腺癌等多种实体肿瘤的临床研究也在进行之中。一项针对SCLC及NSCLC的II期多中心临床随机对照研究（NCT00527735）已完成[103]，该研究共纳入进展期SCLC患者130例，随机分为三组，包括①Ipilimumab与化疗同期组：4剂Ipilimumab（10 mg/kg体重）+紫杉醇/卡铂，2剂安慰剂+紫杉醇/卡铂；②Ipilimumab序贯给药组：2剂安慰剂+紫杉醇/卡铂，4剂Ipilimumab（10 mg/kg体重）+紫杉醇/卡铂；③对照组：6剂安慰剂+紫杉醇/卡铂。诱导化疗组患者具有一定的生存优势，较安慰剂组相比，总体缓解率由53%提高至71%，免疫相关的无进展生存期分别为6.4个月与5.3个月（P=0.03），虽然患者总体生存时间无统计学差异，但Ipilimumab治疗组依然存在一定的优势。基于此研究结果，其他一些有关Ipilimumab治疗SCLC的临床研究正在进行中（表8-2）。以CTLA-4为作用对象的另一个药物Tremelimumab，尚无相关临床研究探索其在SCLC治疗中的应用。干

表8-2　免疫检查点治疗SCLC的临床研究概况（源自：https://clinicaltrials.gov/）

临床研究注册号	研究分期	研究人群	干预措施	状态
NCT01450761	Ⅲ期	进展期SCLC患者	Ipilimumab+依托泊苷/铂类制剂 vs.依托泊苷/含铂制剂	已启动
NCT01331525	Ⅱ期	进展期SCLC患者	Ipilimumab/依托泊苷/铂类制剂	已启动
NCT02046733	Ⅱ期	局限期SCLC患者	Ipilimumab	入组中
NCT00527735	Ⅱ期	初治的小细胞及非SCLC患者	Ipilimumab或安慰剂/紫杉醇/卡铂（同期 vs.序贯给药）vs.安慰剂/紫杉醇/卡铂	已完成
NCT02481830	Ⅲ期	复发SCLC	Nivolumab/托泊替康/氨柔比星	未启动
NCT02402920	Ⅰ期	SCLC患者	Pembrolizumab/铂类制剂/依托泊苷/放疗	未启动
NCT02359019	Ⅱ期	完成化疗的进展期SCLC患者	Pembrolizumab	入组中
NCT01928394	Ⅰ/Ⅱ期	晚期实体肿瘤（含SCLC）	Nivolumab/Ipilimumab	入组中

Ipilimumab及Nivolumab是最值得期待的SCLC免疫治疗制剂，但目前依然面临诸多挑战，例如肿瘤内复杂的遗传异质性限制了免疫治疗的实施；其次，与靶向治疗存在相同的问题，即目前尚缺乏有效手段甄别特定免疫治疗方法的敏感人群。此外，如何将免疫治疗与现有化疗及放疗等治疗手段联合，实现个体化治疗，使获益最大化，也是未来需要解决的问题。

预PD-1/PD-L1的免疫治疗方面，Nivolumab作为人PD-1的单克隆抗体，可阻断PD-1激活所致的T细胞凋亡，增强T细胞免疫反应[104]。Nivolumab在黑色素瘤及NSCLC的治疗中有着出色的表现[105-106]，已被FDA批准用于晚期黑色素瘤及肺鳞癌的治疗。近期有一项Nivolumab用于复发SCLC的Ⅲ期临床研究（表8-2）。CTLA-4及PD-1抑制肿瘤免疫的机制不同，不同干预途径的联用或可发挥协同作用，这也有待临床试验进一步验证（NCT01928394）。

免疫治疗的另一个潜在突破点是肿瘤疫苗。较多SCLC患者肿瘤组织中存在神经节苷脂（FucGM1、GD3、GM2等）的高表达[107]，而在正常组织中表达较低，为特异性肿瘤疫苗的制备提供了可能。采用FucGM1制备的单克隆抗体或疫苗，可对SCLC产生免疫源性[108-110]，但能否改善患者生存期尚需进一步验证。针对神经节苷脂GD3而制备的Bec2疫苗，Ⅰ/Ⅱ期临床研究评估Bec2联合卡介苗时发现可产生抗GD3抗体的患者，其预后有所改善[111]，但随后开展的纳入515例患者的Ⅲ期临床研究，即使是可以产生抗GD3抗体的患者（约1/3的患者），也并不能显著改善患者生存期及生活质量[112]。其他被尝试用于SCLC治疗的疫苗还包括多唾液酸（PolySA）疫苗及树突状细胞疫苗等。

免疫调节因子干扰素（interferon，IFN）可刺激免疫细胞，还可促进抗原呈递，从而促进免疫系统对肿瘤细胞的识别，被尝试用作SCLC的维持治疗。一项研究纳入237例经诱导放化疗缓解的SCLC患者，随机分为IFN-α维持治疗组、维持化疗组及对照组，三组患者的中位生存期分别为11个月、11个月和10个月[113]，但IFN-α维持治疗组患者5年生存率显著优于另外两组，分别为10%、2%和2%（P=0.04）[114]。另一项多中心Ⅱ期临床随机对照研究观察了大剂量放化疗后通过IFN-α联合维甲酸维持治疗的可行性,治疗组与对照组的中位生存期相似（12.4 vs. 13.5个月），但1年生存率有所提高（82% vs. 55%）[115]。Rossi等进行了一项评估IFN-α维持治疗SCLC的系统评价，纳入21项随机对照研究3 688例患者，显示IFN-α维持治疗并不能使患者生存获益[116]。

3. 抗凝药的作用

抗凝药被认为可减少肿瘤细胞所致的微血栓形成，从而减少肿瘤转移。华法林、阿司匹林、肝素等临床常用的抗凝药也曾被尝试用于SCLC的辅助治疗。

癌症与白血病B组（the Cancer and Leukemia Group B，CALGB）完成了一项针对进展期SCLC的前瞻性研究[117]，最终纳入分析的患者共294例，比较化疗±华法林对患者生存的影响，华法林组患者客观缓解率及无进展生存期、总生存期均优于对照组，但4%的患者发生致命性出血，2%的患者死于出血。华法林在SCLC治疗中的作用无人重复相关研究。与华法林用于SCLC治疗的理论相同，Lebeau等尝试将阿司匹林用于SCLC的治疗[118]，但纳入303例患者的前瞻性随机对照研究未得出阳性结果，阿司匹林并不能减少肿瘤转移灶或局部血栓的形成。同时，Lebeau等还对肝素抗凝在SCLC治疗中的作用开展了一项前瞻性临床随机对照研究，共纳入277例患者，发现皮下注射肝素可显著延长患者生存期（中位生存期：317 d $vs.$ 261 d，$P=0.01$）[119]，其后的回顾性分析也发现肝素抗凝治疗是患者预后较好的独立因素之一[120]。尽管如此，抗凝药在SCLC治疗中的应用仍需更多证据支持。

四、小结

总之，SCLC的治疗仍然是一个棘手的难题，涉及多学科合作，制定治疗方案时应对患者进行充分的评估，综合考虑不同治疗措施的潜在获益、不良反应（表8-3）及患者耐受程度，充分权衡利弊：

（1）治疗前应对患者进行合理的分期，包括VALG分期和TNM分期。

（2）局限期病变：若TNM分期为$T_{1-2}N_{0-1}$，应由外科医生决定手术的可行性，术后辅以化疗及预防性脑放疗，术后证实为N_2期病变者还应行胸部放疗；术前评估为N2-3期病变的患者首选化疗，病变缓解者应行预防性脑放疗及胸部放疗。

（3）广泛期病变：化疗为其标准治疗手段，化疗使病情缓解的患者在充分权衡利弊后可考虑进行预防性脑放疗及胸部放疗。

（4）靶向治疗及免疫治疗有望成为SCLC治疗的突破点，但敏感人群的筛选、不同药物间的联合应用等问题仍需进一步的研究支持。

表8-3　SCLC主要治疗方式的常见不良反应

治疗方法	早期不良反应	后期不良反应
化疗	恶心及呕吐 脱发 周围神经炎 血液系统毒性（贫血、白细胞减少、血小板减少等） 电解质紊乱 腹泻/便秘 心律失常 肾功能不全 耳毒性 黏膜炎 低血压/高血压 气管食管瘘 出血性膀胱炎	特殊感染（如疱疹等） 心脏毒性（如心肌病等） 肺间质纤维化 中枢神经系统毒性 第二原发癌 急性白血病
胸部放疗	食管炎/食管狭窄 肺炎 心脏毒性	肺间质纤维化 心脏毒性 脊髓炎
预防性脑放疗	头皮红斑 外耳炎 骨髓抑制	认知功能障碍（记忆力下降等） 神经功能障碍（言语不清、共济失调等） 痴呆
外科手术	围术期死亡 切口疼痛 支气管胸膜瘘 呼吸衰竭	切口慢性疼痛 支气管胸膜瘘 呼吸衰竭

参考文献

[1] Pesch B，Kendzia B，Gustavsson P，et al. Cigarette smoking and lung cancer--relative risk estimates for the major histological types from a pooled analysis of case-control studies[J]. Int J Cancer，2012，131：1210-1219.

[2] Govindan R，Page N，Morgensztern D，et al. Changing epidemiology of small-cell lung cancer in the United States over the last 30 years：analysis of the surveillance，epidemiologic，and end results database[J]. J Clin Oncol，2006，24：4539-4544.

[3] Travis WD. Advances in neuroendocrine lung tumors[J]. Ann Oncol 2010；21 Suppl 7：vii65-vii71.

[4] IARC. Pathology and genetics of tumours of lung，pleura，thymus，and heart (World Health Organization Classification of Tumours)[M]. Lyon：IARC Press，2004.

[5] Zelen M. Keynote address on biostatistics and data retrieval[J]. Cancer Chemother Rep 3，1973，4：31-42.

[6] Shepherd FA，Crowley J，Van Houtte P，et al. The International Association for the Study of Lung Cancer lung cancer staging project：proposals regarding the clinical staging of small cell lung cancer in the forthcoming (seventh) edition of the tumor，node，metastasis classification for lung cancer[J]. J Thorac Oncol，2007，2：1067-1077.

[7] NCCN. NCCN Clinical Practice Guidelines in Oncology：Small Cell Lung Cancer (Version 1. 2016). Fort Washington：NCCN，2016. http：//www.nccn.org/professionals/physician_gls/pdf/sclc.pdf.

[8] Brink I，Schumacher T，Mix M，et al. Impact of 18F-FDG-PET on the primary staging of small-cell lung cancer[J]. Eur J Nucl Med Mol Imaging，2004，31：1614-1620.

[9] Vinjamuri M，Craig M，Campbell-Fontaine A，et al. Can positron emission tomography be used as a staging tool for small-cell lung cancer[J]？ Clin Lung Cancer，2008，9：30-34.

[10] Parsons A，Daley A，Begh R，et al. Influence of smoking cessation after diagnosis of early stage lung cancer on prognosis：systematic review of observational studies with meta-analysis[J]. BMJ，2010，340：b5569.

[11] Jänne PA，Freidlin B，Saxman S，et al. Twenty-five years of clinical research for patients with limited-stage small cell lung carcinoma in North America[J]. Cancer，2002，95：1528-1538.

[12] Fox W，Scadding JG. Medical Research Council comparative trial of surgery and radiotherapy for primary treatment of small-celled or oat-celled carcinoma of bronchus. Ten-year follow-up[J]. Lancet，1973，2：63-65.

[13] Lad T，Piantadosi S，Thomas P，et al. A prospective randomized trial to determine the benefit of surgical resection of residual disease following response of small cell lung cancer to combination chemotherapy[J]. Chest，1994，106：320S-323S.

[14] Seifter EJ，Ihde DC. Therapy of small cell lung cancer：a perspective on two decades of clinical research[J]. Semin Oncol，1988，15：278-299.

[15] Johnson DH. Management of small cell lung cancer：current state of the art[J]. Chest，1999，116：525S-530S.

[16] Pujol JL，Carestia L，Daurès JP. Is there a case for cisplatin in the treatment of small-cell lung cancer？ A meta-analysis of randomized trials of a cisplatin-containing regimen versus a regimen without this alkylating agent[J]. Br J Cancer，2000，83：8-15.

[17] Amarasena IU，Walters JA，Wood-Baker R，et al. Platinum versus non-platinum chemotherapy regimens for small cell lung cancer[J]. Cochrane Database Syst Rev，2008：CD006849.

[18] Früh M，De Ruysscher D，Popat S，et al. Small-cell lung cancer (SCLC)：ESMO Clinical Practice Guidelines for diagnosis，treatment and follow-up[J]. Ann Oncol，2013，24 Suppl 6：vi99-vi105.

[19] Rossi A，Di Maio M，Chiodini P，et al. Carboplatin- or cisplatin-based chemotherapy in first-line treatment of small-cell lung cancer：the COCIS meta-analysis of individual patient data[J]. J Clin Oncol，2012，30：1692-1698.

[20] Sgambato A，Casaluce F，Maione P，et al. Medical treatment of small cell lung cancer：state of the art and new development[J]. Expert Opin Pharmacother，2013，14：2019-2031.

[21] Jiang J，Shi HZ，Deng JM，et al. Efficacy of intensified chemotherapy with hematopoietic progenitors in small-cell lung cancer：A meta-analysis of the published literature[J]. Lung Cancer，2009，65：214-218.

[22] Arriagada R，Le Chevalier T，Pignon JP，et al. Initial chemotherapeutic doses and survival in patients with limited small-cell lung cancer[J]. N Engl J Med，1993，329：1848-1852.

[23] Zhou H，Zeng C，Wei Y，et al. Duration of chemotherapy for small cell lung cancer：a meta-analysis[J]. PLoS One，2013，8：e73805.

[24] Faivre-Finn C，Lorigan P，West C，et al. Thoracic radiation therapy for limited-stage small-cell lung cancer：unanswered questions[J]. Clin Lung Cancer，2005，7：23-29.

[25] Warde P，Payne D. Does thoracic irradiation improve survival and local control in limited-stage small-cell carcinoma of the lung？ A meta-analysis[J]. J Clin Oncol，1992，10：890-895.

[26] Pignon JP，Arriagada R，Ihde DC，et al. A meta-analysis of thoracic radiotherapy for small-cell lung cancer[J]. N Engl J Med，1992，327：1618-1624.

[27] De Ruysscher D，Pijls-Johannesma M，Bentzen SM，et al. Time between the first day of chemotherapy and the last day of chest radiation is the most important predictor of survival in limited-disease small-cell lung cancer[J]. J Clin Oncol，2006，24：1057-1063.

[28] Pijls-Johannesma M, De Ruysscher D, Vansteenkiste J, et al. Timing of chest radiotherapy in patients with limited stage small cell lung cancer: a systematic review and meta-analysis of randomised controlled trials[J]. Cancer Treat Rev, 2007, 33: 461-473.

[29] Turrisi AT, 3rd, Kim K, Blum R, et al. Twice-daily compared with once-daily thoracic radiotherapy in limited small-cell lung cancer treated concurrently with cisplatin and etoposide[J]. N Engl J Med, 1999, 340: 265-271.

[30] Noda K, Nishiwaki Y, Kawahara M, et al. Irinotecan plus cisplatin compared with etoposide plus cisplatin for extensive small-cell lung cancer[J]. N Engl J Med, 2002, 346: 85-91.

[31] Hanna N, Bunn PA Jr, Langer C, et al. Randomized phase III trial comparing irinotecan/cisplatin with etoposide/cisplatin in patients with previously untreated extensive-stage disease small-cell lung cancer[J]. J Clin Oncol, 2006, 24: 2038-2043.

[32] Lara PN Jr, Chansky K, Shibata T, et al. Common arm comparative outcomes analysis of phase 3 trials of cisplatin + irinotecan versus cisplatin + etoposide in extensive stage small cell lung cancer: final patient-level results from Japan Clinical Oncology Group 9511 and Southwest Oncology Group 0124[J]. Cancer, 2010, 116: 5710-5715.

[33] Eckardt JR, von Pawel J, Papai Z, et al. Open-label, multicenter, randomized, phase III study comparing oral topotecan/cisplatin versus etoposide/cisplatin as treatment for chemotherapy-naive patients with extensive-disease small-cell lung cancer[J]. J Clin Oncol, 2006, 24: 2044-2051.

[34] Socinski MA, Weissman C, Hart LL, et al. Randomized phase II trial of pemetrexed combined with either cisplatin or carboplatin in untreated extensive-stage small-cell lung cancer[J]. J Clin Oncol, 2006, 24: 4840-4847.

[35] Jeremic B, Shibamoto Y, Nikolic N, et al. Role of radiation therapy in the combined-modality treatment of patients with extensive disease small-cell lung cancer: A randomized study[J]. J Clin Oncol, 1999, 17: 2092-2099.

[36] Giuliani ME, Atallah S, Sun A, et al. Clinical outcomes of extensive stage small cell lung carcinoma patients treated with consolidative thoracic radiotherapy[J]. Clin Lung Cancer, 2011, 12: 375-379.

[37] Slotman BJ. Radiotherapy for extensive stage small cell lung cancer[J]. Front Radiat Ther Oncol, 2010, 42: 187-192.

[38] Diniz G, Unlu I, Gokce T, et al. Evaluation of curative and palliative radiotherapy efficacy in extensive stage small cell lung cancer[J]. Saudi Med J, 2006, 27: 992-996.

[39] Slotman BJ, van Tinteren H, Praag JO, et al. Use of thoracic radiotherapy for extensive stage small-cell lung cancer: a phase 3 randomised controlled trial[J]. Lancet, 2015, 385: 36-42.

[40] Asai N, Ohkuni Y, Kaneko N, et al. Relapsed small cell lung cancer: treatment options and latest developments[J]. Ther Adv Med Oncol, 2014, 6: 69-82.

[41] von Pawel J, Jotte R, Spigel DR, et al. Randomized phase III trial of amrubicin versus topotecan as second-line treatment for patients with small-cell lung cancer[J]. J Clin Oncol, 2014, 32: 4012-4019.

[42] von Pawel J, Schiller JH, Shepherd FA, et al. Topotecan versus cyclophosphamide, doxorubicin, and vincristine for the treatment of recurrent small-cell lung cancer[J]. J Clin Oncol, 1999, 17: 658-667.

[43] Eckardt JR, von Pawel J, Pujol JL, et al. Phase III study of oral compared with intravenous topotecan as second-line therapy in small-cell lung cancer[J]. J Clin Oncol, 2007, 25: 2086-2092.

[44] O'Brien ME, Ciuleanu TE, Tsekov H, et al. Phase III trial comparing supportive care alone with supportive care with oral topotecan in patients with relapsed small-cell lung cancer[J]. J Clin Oncol, 2006, 24: 5441-5447.

[45] Onoda S, Masuda N, Seto T, et al. Phase II trial of amrubicin for treatment of refractory or relapsed small-cell lung cancer: Thoracic Oncology Research Group Study 0301[J]. J Clin Oncol, 2006, 24: 5448-5453.

[46] Inoue A, Sugawara S, Yamazaki K, et al. Randomized phase II trial comparing amrubicin with topotecan in patients with previously treated small-cell lung cancer: North Japan Lung Cancer Study Group Trial 0402[J]. J Clin Oncol, 2008, 26: 5401-5406.

[47] Jotte R, Conkling P, Reynolds C, et al. Randomized phase II trial of single-agent amrubicin or topotecan as second-line treatment in patients with small-cell lung cancer sensitive to first-line platinum-based chemotherapy[J]. J Clin Oncol, 2011, 29: 287-293.

[48] Kim YH, Mishima M. Second-line chemotherapy for small-cell lung cancer (SCLC)[J]. Cancer Treat Rev, 2011, 37: 143-150.

[49] Ginsberg RJ, Shepherd FA. Surgery for Small Cell Lung Cancer[J]. Semin Radiat Oncol, 1995, 5: 40-43.

[50] Spigel DR, Socinski MA. Rationale for chemotherapy, immunotherapy, and checkpoint blockade in SCLC: beyond traditional treatment approaches[J]. J Thorac Oncol, 2013, 8: 587-598.

[51] Lennox SC, Flavell G, Pollock DJ, et al. Results of resection for oat-cell carcinoma of the lung[J]. Lancet, 1968, 2: 925-927.

[52] Goldman KP. Histology of Lung Cancer in Relation to Prognosis[J]. Thorax, 1965, 20: 298-302.

[53] Szczesny TJ, Szczesna A, Shepherd FA, et al. Surgical treatment of small cell lung cancer[J]. Semin Oncol, 2003, 30: 47-56.

[54] Yu JB, Decker RH, Detterbeck FC, et al. Surveillance epidemiology and end results evaluation of the role of surgery for stage I small cell lung cancer[J]. J Thorac Oncol, 2010, 5: 215-219.

[55] Schreiber D，Rineer J，Weedon J，et al. Survival outcomes with the use of surgery in limited-stage small cell lung cancer：should its role be re-evaluated[J]？Cancer，2010，116：1350-1357.

[56] Lüchtenborg M，Riaz SP，Lim E，et al. Survival of patients with small cell lung cancer undergoing lung resection in England，1998-2009[J]. Thorax，2014，69：269-273.

[57] Shields TW，Higgins GA，Jr，Matthews MJ，et al. Surgical resection in the management of small cell carcinoma of the lung[J]. J Thorac Cardiovasc Surg，1982，84：481-488.

[58] Ju MH，Kim HR，Kim JB，et al. Surgical outcomes in small cell lung cancer[J]. Korean J Thorac Cardiovasc Surg，2012，45：40-44.

[59] Tsuchiya R，Suzuki K，Ichinose Y，et al. Phase II trial of postoperative adjuvant cisplatin and etoposide in patients with completely resected stage I-IIIa small cell lung cancer：the Japan Clinical Oncology Lung Cancer Study Group Trial（JCOG9101）[J]. J Thorac Cardiovasc Surg，2005，129：977-983.

[60] Brock MV，Hooker CM，Syphard JE，et al. Surgical resection of limited disease small cell lung cancer in the new era of platinum chemotherapy：Its time has come[J]. J Thorac Cardiovasc Surg，2005，129：64-72.

[61] Rea F，Callegaro D，Favaretto A，et al. Long term results of surgery and chemotherapy in small cell lung cancer[J]. Eur J Cardiothorac Surg，1998，14：398-402.

[62] Lucchi M，Mussi A，Chella A，et al. Surgery in the management of small cell lung cancer[J]. Eur J Cardiothorac Surg，1997，12：689-93.

[63] Elliott JA，Osterlind K，Hirsch FR，et al. Metastatic patterns in small-cell lung cancer：correlation of autopsy findings with clinical parameters in 537 patients[J]. J Clin Oncol，1987，5：246-254.

[64] Shepherd FA，Ginsberg RJ，Feld R，et al. Surgical treatment for limited small-cell lung cancer. The University of Toronto Lung Oncology Group experience[J]. J Thorac Cardiovasc Surg，1991，101：385-393.

[65] Shepherd FA，Ginsberg RJ，Patterson GA，et al. A prospective study of adjuvant surgical resection after chemotherapy for limited small cell lung cancer. A University of Toronto Lung Oncology Group study[J]. J Thorac Cardiovasc Surg，1989，97：177-186.

[66] Wada H，Yokomise H，Tanaka F，et al. Surgical treatment of small cell carcinoma of the lung：advantage of preoperative chemotherapy[J]. Lung Cancer，1995，13：45-56.

[67] Lewiński T，Zuławski M，Turski C，et al. Small cell lung cancer I--III A：cytoreductive chemotherapy followed by resection with continuation of chemotherapy[J]. Eur J Cardiothorac Surg，2001，20：391-398.

[68] Eberhardt W，Stamatis G，Stuschke M，et al. Prognostically orientated multimodality treatment including surgery for selected patients of small-cell lung cancer patients stages IB to IIIB：long-term results of a phase II trial[J]. Br J Cancer，1999，81：1206-12.

[69] Gridelli C，D'Aprile M，Curcio C，et al. Carboplatin plus epirubicin plus VP-16，concurrent 'split course' radiotherapy and adjuvant surgery for limited small cell lung cancer. Gruppo Oncologico Centro-Sud-Isole（GOCSI）[J]. Lung Cancer，1994，11：83-91.

[70] Pöttgen C，Eberhardt W，Stuschke M. Prophylactic cranial irradiation in lung cancer[J]. Curr Treat Options Oncol，2004，5：43-50.

[71] Postmus PE，Haaxma-Reiche H，Gregor A，et al. Brain-only metastases of small cell lung cancer：efficacy of whole brain radiotherapy. An EORTC phase II study[J]. Radiother Oncol，1998，46：29-32.

[72] Aupérin A，Arriagada R，Pignon JP，et al. Prophylactic cranial irradiation for patients with small-cell lung cancer in complete remission. Prophylactic Cranial Irradiation Overview Collaborative Group[J]. N Engl J Med，1999，341：476-484.

[73] Meert AP，Paesmans M，Berghmans T，et al. Prophylactic cranial irradiation in small cell lung cancer：a systematic review of the literature with meta-analysis[J]. BMC Cancer，2001，1：5.

[74] Zhang W，Jiang W，Luan L，et al. Prophylactic cranial irradiation for patients with small-cell lung cancer：a systematic review of the literature with meta-analysis[J]. BMC Cancer，2014，14：793.

[75] Castrucci WA，Knisely JP. An update on the treatment of CNS metastases in small cell lung cancer[J]. Cancer J，2008，14：138-146.

[76] Le Péchoux C，Dunant A，Senan S，et al. Standard-dose versus higher-dose prophylactic cranial irradiation (PCI) in patients with limited-stage small-cell lung cancer in complete remission after chemotherapy and thoracic radiotherapy (PCI 99-01，EORTC 22003-08004，RTOG 0212，and IFCT 99-01)：a randomised clinical trial[J]. Lancet Oncol，2009，10：467-474.

[77] Wolfson AH，Bae K，Komaki R，et al. Primary analysis of a phase II randomized trial Radiation Therapy Oncology Group (RTOG) 0212：impact of different total doses and schedules of prophylactic cranial irradiation on chronic neurotoxicity and quality of life for patients with limited-disease small-cell lung cancer[J]. Int J Radiat Oncol Biol Phys，2011，81：77-84.

[78] Rygaard K，Nakamura T，and Spang-Thomsen M. Expression of the proto-oncogenes c-met and c-kit and their ligands，hepatocyte growth factor/scatter factor and stem cell factor，in SCLC cell lines and xenografts[J]. Br J Cancer，1993，67：37-46.

[79] Krug LM，Crapanzano JP，Azzoli CG，et al. Imatinib mesylate lacks activity in small cell lung carcinoma expressing c-kit protein：a phase II clinical trial[J]. Cancer，2005，103：2128-2131.

[80] Johnson BE，Fischer T，Fischer B，et al. Phase II study of imatinib in patients with small cell lung cancer[J]. Clin Cancer

Res, 2003, 9: 5880-5887.

[81] Dy GK, Miller AA, Mandrekar SJ, et al. A phase II trial of imatinib (ST1571) in patients with c-kit expressing relapsed small-cell lung cancer: a CALGB and NCCTG study[J]. Ann Oncol, 2005, 16: 1811-1816.

[82] Arriola E, Canadas I, Arumi-Uria M, et al. MET phosphorylation predicts poor outcome in small cell lung carcinoma and its inhibition blocks HGF-induced effects in MET mutant cell lines[J]. Br J Cancer, 2011, 105: 814-823.

[83] Rolle CE, Kanteti R, Surati M, et al. Combined MET inhibition and topoisomerase I inhibition block cell growth of small cell lung cancer[J]. Mol Cancer Ther, 2014, 13: 576-584.

[84] Tatematsu A, Shimizu J, Murakami Y, et al. Epidermal growth factor receptor mutations in small cell lung cancer[J]. Clin Cancer Res, 2008, 14: 6092-6096.

[85] Moore AM, Einhorn LH, Estes D, et al. Gefitinib in patients with chemo-sensitive and chemo-refractory relapsed small cell cancers: a Hoosier Oncology Group phase II trial[J]. Lung Cancer, 2006, 52: 93-97.

[86] Pardo OE, Latigo J, Jeffery RE, et al. The fibroblast growth factor receptor inhibitor PD173074 blocks small cell lung cancer growth in vitro and in vivo[J]. Cancer Res, 2009, 69: 8645-8651.

[87] Zinn RL, Gardner EE, Marchionni L, et al. ERK phosphorylation is predictive of resistance to IGF-1R inhibition in small cell lung cancer[J]. Mol Cancer Ther, 2013, 12: 1131-1139.

[88] Rudin CM, Durinck S, Stawiski EW, et al. Comprehensive genomic analysis identifies SOX2 as a frequently amplified gene in small-cell lung cancer[J]. Nat Genet, 2012, 44: 1111-1116.

[89] Heymach JV, Johnson DH, Khuri FR, et al. Phase II study of the farnesyl transferase inhibitor R115777 in patients with sensitive relapse small-cell lung cancer[J]. Ann Oncol, 2004, 15: 1187-1193.

[90] Han JY, Lim KY, Yu SY, et al. A phase 2 study of irinotecan, cisplatin, and simvastatin for untreated extensive-disease small cell lung cancer[J]. Cancer, 2011, 117: 2178-2185.

[91] Cui M, Augert A, Rongione M, et al. PTEN is a potent suppressor of small cell lung cancer[J]. Mol Cancer Res, 2014, 12: 654-659.

[92] Marinov M, Ziogas A, Pardo OE, et al. AKT/mTOR pathway activation and BCL-2 family proteins modulate the sensitivity of human small cell lung cancer cells to RAD001[J]. Clin Cancer Res, 2009, 15: 1277-1287.

[93] Gardner EE, Connis N, Poirier JT, et al. Rapamycin rescues ABT-737 efficacy in small cell lung cancer[J]. Cancer Res, 2014, 74: 2846-2856.

[94] Schmid K, Bago-Horvath Z, Berger W, et al. Dual inhibition of EGFR and mTOR pathways in small cell lung cancer[J]. Br J

Cancer, 2010, 103: 622-628.

[95] Zhan P, Wang J, Lv XJ, et al. Prognostic value of vascular endothelial growth factor expression in patients with lung cancer: a systematic review with meta-analysis[J]. J Thorac Oncol, 2009, 4: 1094-1103.

[96] Tanno S, Ohsaki Y, Nakanishi K, et al. Human small cell lung cancer cells express functional VEGF receptors, VEGFR-2 and VEGFR-3[J]. Lung Cancer, 2004, 46: 11-19.

[97] Ready NE, Dudek AZ, Pang HH, et al. Cisplatin, irinotecan, and bevacizumab for untreated extensive-stage small-cell lung cancer: CALGB 30306, a phase II study[J]. J Clin Oncol, 2011, 29: 4436-4441.

[98] Spigel DR, Townley PM, Waterhouse DM, et al. Randomized phase II study of bevacizumab in combination with chemotherapy in previously untreated extensive-stage small-cell lung cancer: results from the SALUTE trial[J]. J Clin Oncol, 2011, 29: 2215-2222.

[99] Maddison P, Newsom-Davis J, Mills KR, et al. Favourable prognosis in Lambert-Eaton myasthenic syndrome and small-cell lung carcinoma[J]. Lancet, 1999, 353: 117-118.

[100] Tani T, Tanaka K, Idezuka J, et al. Regulatory T cells in paraneoplastic neurological syndromes[J]. J Neuroimmunol, 2008, 196: 166-169.

[101] Collins AV, Brodie DW, Gilbert RJ, et al. The interaction properties of costimulatory molecules revisited[J]. Immunity, 2002, 17: 201-210.

[102] Pardoll DM. The blockade of immune checkpoints in cancer immunotherapy[J]. Nat Rev Cancer, 2012, 12: 252-264.

[103] Phase II Study for Previously Untreated Subjects With Non Small Cell Lung Cancer (NSCLC) or Small Cell Lung Cancer (SCLC).https://clinicaltrials.gov/ct2/show/results/ NCT00527735?view=results

[104] Topalian SL, Hodi FS, Brahmer JR, et al. Safety, activity, and immune correlates of anti-PD-1 antibody in cancer[J]. N Engl J Med, 2012, 366: 2443-2454.

[105] Wolchok JD, Kluger H, Callahan MK, et al. Nivolumab plus ipilimumab in advanced melanoma[J]. N Engl J Med, 2013, 369: 122-133.

[106] Brahmer JR, Drake CG, Wollner I, et al. Phase I study of single-agent anti-programmed death-1 (MDX-1106) in refractory solid tumors: safety, clinical activity, pharmacodynamics, and immunologic correlates[J]. J Clin Oncol, 2010, 28: 3167-3175.

[107] Brezicka T, Bergman B, Olling S, et al. Reactivity of monoclonal antibodies with ganglioside antigens in human small cell lung cancer tissues[J]. Lung Cancer, 2000, 28: 29-36.

[108] Dickler MN, Ragupathi G, Liu NX, et al. Immunogenicity of a fucosyl-GM1-keyhole limpet hemocyanin conjugate vaccine in patients with small cell lung cancer[J]. Clin Cancer Res, 1999, 5:

2773-2779.

[109] Krug LM, Ragupathi G, Hood C, et al. Vaccination of patients with small-cell lung cancer with synthetic fucosyl GM-1 conjugated to keyhole limpet hemocyanin[J]. Clin Cancer Res, 2004, 10: 6094-6100.

[110] Nagorny P, Kim WH, Wan Q, et al. On the emerging role of chemistry in the fashioning of biologics: synthesis of a bidomainal fucosyl GM1-based vaccine for the treatment of small cell lung cancer[J]. J Org Chem, 2009, 74: 5157-5162.

[111] Grant SC, Kris MG, Houghton AN, et al. Long survival of patients with small cell lung cancer after adjuvant treatment with the anti-idiotypic antibody BEC2 plus Bacillus Calmette-Guerin[J]. Clin Cancer Res, 1999, 5: 1319-1323.

[112] Giaccone G, Debruyne C, Felip E, et al. Phase III study of adjuvant vaccination with Bec2/bacille Calmette-Guerin in responding patients with limited-disease small-cell lung cancer (European Organisation for Research and Treatment of Cancer 08971-08971B; Silva Study)[J]. J Clin Oncol, 2005, 23: 6854-6864.

[113] Mattson K, Niiranen A, Pyrhonen S, et al. Natural interferon alfa as maintenance therapy for small cell lung cancer[J]. Eur J Cancer, 1992, 28A: 1387-1391.

[114] Mattson K, Niiranen A, Ruotsalainen T, et al. Interferon maintenance therapy for small cell lung cancer: improvement in long-term survival[J]. J Interferon Cytokine Res, 1997, 17: 103-105.

[115] Ruotsalainen T, Halme M, Isokangas OP, et al. Interferon-alpha and 13-cis-retinoic acid as maintenance therapy after high-dose combination chemotherapy with growth factor support for small cell lung cancer--a feasibility study[J]. Anticancer Drugs, 2000, 11: 101-108.

[116] Rossi A, Garassino MC, Cinquini M, et al. Maintenance or consolidation therapy in small-cell lung cancer: a systematic review and meta-analysis[J]. Lung Cancer, 2010, 70: 119-128.

[117] Chahinian AP, Propert KJ, Ware JH, et al. A randomized trial of anticoagulation with warfarin and of alternating chemotherapy in extensive small-cell lung cancer by the Cancer and Leukemia Group B[J]. J Clin Oncol, 1989, 7: 993-1002.

[118] Lebeau B, Chastang C, Muir JF, et al. No effect of an antiaggregant treatment with aspirin in small cell lung cancer treated with CCAVP16 chemotherapy. Results from a randomized clinical trial of 303 patients. The "Petites Cellules" Group[J]. Cancer, 1993, 71: 1741-1745.

[119] Lebeau B, Chastang C, Brechot JM, et al. Subcutaneous heparin treatment increases survival in small cell lung cancer. "Petites Cellules" Group[J]. Cancer, 1994, 74: 38-45.

[120] Lebeau B, Baud M, Masanes MJ, et al. Optimization of small-cell lung cancer chemotherapy with heparin: a comprehensive retrospective study of 239 patients treated in a single specialized center[J]. Chemotherapy, 2011, 57: 253-258.

第九章　非小细胞肺癌伴神经内分泌分化

赵泽锐，梁颖

中山大学肿瘤防治中心

一、肺肿瘤的神经内分泌分化

肺神经内分泌肿瘤（pulmonary neuroendocrine tumor，PNET）是一类独特的肿瘤，拥有某些形态学、超微结构和分子学特征，包括低级别典型类癌、中级别不典型类癌、高级别大细胞神经内分泌癌以及小细胞肺癌。据统计，肺神经内分泌肿瘤可占肺恶性肿瘤总体的20%~25%[1]。近年来，发现肺癌可伴有神经内分泌分化（neuroendocrine differentiation，ND）[2]，这种现象也广泛存在于前列腺、胃肠道等恶性肿瘤中。这些分化的神经内分泌细胞可合成、分泌各种神经肽或者胺类激素，致使血液中该激素类物质的水平升高，有时甚至可引起相应的神经内分泌症状，即副肿瘤内分泌综合征。在1999年由WHO修订的肺与胸膜肿瘤组织病理学分类增加了非小细胞肺癌（NSCLC）伴神经内分泌分化（NSCLC-ND）的概念，是指肿瘤组织中部分肿瘤细胞出现ND现象，而不同于一般内分泌腺肿瘤和神经内分泌肿瘤。NSCLC-ND是在光镜下不具有神经内分泌形态特征，但免疫组化和电镜证明有ND的NSCLC。

区分神经内分泌肿瘤和肿瘤细胞伴ND的主要依据是肿瘤组织中发生神经内分泌分化的部分肿瘤细胞是否仅为肿瘤组织的一种伴随成分。按WHO的分类标准，肿瘤组织中一种神经内分泌标志物明确阳性，且阳性细胞数超过50%时诊断为神经内分泌瘤，否则为肿瘤伴神经内分泌分化。由于分化的神经内分泌细胞在癌组织成分中不足50%，且以单个细胞或细胞巢的形式分散存在，为癌组织的一种伴随成分，被称为癌伴神经内分泌分化，从而与神经内分泌肿瘤相区别。

正常ND细胞具有类似神经细胞的致密圆形胞体和大量细长而有分支的树状突起。在腺癌病灶中的ND细胞突起缺乏特征性。在低分化腺癌中ND细胞呈圆形、卵圆形或不规则形，极性消失，这些细胞的胞核与周围肿瘤一样具有明显的异型性。在高分化腺癌中，ND细胞呈锥形或长条形，顶端朝向腺腔侧，有时可见其突起抵达腔面[3-4]。

大约有15%的NSCLC患者存在ND特征[5]，国内外研究发现10%~20%的鳞癌、腺癌和大细胞癌具有神经内分泌分化的特性，在腺癌中最常见，其阳性率与使用的标志物和检测技术密切相关。各研究中关于NSCLC-ND的定义不一，为这类特殊病例的研究带来了不少困难。Carey等[6]最先描述了NSCLC-ND的超微结构形态，即电镜下肿瘤细胞质内必须存在有膜包裹的特异性致密核心颗粒。然而，仅有很少的研究者采用这样的方法进行定义，更多的研究者倾向于利用免疫组织化学技术（immunohistochemistry，IHC）来判断ND的存在。

二、肺ND的特异性标志物

目前常用的ND特异性标志物是嗜铬蛋白A（CgA）和突触素（Syn）[1]。嗜铬蛋白是一组相对分子质量大小不等的酸性可溶性蛋白质，构成ND部分肿瘤细胞特异性致密核心颗粒的基质，可伴随ND多肽激素进出细胞。CgA是其中之一，它是一种酸性可溶性蛋白，属于调节分泌蛋白家族，由439个氨基酸组成，其编码基因位于14号染色体，主要储存在肾上腺髓质和多种神经内分泌细胞的致密核心颗粒中。有研究显示CgA的表达与致密核心颗粒的出现具有一致性。CgA与各种神经肽和胺类内分泌颗粒及其他神经内分泌标志物共存，是目前国际公认的特异性较强的神经内分泌标志物[7]。

相对于CgA来说，Syn的研究更为全面。Syn是相对分子质量为$3.8×10^4$的结合膜糖蛋白。已发现哺乳类神经系统突触囊泡膜蛋白至少有15种。分子生物学研究揭示这些蛋白质的结构、分布和功能各不相同。目前，研究得最完善的是突触素。Wiedenmann等[8]在大鼠、小鼠、牛和人脑突触囊泡膜上识别出又一种新的分子量为38 000 Da的必需膜蛋白，并命名为Syn。突触素存在于脑、脊髓、视网膜中神经元的前突触囊中，还有肾上腺髓质中相似的囊腔中以及神经肌接头处。因此突触素成为前突触囊膜的分子标志物，并且在突触囊腔的形成以及胞吐过程中发挥作用。突触素Syn抗体可以标记存在于肾上腺髓质、颈动脉小体、垂体、皮肤、甲状腺、肺、胃肠道黏膜、胰腺、脊髓神经、中枢神经以及视网膜中的神经内分泌细胞。该抗体可以和多种神经内分泌肿瘤反应，如嗜铬细胞瘤、成神经细胞瘤、神经母细胞瘤、非嗜铬性神经节细胞瘤，还可以和上皮性的神经内分泌肿瘤发生反应，如呼吸道和胃肠道的神经内分泌肿瘤。

尽管神经元特异性烯醇化酶（neuron specific enolase，NSE）的表达在早年研究神经内分泌中广泛应用，在近2/3的肿瘤细胞中存在NSE表达，其检出率与检测抗体相关[9]，但其诊断特异性仍无法令人满意。随着近年来血浆NSE水平对NSCLC预后价值相关报道的发表[10-11]，学术界也在重新审视其作为ND鉴定指标的可能性。

三、NSCLC-ND的检测方法

检测ND的方法很多，如电镜、IHC测定ND相关酶和原位杂交检测编码ND标志物的mRNA等。Slodkowska等[12]研究认为免疫组化是目前测定ND的标准方法，因为免疫组化在鉴定神经内分泌肿瘤上，无论是从形态学还是从诊断到治疗，在病理上都是无可取代的方法。

国内研究发现CgA阳性表达率为10%~30%，Syn阳性率为15%~39%。M. Petrović等[9]同时检测出上述两个或三个标志物的比例大约为20%。Sundaresan等[13]认为腺癌伴有ND的发生率高于鳞癌，低分化癌伴ND的比例高于高分化，CgA和Syn一般在腺癌中表达较多，CgA在不同分化程度的肿瘤中表达水平较接近，而Syn在低分化癌中

表达显著，提示肿瘤分化程度越低，越容易伴发ND，产生异质性肺癌细胞。

另一个重要的问题是各研究中对运用IHC法鉴定ND时的标准差异，其中ND成分的表达又与所选用的标志物强相关，提示使用单一标志物鉴定ND可能存在不足[14]。关于如何采用标志物来鉴定ND，学术界也存在着不同的争议，有学者提出利用肿瘤细胞着色比例来界定，但对于最佳界定值（cut-off value）的确定目前尚无定论[15-16]，而另外有学者则建议采用染色强度评分（intensity distribution score，ID score）来评定ND[17]。

四、NSCLC-ND对患者生存期的影响

对肺癌术后生存情况的预测，目前较明确的依据是肿瘤的生物学特性[18]。越来越多的学者致力于对肺癌伴神经内分泌分化现象的研究，分析它们与肺癌恶性程度的关系，以指导肺癌的治疗及预后判断[19-20]。然而，前期研究却存在差异，甚至于存在着一些矛盾的结果，如与化疗反应及生存无相关[21-22]；与生存无相关[13,15,23-28]；总生存期缩短[16,29-31]；与生存无关但提高化疗反应[17,32]；提示总生存期延长但与化疗反应无关[33-34]；提示总生存期延长，且提高了化疗反应[35]。除了技术原因（诸如不同的实验室技术、不同的标志物、缺乏评判ND的金标准等）外，造成上述研究结果差异还可能来自各个研究纳入病例的差异（详见表9-1），如疾病的分期。从这些研究总体来看，大部分研究集中于早期NSCLC病例，在总共的4 707例病例中，有1 130例患者（26%）表现出ND的特征，尽管其预后表现不尽相同。

在针对早期病例（3 849例患者）的研究中，Pelosi等[31]对220例Ⅰ期NSCLC患者的研究，用光镜和IHC检测CgA、Syn和呼吸道相关激素，其中28例为NSCLC伴ND，包括5例腺癌和13例鳞癌患者，5年的随访所获结论为NSCLC伴ND特别是病理为腺癌且超过5%肿瘤细胞有ND特性的患者，其生存期比不伴ND的NSCLC患者短（$P=0.017$）。Gonzalez等[16]根据Syn的表达情况对318例接受完全切除的Ⅰ期肺腺癌和鳞癌患者进行研究，发现有86例患者（27%）Syn表达阳性，并定义为NSCLC伴ND，随访结果提示伴ND的患者其5年生存率更低（52.48% vs. 72.68%；$P=0.0017$），且这部分患者有着更高的复发风险（50% vs. 33.6%；$P=0.008$）。但总的来看，更多的研究，特别是并非针对Ⅰ期NSCLC病例的研

表9-1　非小细胞肺癌伴神经内分泌分化的研究总结[9]

作者	分期	治疗	样本量	NSE	CgA	Syn	NCAM	ND	>2	评定标准
早期病例研究										
González, 2007	I	S	318			27		27		>10%
Pelosi, 2003	I	S	220		8	13		13		至少一项阳性
Hiroshima, 2002	I~II	S	90		2	5	4	8	3	>10%
Kibbelaar, 1991	I~III	S	231			19		19		
Berendsen, 1989	I~III	S	141				31	31		>50%
Ionescu, 2007	NA	S	588		0.4	8	9	14	0.2	>1%
Kwa, 1996	I~III	S	39		8	28	23			>10%
Graziano, 1994	I~II	S	260	70	14	11			24	ID+ >2
Linnoila, 1994	I~II	S	237	46	2				12	>10%
Sundaresan, 1991	I~III	S	359	51	4	23		56	30	>5%
Howe, 2005	I~III	S	341		6	17	28	36		ID>1
Abbona, 1998	I~IV	S	40	53	13	10		15		
进展期病例研究										
Howe, 2005	III~IV	CT	98		1	18	29	36		ID>1
Gajra, 2002	III~IV	S + CT	90	47	1	17			16	ID>2
Graziano, 2001	III	CT	132	38	0	5			3	ID+ >2
Graziano, 1998	III	CT + S	38	47	3	8			11	
Segawa, 2009	I~IV	CT + S	130		4	7	9	16		至少一项阳性
Schleusener, 1996	III~IV	CT	107		5	24		35	11	至少一项阳性
Carles, 1993	II~IV	CT	97	46	2	23			12	

CgA，嗜铬蛋白A；CT，化疗；CTR，化疗反应；ID score，染色强度评分；NCAM，神经细胞黏附分子；ND，神经内分泌分化；NSE，神经元特异性烯醇化酶；S，手术；Syn，突触素。

究提示ND与预后并无相关联系。

在进展期NSCLC患者中，研究似乎更多地提示ND与较好的预后相关。Graziano[35]报道26例化疗有效的晚期NSCLC患者中有10例（38%）患者有两个ND标志物阳性，而化疗无效的26例患者中无一例同时有两个或以上ND标志物阳性（P<0.01）；同时，有两个或以上ND标志物阳性且对化疗有效的晚期NSCLC患者的中位总生存期优于少于两个ND标志物表达的同类患者（79周vs. 51周）。然而，在Graziano后续针对不可切除Ⅲ期NSCLC化放疗的研究[17]却显示ND标志物的表达并不能预测Ⅲ期患者使用长春花碱联合铂类化疗以及化放联合治疗的疗效及生存。M. Petrović[9]则发现在116例Ⅲ期或Ⅳ期均接受紫杉醇联合顺铂化疗NSCLC患者中，用免疫组化的方法检测NSE、CgA、Syn，有29例（25%）诊断为NSCLC-ND，其中25例具有两个以上ND免疫组化指标阳性的NSCLC-ND患者接受化疗的客观有效率为68.0%，显著高于其余的91例患者的37.4%（P=0.042），提示ND阳性比例可能是一种预测化疗疗效的潜在因子。

随着小分子表皮生长因子受体酪氨酸酶抑制药（EGFR-TKIs）在NSCLC中的疗效的证实，其耐药问题也获得学术界的关注。Chang等[36]在EGFR-TKIs耐药的细胞株研究中发现，部分吉非替尼耐药细胞株（A549/GR）可表达上调的Syn，且该细胞株对依托泊苷及顺铂等化疗药物更敏感。这提示在EGFR-TKI耐药过程中，ND的伴随出现可能使肿瘤细胞有着类似于NSCLC向小细胞肺癌转化的生物学行为，从而在一定程度上提高化疗敏感性。

综上，ND在NSCLC预后中的提示意义在不同疾病分期中可能不同，仍有待进一步研究阐明。

五、NSCLC-ND的分子生物学改变

目前对ND现象的研究大多停留在蛋白水平，关于ND相关基因以及这些基因在ND中作用机制的研究甚少。Kazanjian等[37]报道hASH1与肺癌中的ND存在一定的关系。体外培养研究显示hASH1在神经内分泌细胞和发生ND的细胞中呈阳性表达。Jiang等[38]研究hASH1在胚胎早期的神经和肺的发育中呈短暂性表达，但是当这些细胞分化成熟、神经表型出现后hASH1的表达立即消失，并发现hASH1广泛存在于低分化的腺癌组织中，这些均表明hASH1在腺癌组织的ND中具有重要的作用。Osada等[39]认为虽然hASH1在肺癌的ND中发挥着重要作用，但进一步研究发现其功能不过是作为一个转录因子来激活ND，这个蛋白通过ASH1介导脱去乙酰基来抑制DDK1、DKK3和负调节Wnt/beta-catenin和E-cadherin的信号传导。此外，D'Alessandro等[40]分析了20个新鲜的肺部肿瘤组织，认为n-ELAV也称为Hu抗原，其基因的改变与肺部肿瘤发生神经内分泌分化以及后续的一系列侵袭性改变密切相关。

六、展望

综上所述，NSCLC-ND是非小细胞肺癌中特殊的一类病例，ND的出现及其伴随的临床意义值得我们继续探讨。恶性肿瘤伴ND的发生发展机制尚不明确，故而伴有ND成分在不同分期的肺癌患者中存在着不尽相同的意义。我们期望WHO在对新的肺癌分型来临之时，NSCLC-ND这类病例会有更为严格的定义，以助于深入研究其生物学特性。

参考文献

[1] Travis WD. Lung tumours with neuroendocrine differentiation[J]. Eur J Cancer, 2009, 45 Suppl 1: 251-266.

[2] Baldi A, Groger AM, Esposito V, et al. Neuroendocrine differentiation in non-small cell lung carcinomas[J]. In Vivo, 2000, 14: 109-114.

[3] Dai Y, Han B. Research advance on non-small cell lung carcinoma with neuroendocrine differentiation[J]. Zhongguo Fei Ai Za Zhi, 2011, 14: 165-169.

[4] Insabato L, Del Basso De Caro M, Caramanna E, et al. Pathology of neuroendocrine tumours[J]. Front Biosci (Landmark Ed), 2009, 14: 4712-4718.

[5] Sterlacci W, Fiegl M, Hilbe W, et al. Clinical relevance of neuroendocrine differentiation in non-small cell lung cancer assessed by immunohistochemistry: a retrospective study on 405 surgically resected cases[J]. Virchows Arch, 2009, 455: 125-132.

[6] Carey FA, Save VE. Neuroendocrine differentiation in lung cancer[J]. J Pathol, 1997, 182: 9-10.

[7] García-Yuste M, Matilla JM, González-Aragoneses F. Neuroendocrine tumors of the lung[J]. Curr Opin Oncol, 2008, 20: 148-154.

[8] Wiedenmann B, Franke WW. Identification and localization of synaptophysin, an integral membrane glycoprotein of Mr 38,000 characteristic of presynaptic vesicles[J]. Cell, 1985, 41: 1017-1028.

[9] Petrović M, Baskić D, Banković D, et al. Neuroendocrine differentiation as an indicator of chemosensitivity and prognosis in nonsmall cell lung cancer[J]. Biomarkers, 2011, 16: 311-320.

[10] Maeda T, Ueoka H, Tabata M, et al. Prognostic factors in advanced non-small cell lung cancer: elevated serum levels of neuron specific enolase indicate poor prognosis[J]. Jpn J Clin Oncol, 2000, 30: 534-541.

[11] Tiseo M, Ardizzoni A, Cafferata MA, et al. Predictive and prognostic significance of neuron-specific enolase (NSE) in non-small cell lung cancer[J]. Anticancer Res, 2008, 28: 507-513.

[12] Walton PA, Gould SJ, Rachubinski RA, et al. Transport of microinjected alcohol oxidase from Pichia pastoris into vesicles in mammalian cells: involvement of the peroxisomal targeting signal[J]. J Cell Biol, 1992, 118: 499-508.

[13] Sundaresan V, Reeve JG, Stenning S, et al. Neuroendocrine differentiation and clinical behaviour in non-small cell lung tumours[J]. Br J Cancer, 1991, 64: 333-338.

[14] Carnaghi C, Rimassa L, Garassino I, et al. Clinical significance of neuroendocrine phenotype in non-small-cell lung cancer[J]. Ann Oncol, 2001, 12 Suppl 2: S119-S123.

[15] Ionescu DN, Treaba D, Gilks CB, et al. Nonsmall cell lung carcinoma with neuroendocrine differentiation--an entity of no clinical or prognostic significance[J]. Am J Surg Pathol, 2007, 31: 26-32.

[16] González-Aragoneses F, Moreno-Mata N, Cebollero-Presmanes M, et al. Prognostic significance of synaptophysin in stage I of squamous carcinoma and adenocarcinoma of the lung[J]. Cancer, 2007, 110: 1776-1781.

[17] Graziano SL, Tatum A, Herndon JE 2nd, et al. Use of neuroendocrine markers, p53, and HER2 to predict response to chemotherapy in patients with stage III non-small cell lung cancer: a Cancer and Leukemia Group B study[J]. Lung Cancer, 2001, 33: 115-123.

[18] D'Adda T, Pelosi G, Lagrasta C et al. Genetic alterations in combined neuroendocrine neoplasms of the lung[J]. Mod Pathol, 2008, 21: 414-422.

[19] Fisseler-Eckhoff A. Prognostic factors in histopathology of lung cancer[J]. Front Radiat Ther Oncol, 2010, 42: 1-14.

[20] Petrović M, Tomić I, Ilić S. Neuroendocrine differentiation as a survival prognostic factor in advanced non-small cell lung cancer[J]. Vojnosanit Pregl, 2007, 64: 525-529.

[21] Graziano SL, Kern JA, Herndon JE, et al. Analysis of neuroendocrine markers, HER2 and CEA before and after chemotherapy in patients with stage IIIA non-small cell lung cancer: a Cancer and Leukemia Group B study[J]. Lung Cancer, 1998, 21: 203-211.

[22] Gajra A, Tatum AH, Newman N, et al. The predictive value of neuroendocrine markers and p53 for response to chemotherapy and survival in patients with advanced non-small cell lung cancer[J]. Lung Cancer, 2002, 36: 159-165.

[23] Graziano SL, Tatum AH, Newman NB, et al. The prognostic significance of neuroendocrine markers and carcinoembryonic antigen in patients with resected stage I and II non-small cell lung cancer[J]. Cancer Res, 1994, 54: 2908-2913.

[24] Linnoila RI, Piantadosi S, Ruckdeschel JC. Impact of neuroendocrine differentiation in non-small cell lung cancer. The LCSG experience[J]. Chest, 1994, 106: 367S-371S.

[25] Kwa HB, Michalides RJ, Dijkman JH, et al. The prognostic value of NCAM, p53 and cyclin D1 in resected non-small cell lung cancer[J]. Lung Cancer, 1996, 14: 207-217.

[26] Kwa HB, Verheijen MG, Litvinov SV, et al. Prognostic factors in resected non-small cell lung cancer: an immunohistochemical study of 39 cases[J]. Lung Cancer, 1996, 16: 35-45.

[27] Abbona G, Papotti M, Viberti L, et al. Chromogranin A gene expression in non-small cell lung carcinomas[J]. J Pathol, 1998, 186: 151-156.

[28] Segawa Y, Takata S, Fujii M, et al. Immunohistochemical detection of neuroendocrine differentiation in non-small-cell lung cancer and its clinical implications[J]. J Cancer Res Clin Oncol, 2009, 135: 1055-1059.

[29] Berendsen HH, de Leij L, Poppema S, et al. Clinical characterization of non-small-cell lung cancer tumors showing neuroendocrine differentiation features[J]. J Clin Oncol, 1989, 7: 1614-1620.

[30] Kibbelaar RE, Moolenaar KE, Michalides RJ, et al. Neural cell adhesion molecule expression, neuroendocrine differentiation and prognosis in lung carcinoma[J]. Eur J Cancer, 1991, 27: 431-435.

[31] Pelosi G, Pasini F, Sonzogni A, et al. Prognostic implications of neuroendocrine differentiation and hormone production in patients with Stage I nonsmall cell lung carcinoma[J]. Cancer, 2003, 97: 2487-2497.

[32] Skov BG, Sorensen JB, Hirsch FR, et al. Prognostic impact of histologic demonstration of chromogranin A and neuron specific enolase in pulmonary adenocarcinoma[J]. Ann Oncol, 1991, 2: 355-360.

[33] Carles J, Rosell R, Ariza A, et al. Neuroendocrine differentiation as a prognostic factor in non-small cell lung cancer[J]. Lung Cancer, 1993, 10: 209-219.

[34] Schleusener JT, Tazelaar HD, Jung SH, et al. Neuroendocrine differentiation is an independent prognostic factor in chemotherapy-treated nonsmall cell lung carcinoma[J]. Cancer, 1996, 77: 1284-1291.

[35] Graziano SL, Mazid R, Newman N, et al. The use of neuroendocrine immunoperoxidase markers to predict chemotherapy response in patients with non-small-cell lung cancer[J]. J Clin Oncol, 1989, 7: 1398-1406.

[36] Chang Y, Kim SY, Choi YJ, et al. Neuroendocrine differentiation in acquired resistance to epidermal growth factor receptor tyrosine kinase inhibitor[J]. Tuberc Respir Dis (Seoul). 2013, 75(3): 95-103.

[37] Kazanjian A, Wallis D, Au N, et al. Growth factor independence-1 is expressed in primary human neuroendocrine lung carcinomas and mediates the differentiation of murine pulmonary neuroendocrine cells[J]. Cancer Res, 2004, 64: 6874-6882.

[38] Jiang SX, Kameya T, Asamura H, et al. hASH1 expression is closely correlated with endocrine phenotype and differentiation extent in pulmonary neuroendocrine tumors[J]. Mod Pathol, 2004, 17: 222-229.

[39] Osada H, Tomida S, Yatabe Y, et al. Roles of achaete-scute homologue 1 in DKK1 and E-cadherin repression and neuroendocrine differentiation in lung cancer[J]. Cancer Res, 2008, 68: 1647-1655.

[40] D'Alessandro V, Muscarella LA, la Torre A, et al. Molecular analysis of the HuD gene in neuroendocrine lung cancers[J]. Lung Cancer, 2010, 67: 69-75.

第十章　胸腺和纵隔的神经内分泌肿瘤

Hanibal Bohnenberger[1], Helen Dinter[1], Alexander König[2], Philipp Ströbel[1]

[1]Institute of Pathology, University Medical Center Göttingen, Göttingen, Germany; [2]Department of Gastroenterology and Gastrointestinal Oncology, University Medical Center Göttingen, Göttingen, Germany

View this article at: http://dx.doi.org/10.21037/jtd.2017.02.02

一、引言

胸腺神经内分泌肿瘤（thymic neuroendocrine tumor，TNET）非常罕见，仅占胸腺和纵隔所有肿瘤的5%左右，发病率大约为每500万人中有1人[1-3]。尽管在病因（如吸烟）、流行病学和遗传学方面存在一些差异，但TNET的命名法传统上遵循其肺部对应物的命名。因此，在最新的WHO发布的肺癌、胸膜、胸腺和心脏肿瘤命名与分类中[4]（表10-1），胸腺和肺的神经内分泌肿瘤分为典型类癌（TC）和不典型类癌(AC)、大细胞神经内分泌癌（LCNEC）[5]和小细胞癌（small cell cancer，SCC）。与大多数其他器官一样[6]，"低/中级别"的TC和AC和"高级别"LCNEC和SCC在某方面被认为是不相关的肿瘤，尽管有一些重叠的遗传特征[7]，但并不代表它们是去分化的连续阶段。确定TC、AC与LCNEC的特征包括H＆E染色下的神经内分泌形态、"神经内分泌血管"和神经内分泌标志物的表达。值得注意的是，SCC的诊断主要基于H＆E染色下的形态，并且不需要通过免疫组织化学证明神经内分泌标志物。由于当前LCNEC的定义（非小细胞形态和>10个核分裂象/10 HPF）包括仅有11个核分裂象的肿瘤以及具有>100个核分裂象的肿瘤，这个类别很可能包含一个（迄今未定义的）大细胞神经内分泌肿瘤亚组，其具有较低的核分裂象和中等的预后，在其他器官系统中也会出现。

有时，TNET可与胸腺瘤或（非神经内分泌）胸腺癌同时发生。根据定义，含有类癌（典型/不典型）和胸腺瘤成分的肿瘤应报告为"由典型胸腺类癌（20%）和B2型胸腺瘤（80%）组成"。在伴有胸腺癌和类癌的肿瘤中，诊断应从主要成分及其相对百分比开始。含有大细胞神经内分泌癌或鳞状细胞癌成分的肿瘤，不论神经内分泌成分多少，都被归类为"复合性大细胞神经内分泌癌"或"复合性鳞状细胞癌"[4]。

TNET并不表现器官特异性组织学或免疫组化特征。因此，在大多数情况下，仅基于形态学确诊TNET是不可能的，需要临床信息来确认胸腺原发性肿瘤。不同于肺类癌，胸腺类癌与多发性神经内分泌腺瘤综合征1（multiple endocrine neoplasia type 1，MEN-1）之间存在着关联。除了"标准"器官（甲状旁腺、垂体前叶和胰腺/十二指肠）之外，MEN-1携带者还经常发生前肠的NET，如支气管、胸腺和胃ECL瘤[8]。虽然MEN-1基因（Chr.11q13）在这些肿瘤中从未发生过突变，但大约25%的TC和AC发生在MEN-1的背景下，这与一些散发性TNET相反[9-11]。相比之下，LCNEC和SCC与MEN-1没有相关性。同时患有肺和胸腺NET的患者会增加发生其他恶性肿瘤（如乳腺癌或前列腺癌）的风险。大多数肺类癌病例（70%~90%）属于典型类癌且主要发生在中年女性，与之相反的是，胸腺类癌绝大多数病例为ACs，且男性占绝大多数[4]。一

表10-1 胸腺神经内分泌肿瘤的命名和分类

级别	分类及特征
低级别	典型类癌：无坏死区域，核分裂象 $<2/2mm^2$
中级别	不典型类癌：有坏死区域 和 / 或 核分裂象（2~10）/2 mm^2
高级别	大细胞神经内分泌癌：核分裂象 $>10/2\ mm^2$，无小细胞形态
	小细胞癌：核分裂象 $>10/2\ mm^2$，具有小细胞形态

些假定的癌前病变，如"弥漫性特发性肺神经内分泌细胞增生（diffuse idiopathic pulmonary neuroendocrine cell hyperplasia，DIPNECH）"，还尚未在胸腺中有报道。胸腺类癌的遗传特征明显不同于肺类癌[7,12-17]。与发生更普遍的肺部SCC相反，胸腺的SCC非常罕见。有趣的是，迄今为止少数可用的分子研究未能显示肺和真正的胸腺高级别NEC（LCNEC和SCC）之间的遗传差异。临床上，约一半的TNET患者因局部症状（如胸痛、咳嗽和呼吸窘迫）的出现而求诊。副肿瘤综合征如库欣综合征或高钙血症主要与TC和AC有关，在高级别肿瘤中很少见。类癌综合征同样也很罕见[3]。NET具有明显的淋巴结[18]和远处转移倾向。特别是肺和骨骼常常受到侵犯，而肝、胰腺和肾上腺则很少受累[3]。当进行中心组织病理学病例回顾时，当前TNET的组织学分类似乎同预后有一定的相关性：据报道，TC的5年生存率为50%~100%，AC为30%~80%，而LCNEC为30%~66%，SCC为0%。尽管Masaoka分期和ITMIG提出的TNM分期似乎都不被认为是可靠的TNET分期，但也有研究发现肿瘤分期、切除状态和肿瘤的复发与预后相关[7-8,19-21]。

二、典型类癌

胸腺TC由其在H＆E染色中明确的神经内分泌形态[嗜碱性细胞质的上皮细胞，通常伴有"盐和胡椒"样染色质（salt-and-pepper like chromatin）的细胞学特征，纤细的相互交织的血管]和免疫组织化学上强而弥漫的神经内分泌标志物表达来定义。根据定义，胸腺TC的核分裂象 $<2/2\ mm^2$（在大多数显微镜中约为10 HPF）。通常在大多数实验室中通过应用Ki-67免疫组织化学染色来评估增殖，但到目前为止还没有被正式用于TNET的分类。大约有20%的

TNET属于TC亚型[7]，其中超过三分之二的病例发生在中年男性（平均49岁；31~66岁）[3]。大约25%的病例与MEN-1基因有关[9]。MEN-1基因相关肿瘤患者与散发性肿瘤患者之间没有显著的年龄差异。事实上，所有MEN-1基因相关的胸腺神经内分泌肿瘤亚型（TNETs）都发生在男性身上。

大约一半的患者表现出局部症状，如疼痛、咳嗽、呼吸困难或呼吸窘迫。高达30%的病例与肿瘤激素产生而引起的副肿瘤综合征有关，包括伴或不伴皮肤色素过度沉着的库欣综合征[22-23]，高钙血症以及在MEN-1综合征的前提下，通过产生甲状旁腺激素样物质或原发性甲状旁腺功能亢进而发生的低磷血症。但肢端肥大症和尿崩症罕有报道[24-26]。

大多数肿瘤没有包膜，且可具有很强的侵袭性，肿瘤大小为2~20 cm[2-3,20]。与库欣综合征相关的病例，由于在早期得到诊断，肿瘤往往较小。在胸腺（30%）中比在胸腺外的神经内分泌肿瘤中较常见到钙化[2]，可能是由于ACs（多伴有坏死和钙化）在胸腺中更为常见。在组织学上，大多数肿瘤（>50%）表现出小梁生长模式和带有栅栏状的花团结构（图10-1），另外，诸如条带状（梁状）、环形、实心巢和腺体样的结构也是常见的。淋巴血管侵犯较为常见。肿瘤细胞普遍较小，为圆形或椭圆形，胞质稀疏，呈浅嗜酸性，细胞核相对较小，染色较淡且含有细颗粒染色质。有时会出现具有较大的有丰富颗粒状细胞质的细胞，也会有许多类癌细胞变异体，包括梭形细胞[27-29]、色素沉着[5,30]、淀粉样蛋白[27]、嗜酸瘤细胞（很少与MEN-1或库欣综合征有关）[31-32]、黏液样[33-34]、血管瘤样[35]以及肉瘤样变异（纤维肉瘤、肌样、骨或软骨样分化）[36-37]。

类癌几乎都对角蛋白具有免疫反应（AE1/3，CAM5.2），且通常具有特征性的核周强化。超过50%的肿瘤细胞对神经内分泌标志物如突触蛋白、嗜铬蛋白和NSE呈强阳性。ACTH或生长抑素等特定激素通常为局部阳性，但免疫组化的表达与临床症状之间没有密切关联。甲状腺转录蛋白因子-1（TTF1）通常呈阴性[38-39]。组织学鉴别诊断包括副神经节瘤（角蛋白阴性）[40]、胸腺瘤（尤其是A型）以及甲状腺髓样癌。另一个较为重要的鉴别诊断是纵隔受累的肺类癌。据报道，TNETs在约三分之一的病例中表达Pax8，通常为TTF1阴性[39]，而PNET通常具有相反的表型。类癌

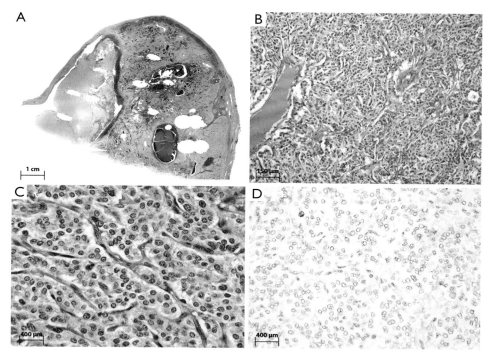

图10-1 胸腺典型类癌

（A）低倍视野显示有模糊的分叶状肿块，并伴有囊性改变；（B）样本内肿瘤细胞生长在血管周围区域的梁状结构中；（C）肿瘤细胞均较小，为圆形或椭圆形，胞质稀疏，呈浅嗜酸性，细胞核相对较小，染色较淡且含有细颗粒染色质。注意有内分泌肿瘤典型的大量细小血管；（D）在这种情况下，Ki-67指数低于1%。总的来说，没有特定的组织学特征表明该病例是胸腺来源，所以临床信息是必不可少的。A~C图为HE染色，D图为石蜡DAB免疫组化。

也可以类似于所谓的体细胞恶性肿瘤出现在纵隔畸胎瘤中[41]。黏液类癌变体可能与来自胃肠道或乳腺的转移性黏液癌相类似。

大多数低级NET的特点是突变负荷较低，染色体畸变很少[8]，TNET也不例外。TC是TNETs的亚组，具有最少的遗传变异。通过比较基因组杂交检测技术，高达40%的病例显示没有检测到突变[7,42]。反复出现的改变包括染色体1、2q24、7、8p、8q、9q13、11q23和22的增益以及染色体1p、3p11、6q、10q和13q[7,42-43]的缺失。MEN-1基因在11q13染色体上的基因座通常不变[9-11,42,44]。

大约50%的患者发生局部淋巴结或远处转移。骨和肺经常受累；其他罕见的受累部位包括肝脏、胰腺和肾上腺[3]。

在可手术的病例中，手术切除肿瘤是首选的治疗方法，且目前尚无关于化疗和放疗疗效的可靠数据。已经有一些病例描述了单独使用生长抑素类似物或联合使用舒尼替尼后的反应[45-47]。目前关于胸腺的类癌

预后的公开数据还不足，现有数据表明典型类癌的预后略好于不典型类癌[7]，根据研究显示，5年生存率为50%~100%[3,7-8]，中位生存期为126个月[7]。

三、不典型类癌

胸腺AC与典型类癌的不同之处在于其相对较高的核分裂象（2~10/2 mm²）和/或局灶性坏死。无论其肿瘤大小如何，任何坏死区域的出现都可以证实AC的诊断（图10-2）。细胞异型性在AC中通常比在TC中更加明显。已经有相关文献描述了胸腺AC的弥漫性（也称淋巴瘤样）区域。AC的免疫组化表现和鉴别诊断与TC基本相同。AC占所有TNET的40%~50%[7,48]，主要见于中年人（48~55岁），很少见于儿童和青少年，高达70%的患者是男性，临床表现与TC相同。

AC的遗传学改变也与TC发生重叠，但其平均突变频率较高。最常见的染色体改变包括染色体1q、5p、

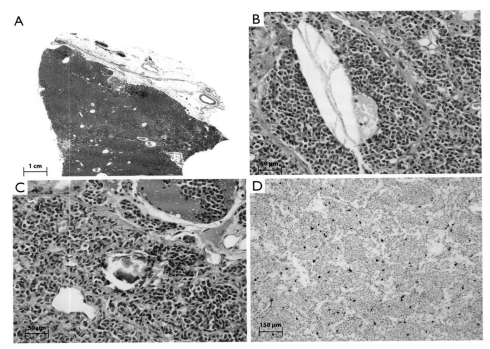

图10-2　胸腺不典型类癌

（A）低倍视野，显示由萎缩胸腺旁的小结节组成的实体瘤（图像的上三分之一）；（B）高倍
镜下可见小面积的肿瘤坏死和胆固醇裂。即使是微小的明确坏死病灶的存在，也会使肿瘤归类
为不典型类癌；（C）钙化在胸腺类癌中非常常见，且被认为比其他器官更常见；（D）该病例
每10 HPF有2个核分裂象，Ki-67指数为5%。A~C图为HE染色；D图为石蜡DAB免疫组化。

5q、7p、7q、8q、12q24、17q和20q上的增益，以及染
色体3p、3q、4q、5q、6q、10q、11q和13q上的缺失。

　　至少四分之一的肿瘤在确诊时已经转移到纵隔、
颈部或锁骨上淋巴结。大约一半的肿瘤为局部晚期
（Masaoka肿瘤Ⅲ期）或已转移到肺、脑、骨、肝
或肾上腺。AC患者的5年生存率略低于TC患者，为
20%~80%，这取决于肿瘤的进展[2,7-8]，并且可能在数年
后发生复发[49]。

四、大细胞神经内分泌肿瘤

　　胸腺的大细胞神经内分泌肿瘤（LCNEC）是一种
高级别肿瘤，具备神经内分泌形态、神经内分泌标志
物的免疫组化表达和高核分裂象（>10/2 mm²），并
常伴有广泛坏死。LCNEC的大体组织与其他胸腺神经
内分泌肿瘤基本相同。LCNEC是一种具有非小细胞形
态和核分裂象的肿瘤，根据定义，其核分裂象为>10/
2 mm²，但通常要比这高得多。肿瘤组织内几乎总是存

在坏死，而且常常是广泛的坏死。大的肿瘤细胞，包
括间变性巨细胞，比不典型类癌更加常见[50]。大细胞
神经内分泌肿瘤常见的结构特征（巢状、梁状、花团
样）通常不像不典型类癌那样明显，且组织也更少。由
于LCNEC的定义是基于核分裂象的，所以LCNEC的组
织形态非常多变。除了具有"低级别形态"的肿瘤（即
与AC类似的实性或梁状生长模式，中度异型性，但核
分裂象> 10/2 mm²），此类别还包括具有高级别形态的
肿瘤，其中核分裂象通常高于20/2 mm²（图10-3）。

　　LCNEC占胸腺神经内分泌肿瘤的15%~25%[51-52]，男
性患病率是女性的两倍。发病率约为每2 000万居民中有
1例[1]。大多数患者都处于中晚期（中位年龄51岁）。
大约一半的患者会出现胸痛、呼吸困难或上腔静脉阻
塞，另一半患者无症状[51-52]。由于激素产生引起的副
肿瘤综合征（如库欣综合征）很少见[53]。大多数肿瘤
对神经内分泌标志物的表达呈强阳性，如突触素、嗜
铬蛋白或CD56。通常都能检测到角蛋白（如AE1/3或

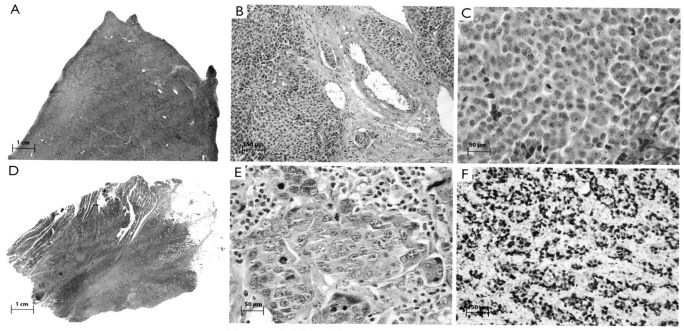

图10-3　胸腺大细胞神经内分泌癌的组织形态

（A~C）胸腺大细胞神经内分泌癌（LCNEC）的病例，其保留了分化良好（类癌）肿瘤的一些特征；（D~F）具有高级别形态的LCENC的病例。（A）在这种低倍镜下，组织的坏死不明显；（B）高倍镜下的视野可见多个血管侵犯病灶；（C）多个核分裂象；（D）低倍镜下显示有广泛的浸润性肿瘤；（E）高倍镜下可见血管侵犯、高级别核形态和多处核分裂；（F）本病例中的Ki-67指数大于75%。A~E图为HE染色；F图为石蜡DAB免疫组化。

cam5.2），有时表现出核周强化。CD117在某些情况下呈阳性，而CD5无表达[50]。在有TTF1表达的病例中，必须通过临床结果的相关性来排除肺原发性肿瘤。

大约一半的胸腺癌都表现为局灶性且较弱的神经内分泌标志物表达[54]。这种"异常"表达必须与真正的神经内分泌分化（肿瘤细胞中50%以上的神经内分泌标志物呈强而特异的表达）区别开来。无论神经内分泌组织的相对比例如何，含有其他成分如胸腺瘤或非神经内分泌胸腺癌的LCNEC均被归类为"复合性LCNEC"。

LCNEC的分子变化与类癌细胞的分子变化重叠，但每个肿瘤的平均变化数较高。最常见的反复出现的染色体改变是1q、6p、7、8q（myc）、12q和14号染色体的增益以及3、4q和13q号染色体的缺失。仅在LCNEC中发现的染色体改变包括2p、9p和17q染色体的增益以及4p、8p、9p和18p染色体上的缺失[7]。这些变化与肺的LCNEC并无显著差异[7]。此外，LCNEC不出现在MEN-1综合征的患者中[44,55-58]。

在确诊时，大约75%的肿瘤显示邻近器官浸润或远处转移，如脊柱和肝脏[51,59]。相关文献报告的5年总生存率为30%~66%[7,52]。

五、胸腺小细胞癌

胸腺小细胞癌是具有小细胞形态的高级别肿瘤（细胞质稀少，常具有细胞膜不清晰的梭形肿瘤细胞，细胞核具有"盐和胡椒样"染色质，并且无明显的核仁）。破碎的假影、高核分裂数和广泛坏死是其特征性表现。

胸腺小细胞癌的组织形态与身体其他部位的小细胞癌相同。肿瘤细胞很小（通常小于静止小淋巴细胞直径的3倍），细胞质非常稀少。核分裂的活性通常很高（>50/2 mm²）。肿瘤细胞质脆，因此常出现挤压伪影。肿瘤细胞也表现出高核质比、细胞质稀疏、核成型和细颗粒核染色质，核仁不明显或不存在，凋亡小体通常很多（图10-4）。无论神经内分泌肿瘤组分的相对大小如何，当小细胞癌与胸腺瘤或非内分泌胸腺

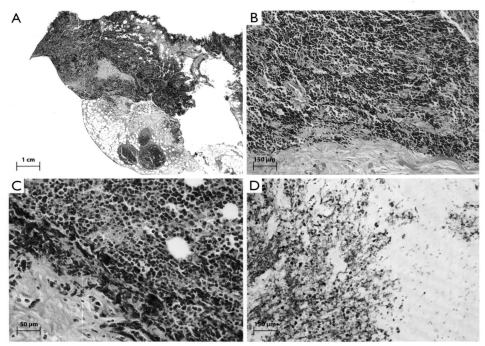

图10-4　胸腺小细胞癌的组织形态

（A）低倍视野显示胸腺残余物（图像的下半部分）旁的广泛浸润性肿瘤组织；（B~C）高倍镜下可见典型的小细胞形态，可见脆弱的肿瘤细胞核破碎伪影，可见大量的凋亡细胞和小的坏死灶；（D）由于有明显的核假影，Ki-67指数有时难以评估，但通常大于70%。该病例对神经内分泌标志物（未显示）染色呈阳性，但如果形态和增殖率足够，则诊断不需要具备神经内分泌分化的特征。A~C图为HE染色；D图为石蜡DAB免疫组化。

癌等其他成分一起存在时，根据定义此类肿瘤都被归类为"复合性小细胞癌"。

胸腺小细胞癌仅占所有TNET的10%，发病率约为每5 000万居民1例[1]，主要发生在老年男性和女性（中位年龄58岁），与其他亚型不同，它在男性中并不比在女性中更普遍。

大多数（但并非所有）的肿瘤都表达了角蛋白。神经内分泌标志物的表达较为常见，但并非诊断所必需。与其他（肺外）器官的小细胞癌相似，TTF1的检测不能表明是肺的原发性肿瘤，但始终提示其与临床结果密切相关。此外，鉴别诊断还包括其他小细胞肿瘤，如T淋巴细胞淋巴瘤或小细胞肉瘤（如PNET/Ewing肿瘤组），必须通过适当的免疫组织化学或分子学研究来排除这些肿瘤。

关于胸腺小细胞癌的公开数据十分稀少，数据显示其多种染色体畸变与类癌肿瘤以及LCNEC存在部分重叠。胸腺小细胞癌的遗传谱与肺小细胞癌差异

无统计学意义[7]。胸腺小细胞癌不发生于MEN-1综合征患者[44,57-58,60-61]。

在确诊时，大多数胸腺小细胞癌处于晚期，且伴有邻近器官的浸润，如肺或心包，或远处转移至肺、肝脏、骨或脑[7,55]。症状包括体重减轻、多汗、胸痛、咳嗽和上腔静脉综合征[55,62-63]。其预后较差，5年生存率为零[64]。中位生存期为13.75个月（范围为13~26个月）[7,55,62-63]。

六、结论

胸腺神经内分泌肿瘤是非常罕见的上皮肿瘤。尽管临床和分子数据很少，但它们的一般行为和遗传组成似乎与身体其他部位相应的肿瘤非常相似。基于这些观察结果，TNET的分类很可能继续与其他器官系统中的概念保持一致。然而，许多与患者管理和治疗相关的问题仍未解决，需要对这些肿瘤进行更多研究以阐明免疫组织化学、分子学和遗传学特性，如与其更

常见的肺部对应物相比较。鉴于这类研究较为稀少，这可能需要国际社会的共同努力。

声明

本文作者宣称无任何利益冲突。

参考文献

[1] Gaur P, Leary C, Yao JC. Thymic neuroendocrine tumors: a SEER database analysis of 160 patients[J]. Ann Surg, 2010, 251: 1117-1121.

[2] Moran CA, Suster S. Neuroendocrine carcinomas (carcinoid tumor) of the thymus. A clinicopathologic analysis of 80 cases[J]. Am J Clin Pathol, 2000, 114: 100-110.

[3] Soga J, Yakuwa Y, Osaka M. Evaluation of 342 cases of mediastinal/thymic carcinoids collected from literature: a comparative study between typical carcinoids and atypical varieties[J]. Ann Thorac Cardiovasc Surg, 1999, 5: 285-292.

[4] Ströbel P, Marx A, Chan JK, et al. Thymic neuroendocrine tumours. In: Travis WD, Brambilla E, Burke AP, et al. editors. WHO classification of tumours of the lung, pleura, thymus and heart. 4th edition[M]. Lyon: International Agency for Research on Cancer press, 2015: 234-241.

[5] Lagrange W, Dahm HH, Karstens J, et al. Melanocytic neuroendocrine carcinoma of the thymus[J]. Cancer, 1987, 59: 484-488.

[6] Fernandez-Cuesta L, Peifer M, Lu X, et al. Frequent mutations in chromatin-remodelling genes in pulmonary carcinoids[J]. Nat Commun, 2014, 5: 3518.

[7] Ströbel P, Zettl A, Shilo K, et al. Tumor genetics and survival of thymic neuroendocrine neoplasms: a multi-institutional clinicopathologic study[J]. Genes Chromosomes Cancer, 2014, 53: 738-749.

[8] Crona J, Björklund P, Welin S, et al. Treatment, prognostic markers and survival in thymic neuroendocrine tumours. a study from a single tertiary referral centre[J]. Lung Cancer, 2013, 79: 289-293.

[9] Teh BT, Zedenius J, Kytölä S, et al. Thymic carcinoids in multiple endocrine neoplasia type 1[J]. Ann Surg, 1998, 228: 99-105.

[10] Teh BT, Hayward NK, Walters MK, et al. Genetic studies of thymic carcinoids in multiple endocrine neoplasia type 1[J]. J Med Genet, 1994, 31: 261-262.

[11] Fujii T, Kawai T, Saito K, et al. MEN1 gene mutations in sporadic neuroendocrine tumors of foregut derivation[J]. Pathol Int, 1999, 49: 968-973.

[12] Walch AK, Zitzelsberger HF, Aubele MM, et al. Typical and atypical carcinoid tumors of the lung are characterized by 11q deletions as detected by comparative genomic hybridization[J]. Am J Pathol, 1998, 153: 1089-1098.

[13] Ullmann R, Schwendel A, Klemen H, et al. Unbalanced chromosomal aberrations in neuroendocrine lung tumors as detected by comparative genomic hybridization[J]. Hum Pathol, 1998, 29: 1145-1149.

[14] Zhao J, de Krijger RR, Meier D, et al. Genomic alterations in well-differentiated gastrointestinal and bronchial neuroendocrine tumors (carcinoids): marked differences indicating diversity in molecular pathogenesis[J]. Am J Pathol, 2000, 157: 1431-1438.

[15] Petzmann S, Ullmann R, Klemen H, et al. Loss of heterozygosity on chromosome arm 11q in lung carcinoids[J]. Hum Pathol, 2001, 32: 333-338.

[16] Ullmann R, Petzmann S, Klemen H, et al. The position of pulmonary carcinoids within the spectrum of neuroendocrine tumors of the lung and other tissues[J]. Genes Chromosomes Cancer, 2002, 34: 78-85.

[17] Johnen G, Krismann M, Jaworska M, et al. CGH findings in neuroendocrine tumours of the lung[J]. Pathologe, 2003, 24: 303-307.

[18] Kondo K, Monden Y. Lymphogenous and hematogenous metastasis of thymic epithelial tumors[J]. Ann Thorac Surg, 2003, 76: 1859-1864; discussion 1864-1865.

[19] Economopoulos GC, Lewis JW Jr, Lee MW, et al. Carcinoid tumors of the thymus[J]. Ann Thorac Surg, 1990, 50: 58-61.

[20] de Montpréville VT, Macchiarini P, Dulmet E. Thymic neuroendocrine carcinoma (carcinoid): a clinicopathologic study of fourteen cases[J]. J Thorac Cardiovasc Surg, 1996, 111: 134-141.

[21] Zhao Y, Shi J, Fan L, et al. Evaluation of the proposed International Association for the Study of Lung Cancer (IASLC)/International Thymic Malignancies Interest Group (ITMIG) staging revisions in thymic well-differentiated neuroendocrine carcinoma patients[J]. Eur J Cardiothorac Surg, 2016, 49: 569-573.

[22] de Perrot M, Spiliopoulos A, Fischer S, et al. Neuroendocrine carcinoma (carcinoid) of the thymus associated with Cushing's syndrome[J]. Ann Thorac Surg, 2002, 73: 675-681.

[23] Gartner LA, Voorhess ML. Adrenocorticotropic hormone-producing thymic carcinoid in a teenager[J]. Cancer, 1993, 71: 106-111.

[24] Yoshikawa T, Noguchi Y, Matsukawa H, et al. Thymus carcinoid producing parathyroid hormone (PTH)-related protein: report of a case[J]. Surg Today, 1994, 24: 544-547.

[25] Jansson JO, Svensson J, Bengtsson BA, et al. Acromegaly and Cushing's syndrome due to ectopic production of GHRH and ACTH by a thymic carcinoid tumour: in vitro responses

to GHRH and GHRP-6[J]. Clin Endocrinol (Oxf), 1998, 48: 243-250.

[26] Okada S, Ohshima K, Mori M. The Cushing syndrome induced by atrial natriuretic peptide-producing thymic carcinoid[J]. Ann Intern Med, 1994, 121: 75-76.

[27] Levine GD, Rosai J. A spindle cell varient of thymic carcinoid tumor. A clinical, histologic, and fine structural study with emphasis on its distinction from spindle cell thymoma[J]. Arch Pathol Lab Med, 1976, 100: 293-300.

[28] Wick MR, Rosai J. Neuroendocrine neoplasms of the mediastinum[J]. Semin Diagn Pathol, 1991, 8: 35-51.

[29] Moran CA, Suster S. Spindle-cell neuroendocrine carcinomas of the thymus (spindle-cell thymic carcinoid): a clinicopathologic and immunohistochemical study of seven cases[J]. Mod Pathol, 1999, 12: 587-591.

[30] Klemm KM, Moran CA, Suster S. Pigmented thymic carcinoids: a clinicopathological and immunohistochemical study of two cases[J]. Mod Pathol, 1999, 12: 946-948.

[31] Moran CA, Suster S. Primary neuroendocrine carcinoma (thymic carcinoid) of the thymus with prominent oncocytic features: a clinicopathologic study of 22 cases[J]. Mod Pathol, 2000, 13: 489-494.

[32] Yamaji I, Iimura O, Mito T, et al. An ectopic, ACTH producing, oncocytic carcinoid tumor of the thymus: report of a case[J]. Jpn J Med, 1984, 23: 62-66.

[33] Ohchi T, Tanaka H, Shibuya Y, et al. Thymic carcinoid with mucinous stroma: a case report[J]. Respir Med, 1998, 92: 880-882.

[34] Suster S, Moran CA. Thymic carcinoid with prominent mucinous stroma. Report of a distinctive morphologic variant of thymic neuroendocrine neoplasm[J]. Am J Surg Pathol, 1995, 19: 1277-1285.

[35] Moran CA, Suster S. Angiomatoid neuroendocrine carcinoma of the thymus: report of a distinctive morphological variant of neuroendocrine tumor of the thymus resembling a vascular neoplasm[J]. Hum Pathol, 1999, 30: 635-639.

[36] Kuo TT. Carcinoid tumor of the thymus with divergent sarcomatoid differentiation: report of a case with histogenetic consideration[J]. Hum Pathol, 1994, 25: 319-323.

[37] Paties C, Zangrandi A, Vassallo G, et al. Multidirectional carcinoma of the thymus with neuroendocrine and sarcomatoid components and carcinoid syndrome[J]. Pathol Res Pract, 1991, 187: 170-177.

[38] Oliveira AM, Tazelaar HD, Myers JL, et al. Thyroid transcription factor-1 distinguishes metastatic pulmonary from well-differentiated neuroendocrine tumors of other sites[J]. Am J Surg Pathol, 2001, 25: 815-819.

[39] Weissferdt A, Tang X, Wistuba II, et al. Comparative

immunohistochemical analysis of pulmonary and thymic neuroendocrine carcinomas using PAX8 and TTF-1[J]. Mod Pathol, 2013, 26: 1554-1560.

[40] Weissferdt A, Kalhor N, Liu H, et al. Thymic neuroendocrine tumors (paraganglioma and carcinoid tumors): a comparative immunohistochemical study of 46 cases[J]. Hum Pathol, 2014, 45: 2463-2470.

[41] Schaefer IM, Zardo P, Freermann S, et al. Neuroendocrine carcinoma in a mediastinal teratoma as a rare variant of somatic-type malignancy[J]. Virchows Arch, 2013, 463: 731-735.

[42] Pan CC, Jong YJ, Chen YJ. Comparative genomic hybridization analysis of thymic neuroendocrine tumors[J]. Mod Pathol, 2005, 18: 358-364.

[43] Rieker RJ, Aulmann S, Penzel R, et al. Chromosomal imbalances in sporadic neuroendocrine tumours of the thymus[J]. Cancer Lett, 2005, 223: 169-174.

[44] Gibril F, Chen YJ, Schrump DS, et al. Prospective study of thymic carcinoids in patients with multiple endocrine neoplasia type 1[J]. J Clin Endocrinol Metab, 2003, 88: 1066-1081.

[45] Okabe N, Inoue T, Watanabe Y, et al. Two cases of thymic carcinoid treated with octreotide long-acting repeatable[J]. Gan To Kagaku Ryoho, 2014, 41: 879-883.

[46] Dham A, Truskinovsky AM, Dudek AZ. Thymic carcinoid responds to neoadjuvant therapy with sunitinib and octreotide: a case report[J]. J Thorac Oncol, 2008, 3: 94-97.

[47] Kulke MH, Lenz HJ, Meropol NJ, et al. Activity of sunitinib in patients with advanced neuroendocrine tumors[J]. J Clin Oncol, 2008, 26: 3403-3410.

[48] Filosso PL, Yao X, Ahmad U, et al. Outcome of primary neuroendocrine tumors of the thymus: a joint analysis of the International Thymic Malignancy Interest Group and the European Society of Thoracic Surgeons databases[J]. J Thorac Cardiovasc Surg, 2015, 149: 103-109.e2.

[49] Tsuchida M, Yamato Y, Hashimoto T, et al. Recurrent thymic carcinoid tumor in the pleural cavity. 2 cases of long-term survivors[J]. Jpn J Thorac Cardiovasc Surg, 2001, 49: 666-668.

[50] Chetty R, Batitang S, Govender D. Large cell neuroendocrine carcinoma of the thymus[J]. Histopathology, 1997, 31: 274-276.

[51] Ahn S, Lee JJ, Ha SY, et al. Clinicopathological analysis of 21 thymic neuroendocrine tumors[J]. Korean J Pathol, 2012, 46: 221-225.

[52] Shoji T, Fushimi H, Takeda S, et al. Thymic large-cell neuroendocrine carcinoma: a disease neglected in the ESMO guideline[J]? Ann Oncol, 2011, 22: 2535.

[53] Saito T, Kimoto M, Nakai S, et al. Ectopic ACTH syndrome associated with large cell neuroendocrine carcinoma of the thymus[J]. Intern Med, 2011, 50: 1471-1475.

[54] Lauriola L, Erlandson RA, Rosai J. Neuroendocrine

differentiation is a common feature of thymic carcinoma[J]. Am J Surg Pathol, 1998, 22: 1059-1066.

[55] Tiffet O, Nicholson AG, Ladas G, et al. A clinicopathologic study of 12 neuroendocrine tumors arising in the thymus[J]. Chest, 2003, 124: 141-146.

[56] Öberg K, Hellman P, Ferolla P, et al. Neuroendocrine bronchial and thymic tumors: ESMO Clinical Practice Guidelines for diagnosis, treatment and follow-up[J]. Ann Oncol 2012; 23 Suppl 7: vii120-123.

[57] Goudet P, Murat A, Cardot-Bauters C, et al. Thymic neuroendocrine tumors in multiple endocrine neoplasia type 1: a comparative study on 21 cases among a series of 761 MEN1 from the GTE (Groupe des Tumeurs Endocrines)[J]. World J Surg, 2009, 33: 1197-1207.

[58] Sakurai A, Imai T, Kikumori T, et al. Thymic neuroendocrine tumour in multiple endocrine neoplasia type 1: female patients are not rare exceptions[J]. Clin Endocrinol (Oxf), 2013, 78: 248-254.

[59] Dutta R, Kumar A, Julka PK, et al. Thymic neuroendocrine tumour (carcinoid): clinicopathological features of four patients with different presentation[J]. Interact Cardiovasc Thorac Surg, 2010, 11: 732-736.

[60] Teh BT. Thymic carcinoids in multiple endocrine neoplasia type 1[J]. J Intern Med, 1998, 243: 501-504.

[61] Ferolla P, Falchetti A, Filosso P, et al. Thymic neuroendocrine carcinoma (carcinoid) in multiple endocrine neoplasia type 1 syndrome: the Italian series[J]. J Clin Endocrinol Metab, 2005, 90: 2603-2609.

[62] Wick MR, Scheithauer BW, Weiland LH, et al. Primary thymic carcinomas[J]. Am J Surg Pathol, 1982, 6: 613-630.

[63] Kuo TT, Chang JP, Lin FJ, et al. Thymic carcinomas: histopathological varieties and immunohistochemical study[J]. Am J Surg Pathol, 1990, 14: 24-34.

[64] Moran CA, Suster S. Thymic neuroendocrine carcinomas with combined features ranging from well-differentiated (carcinoid) to small cell carcinoma. A clinicopathologic and immunohistochemical study of 11 cases[J]. Am J Clin Pathol, 2000, 113: 345-350.

译者：丁　宇，广东省人民医院
　　　马德华，浙江省台州医院

第十一章　胸腺神经内分泌肿瘤：肿瘤内科专家视角

Nicolas Girard[1,2,3]

[1]University of Lyon, University Claude Bernard Lyon, Lyon, France; [2]Department of Respiratory Medicine, National Expert Centre for Thymic Malignancies, Louis Pradel Hospital, Hospices Civils de Lyon, Lyon, France; [3]Department of Medical Oncology, Institut du Thorax Curie-Montsouris, Institut Curie, Institut Mutualiste Montsouris, Paris, France

View this article at: http://dx.doi.org/10.21037/jtd.2017.08.18

一、引言

胸腺恶性肿瘤是一类罕见的胸部肿瘤，根据世界卫生组织（World Health Organization，WHO）的组织病理学分类，将胸腺恶性肿瘤分为胸腺瘤、胸腺癌和胸腺神经内分泌肿瘤[1-2]。胸腺神经内分泌肿瘤（thymic neuroendocrine tumors，TNET）具有与其他解剖部位肿瘤相同的组织学特征，但发病率不同。TNET约占神经内分泌肿瘤的2%和胸腺恶性肿瘤的5%[3]。TNET具有神经内分泌形态和分化特征，包括类癌（高分化），以及大细胞神经内分泌癌和小细胞癌（高级别、低分化）[1]。根据有丝分裂计数和坏死情况[1-2]，类癌进一步细分为典型类癌（低级别）和不典型类癌（中级别）。同时，欧洲神经内分泌肿瘤学会（European Neuroendocrine Tumor Society，ENETS）制定了三组评分体系：G1（每10个HPFs<2个有丝分裂象和/或Ki-67指数≤2%）；G2（每10个HPFs有2~20个有丝分裂象和/或Ki-67指数为3%~20%）；G3（每10个HPFs>20个有丝分裂象且Ki-67指数>20%）[4]。在一项包括28例患者的研究中，ENETS评分被证实为TNET的一个预后变量[5]。此外，除组织学和分级外，原发部位是一个独立的预后变量，胸腺神经内分泌肿瘤比原发性肺类癌侵袭性更高，更容易局部侵犯、复发和转移[4,6]；类癌/低-中等级别TNET的5年生存率为50%~70%，10年生存率仅为10%~30%（肺类癌患者分别为90%和85%）；高级别TNET的5年生存率接近0%[7-14]。初始治疗后复发率高，非小细胞癌TNET 5年复发率为40%~70%不等[13]。

胸腺肿瘤的分期，包括TNET，历来以Masaoka-Koga分期系统为基础[15]，该系统正被第8版美国癌症联合委员会/国际癌症控制联合会联合制定的基于肿瘤淋巴结转移灶（按TNM分期）的分期系统所取代[16]；TNM分期更适合具有淋巴转移和血液转移倾向的TNET，并与其他胸腺肿瘤相似，提供了更一致的可切除性肿瘤的标准，从而有助于制定治疗策略[16]。

影像学诊断依赖于标准CT扫描、^{18}F-氟代脱氧葡萄糖正电子发射断层扫描（^{18}F-FDG-PET/CT），更具特异性的检查有生长抑素受体显像，如^{111}铟标记生长抑素受体扫描或更新的^{68}镓-DOTATE PET/CT[3,6]；推荐进行肿瘤代谢模式的检测，因为这可能有助于后续随访[17]。

治疗的前提是筛查患者是否有副肿瘤内分泌综合征，其中最常见的是类癌综合征或库欣综合征，虽然罕见（低于5%），但在转移性患者中发生率更高[3,6]。化疗时可能需要大量水化，但这可能会使潜在的类癌综合征恶化，导致心力衰竭或严重高血压，因此，在诊断时应进行超声心动图检查[18]。有时还建议对1型多发性内分泌瘤病（multiple endocrine neoplasia type 1，

MEN-1）的MEN基因进行遗传评估[19]。此外，合并重症肌无力并不常见，所以一旦出现重症肌无力，就可能需要进行病理复片以明确诊断。

二、TNET的治疗策略

TNET的治疗是内科医生、外科医生和病理学家从建立诊断到共同提出多学科诊疗策略的合作范例[3,6,20-21]。手术是根治性治疗方案的核心，因为完全切除是良好预后最重要的因素[5,7-14]。

全身治疗依赖于化疗，以及生长抑素类似物和依维莫司。对于在诊断时已是局部晚期肿瘤并侵犯胸内邻近结构的患者，全身治疗使患者有机会接受随后的手术和/或放射治疗。化疗可作为肿瘤切除术后的辅助治疗，以减少复发风险并实现长期疾病控制（图11-1）[3,6,20-21]。而对于不可切除、转移和复发的TNET患者，全身治疗也可以作为姑息性治疗手段。化疗、生长抑素类似物和依维莫司可作为进展期疾病的治疗选择。其他替代方案正在临床试验之中。由于没有经过专门的研究，特别是对于晚期疾病[5,7-14]，目前，在TNET全身治疗方面的建议大多是基于样本量较小的回顾性队列研究，或是基于原发性肺和胃肠道神经内分泌肿瘤的临床治疗经验[3,6,20-21]。

（一）TNET术后化疗

术后化疗不是胸腺非神经内分泌上皮源性肿瘤常规治疗策略的一部分[20-22]；虽然几乎没有关于Masaoka-Koga分期Ⅰ~Ⅱ期胸腺上皮肿瘤或更晚期胸腺瘤的数据，但对于Masaoka-Koga Ⅲ期胸腺癌的患者术后可以考虑行辅助化疗，因为超过30%的患者可能会出现原发灶以外的复发[23]。同样，Masaoka-Koga Ⅲ期TNET患者即使肿瘤完全被切除，在手术后也常出现早期局部和/或全身复发[13-14]，在这种情况下也可以考虑铂类联合依托泊苷的术后化疗（图11-1），但由于典型/低级别类癌的复发率低，术后化疗的潜在获益似乎有限，

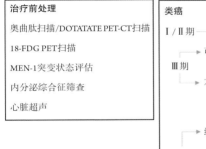
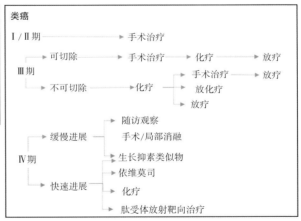
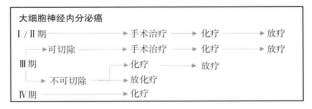
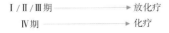

图11-1　神经内分泌胸腺肿瘤
PET，正电子发射断层扫描；CT，计算机断层扫描；MEN-1，1型多发性内分泌瘤病。

相比之下，对于完全切除的Ⅲ期TNET，术后化疗可作为不典型/中级别类癌的一种选择，并作为LCNEC的标准治疗。然而这一策略仍存在争议，如对于完全切除的Masaoka-KogaⅡ期不典型类癌TNET：在旧版的国家综合癌症网络（The National Comprehensive Cancer Network，NCCN）临床实践指南中，曾推荐术后化疗，而在更新的版本中，则是在不完全切除的情况下才推荐术后化疗[21]；一些多学科诊疗团队考虑对增殖指数较高或淋巴结浸润的患者进行术后化疗。在一个大的TNET队列研究中，72%是高分化的，24%的患者接受了术后化疗[14]。

对于胸腺小细胞癌，手术通常不是治疗策略的一部分，除非在术前没有明确诊断的情况下；与原发性支气管肺小细胞癌相似，对Masaoka-Koga Ⅱ/Ⅲ期肿瘤推荐进行术后化疗[20-21]。

鉴于肿瘤局部复发率高[21]，NCCN指南提出了术后化疗与纵隔放疗相结合的方案，这个方案的确定主要基于与胸腺癌类似的复发模式[13]，并且Ⅱ期和Ⅲ期肿瘤行术后放疗可有生存获益[20,24]。在欧洲的队列研究中，52%的患者接受了术后放疗[14]。手术切除后再进行化疗或放疗，在没有伴发内分泌综合征的情况下，使用生长抑素类似物进行巩固治疗的作用尚未确定[3,6]。

（二）局部晚期TNET的术前/诱导化疗

1. 初诊无法切除的局部晚期TNET的术前诱导化疗

总体上，约30%的胸腺上皮源性肿瘤患者在诊断时即为局部晚期[25]。如果认为不能行完整切除，如Masaoka-KogaⅢ/Ⅳa期肿瘤（在TNM分期系统中为Ⅲa/Ⅲb/Ⅳa期），那么应在活检后，进行初始/诱导化疗，结合后续手术和放疗作为根治性治疗策略的一部分（图11-1）[20]。这种手术策略通常不用于晚期胸腺小细胞癌的局部治疗，这一点与小细胞肺癌（SCLC）治疗类似。

虽然术前化疗已成为局部晚期、初治无法切除的胸腺瘤和胸腺癌的标准治疗[20]，但几乎没有关于胸腺类癌的组织学数据[13-14]；这可能表明：①初治无法切除的局部晚期类癌TNET发病率低，这可能与疾病早期无症状患者人数较少有关；②事实上多学科团队多倾向于手术切除后采用术后化疗的策略，这可能与采用小活检标本诊断TNET存在挑战有关。

鉴于从文献数据中得到的经验有限，专家意见认

为，对于无法切除、无转移的TNET——具有类癌和LCNEC组织学特征——应采用与非神经内分泌胸腺上皮源性肿瘤类似的治疗方案，术前采用铂类联合依托泊苷化疗，目的是减轻肿瘤负荷，以进行后续的局部治疗（图11-1）[20-22]。其他化疗方案或药物能否使转移性TNET获益尚不清楚。

总体上，进行2~4个周期治疗后可进行影像学检查以重新评估肿瘤的可切除性。诱导化疗后，对于肿瘤可完整切除的患者应该进行后续的手术治疗，并且有可能需要扩大切除[13-14,26]。胸腔内热灌注化疗和胸膜外全肺切除术治疗Ⅳa期肿瘤仍需要讨论，因为没有TNET相关病例的报道，并且对于化疗方案也并不确定[27]。术后放疗通常在后续进行。

次全切除术，即所谓的"减瘤手术"，可能作为部分类癌TNET患者的一种选择，与胸腺瘤治疗类似，目的是利于后续的根治性放疗[28]。减瘤手术不建议用于低分化/LCNEC或SCC TNET的治疗。减瘤手术/R2切除后可考虑行术后放化疗（包括追加顺铂联合依托泊苷化疗，若诱导化疗有效，放射总剂量为60 Gy）。

诱导化疗后，当患者不适合外科手术治疗时——无论是因为无法R0切除，或体力状态不佳，或患有合并症，均推荐根治性放疗作为放化疗策略的一部分[20,29]，可以序贯进行，但如果治疗2周期后第一次评估已完成，也可以同步进行（图11-1）。

2. 根治性放化疗

根治性放化疗是无转移、局部晚期SCC TNET的标准治疗，也可以是诱导化疗后因纵隔或广泛胸膜侵犯（TNM分期Ⅲb或Ⅳa）而无法手术的类癌或LCNEC TNET的一种治疗选择[29]。在一项单臂Ⅱ期临床试验中，采用顺铂和依托泊苷联合45Gy胸腔放疗，非神经内分泌胸腺上皮源性肿瘤完整切除率达77%[30]。

最终，与局部晚期非小细胞肺癌一样，多模式诊疗策略的最优顺序基于肿瘤对化疗的反应、肿瘤的侵犯程度和是否可以完整切除。在这个过程中，多学科讨论是必不可少的。

（三）转移性TNET的全身治疗

1. 转移性TNET的治疗策略

据估计，TNET在诊断时出现播散转移（Masaoka-Koga和TNM分期Ⅳb期）的发生率从类癌的20%到小细

胞癌的80%不等。全身治疗可以作为单一治疗方式，使肿瘤达到稳定或降低肿瘤负荷，从而改善肿瘤相关症状。虽然能否达到长期生存仍不确定，但由于TNET生长缓慢，并且可以应用多线治疗，有时可实现长期生存[22]。鉴于肝转移高发，TNET的治疗策略的制定主要基于胃肠神经内分泌肿瘤的临床试验结果，其中也有一些试验中入组了TNET患者。总的来说，应使用RECIST v1.1标准来评估化疗的疗效；胸膜病变的改良标准包括使用短轴作为测量平面，以及在三个不同水平对两个胸膜肿瘤部位进行一维测量[31]。

晚期TNET全身治疗策略的确定主要依据肿瘤的组织学类型，高分化（类癌）和低分化（LCNEC或SCC）TNET将按照不同的方法进行治疗。其他参考因素，如未经治疗的自然生长速度、转移性扩散和代谢显像检查的摄取水平[3,6,21]。

2. 转移性低分化TNET的治疗：LCNEC和SCC

治疗策略与非神经内分泌胸腺上皮源性肿瘤的策略相类似[20]。以顺铂为基础，联合蒽环类和/或依托泊苷为标准治疗方案（图11-1）[32-34]。目前还没有进行过随机对照研究，还未确定最佳治疗方案；多药联合方案和以蒽环类药物为基础的方案似乎比其他方案，特别是依托泊苷、异环磷酰胺和顺铂联合方案，在治疗胸腺上皮源性肿瘤方面的有效率更高。根据一项纳入少量TNET患者的Ⅱ期临床研究结果，卡铂联合紫杉醇也是一种可行的方案[35-37]。治疗反应率达30%~50%，无进展生存期为6~9个月[22]。

3. 转移性高分化TNET的治疗：典型和不典型类癌

在转移性类癌TNET中，预后的异质性和缺少根治性疗法，使得改善生活质量成为制定治疗策略的主要终点。与其他位置的神经内分泌肿瘤相比，TNET诊断时出现远处转移的患者数目较多，骨、肝脏转移的发生率较高，内分泌综合征的发生率较低。根据组织学、肿瘤负荷和生长速度，可采用多种不同的治疗策略（图11-1）。

4. 等待-观察法

对于无症状、肿瘤负荷低、进展缓慢、转移灶无生命威胁的患者，可考虑采用等待观察法并向患者解释，每2~6个月复查CT，观察病灶变化[3,6]。

5. 手术与局部消融法

手术和/或局部消融可以考虑用于治疗转移灶数目有限、可接受根治性治疗、疾病进展缓慢的患者，达到"根治性治疗"的目的[3,6]。可以使用的方法包括手术、立体定向放射治疗，或经皮操作如射频或冷冻消融。对于无腹腔外转移、无淋巴结侵犯或腹膜扩散的患者，可考虑手术切除肝转移灶。胃肠道肿瘤肝转移灶完整切除与生存期延长相关，5年生存率达70%以上[38]。当无法进行手术切除时，采用选择性颗粒栓塞[经动脉栓塞（trans-arterial embolization，TAE）]，或细胞毒性药物如阿霉素等化疗药物栓塞（trans-arterial chemoembolization，TACE）可能有效[38]。

6. 生长抑素类似物

PROMID和CLARINET试验是两项研究生长抑素类似物在胃肠神经内分泌肿瘤患者中的疗效的临床试验，参与者接受奥曲肽（octreotide）LAR（30 mg/28 d）或兰瑞肽（lanreotide）Autogel（120 mg/28 d）与安慰剂治疗[39-40]，这两项具有里程碑意义的临床试验结果公布后，生长抑素类似物成为对缓慢/快速进展神经内分泌肿瘤均有效的标准药物。在PROMID试验中，40%的患者有内分泌综合征，而CLARINET试验中非功能性神经内分泌肿瘤则更多。75%的PROMID患者和100%的CLARINET患者的Octreoscan显像阳性。这些试验的结果显示生长抑素类似物治疗可使患者获益。在PROMID中，中位疾病进展时间为14个月，而安慰剂组为6个月[39]；在CLARINET随访8年后，两组患者中无进展者分别占62%和22%[40]。SPINT是一项研究胸部神经内分泌肿瘤治疗的Ⅲ期临床试验（NCT02683941），纳入原发性肺和胸腺类癌TNET患者，对兰瑞肽神经内分泌癌治疗（lanreotide autogel）与安慰剂之间的疗效进行了对比。

7. 依维莫司

依维莫司（Everolimus）目前正逐渐成为典型与不典型类癌的标准治疗，尤其是在采用其他方案治疗失败后。随机试验RADIANT-2纳入了400多例非胰腺功能性（类癌综合征）神经内分泌肿瘤患者，对比依维莫司10 mg/d+奥曲肽 vs. 安慰剂+奥曲肽治疗的差异。研究结果显示,依维莫司组患者中位无进展生存期显著延长5.1个月[41]。RADIANT-4对比了依维莫司10 mg与安慰剂治疗非功能性、进展型肺和胃肠道神经内分泌肿瘤疗效的差异,依维莫司组中位无进展生存期为11个月,安慰剂组为3.9个月(HR=0.48,95%CI:0.35~0.67)[42];不同部位的肿瘤生存获益相似;依维莫司组患者总生存期更长(HR=0.64,95%CI:0.40~1.05)。

正在进行的LUNG研究是一项三臂Ⅱ期临床试验,评估单药依维莫司对比帕瑞肽或依维莫司+帕瑞肽的疗效,目前已完成入组(NCT01563354);主要目标是在治疗第9个月时,根据RECIST标准对病灶进行综合评估,以确定治疗是否有应答或疾病是否稳定。

依维莫司目前在欧洲已被批准用于高分化、进展型胃肠道和肺原发性TNET的治疗。现在面临的挑战主要是如何选择合适的患者:对于无功能性肿瘤,依维莫司是作为生长抑素类似物治疗后的二线选择,还是作为生长抑素类似物或化疗前的一线治疗?哪种生长速度与哪种治疗策略相对应?在实际临床应用中,怎样使用是安全的?

8. 细胞毒性化疗

全身细胞毒性药物化疗可作为晚期的、不可切除的进展型高分化TNET的治疗选择。一般来说,治疗方案类似于低分化肿瘤,倾向于选择铂类联合依托泊苷方案[20-21]。两项专门针对高分化肺类癌的研究报道了肿瘤对顺铂或卡铂的反应率为20%[43]。

替代方案主要用于胃肠道神经内分泌肿瘤,包括单药或联合使用5-氟尿嘧啶(5-FU)、达卡巴嗪和替莫唑胺(TMZ)[44-46]。因为不良反应较少,所以替莫唑胺(TMZ)可作为中-高分化TNET细胞毒性药物化疗的一线选择[47-48]。一项回顾性研究报道5-FU-STZ联合顺铂治疗79例进展型神经内分泌瘤,其对非胰腺原发肿瘤治疗反应率达25%,总的中位无进展生存期为9.1个月[44]。吉西他滨或5-FU联合奥沙利铂在回顾性研究中也获得了疾病控制[49]。

9. 肽受体放射靶向治疗

在生长抑素标记的核素扫描或^{68}镓-DOTATE PET扫描阳性肿瘤中,肽受体放射靶向治疗(PRRT)可用于治疗转移性类癌,目前^{90}钇DOTA奥曲肽和^{177}镥DOTA奥曲肽是经过挑选的患者中最常用的治疗方案。虽然大多数研究为单中心研究,但一项大型回顾性研究调查了1 109例转移性神经内分泌肿瘤,其中包括84例肺类癌,治疗反应率为28%,平均生存期为40个月,10%~33%的患者出现3~4级毒性反应,主要是肾毒性或血液学毒性,包括不可逆的肾毒性(9%)[50]。

10. 抗血管生成药物

尽管舒尼替尼被认为是晚期难治性非神经内分泌胸腺上皮源性肿瘤的一种治疗选择[21],但抗血管生成药物在TNET中的作用仍不确定。一项Ⅱ期研究评估了舒尼替尼在109例转移性神经内分泌肿瘤(包括41例类癌)患者当中的疗效,其中85%的患者疾病得到控制,无进展生存期为10个月[51]。帕唑帕尼也有类似的结果[52]。还有Ⅱ期研究评估了贝伐珠单抗单药或联合索拉非尼的疗效[53]。因此,在经过多学科专家团队的系统性讨论后,抗血管生成药物在其适应证之外可用于难治性TNET的治疗。

(四)复发性TNET

TNET比原发性肺或胃肠道神经内分泌肿瘤更具侵袭性。此外,在胸腺肿瘤中,TNET生存率最低,局部或区域淋巴结和远处转移率最高。TNET治疗后的5年生存率差别很大,从28%~84%不等[5,7-14]。这种差异可能反映了不同中心入组患者的异质性,以及多年来治疗策略的不断进展。

初诊后复发TNET的治疗策略与原发肿瘤相同。复发的程度应采用影像学技术仔细评估,包括采用代谢显像,并可能需要组织学来证实复发。

肿瘤复发的治疗方案选择很大程度上取决于复发的程度[3,6,21]。局部或区域复发可考虑再次切除,据报道可获得满意的长期生存。在高分化/类癌中,可先手术切除病变,同时也可以采用局部消融疗法;对于快速进展的病变,术后治疗可包括生长抑素类似物,甚至化疗。全身复发则依赖于多线治疗,如前文所述针对转移性病变,可选择生长抑素类似物、依维莫司、化疗和PRRT等治疗方式。

在LCNEC和SCC中,也可以使用多线化疗方案。此外,已有Ⅰ/Ⅱ期甚至Ⅲ期试验正在评估新的治疗药物,如抗PD1/PD-L1、抗CTLA 4、抗DLL 3抗体或其他药物。

在不可切除的复发性肿瘤患者中，当出现肿瘤进展时，可连续进行多线化疗。可以考虑使用既往有效的治疗方案，尤其是既往治疗有效且复发较晚的患者。

三、结论

总的来说，TNET肿瘤患者的管理需要在疾病进展的各个阶段进行多学科专家会诊。在过去的几年里，我们对胸腺肿瘤管理的认识有了巨大提高，并建立了相关数据库，开展了转化研究项目和临床试验。因为肿瘤的罕见拖慢了特定药物的审批进程，所以取得创新性进展仍有很大难度；目前亟需建立以患者为中心的专用网络。在法国，RYTHMIC（Réseau tumeurs THYMiques et Cancer）是一个全国性的胸腺恶性肿瘤登记网络，在2012年由法国国家癌症研究所建立，作为其罕见癌症项目的一部分。从此，所有被诊断为胸腺肿瘤患者的管理都在一个国家级多学科肿瘤委员会上进行实时讨论，该委员会每月组织两次基于网络的会议。法国胸部癌症联合组托管的一个所有患者的前瞻性数据库，提供了一个可以了解系统治疗疗效的特殊资源。有意思的是，他们为神经内分泌肿瘤指定了一个类似的网络，称为RENATEN，允许神经内分泌肿瘤专家进行多学科讨论。在欧盟，最近批准了一个欧洲转诊网络EURACAN，致力于更好地服务于罕见癌症患者，其中包括神经内分泌肿瘤和胸腺肿瘤，目的是确保患者都能平等地获得高度专业化的医疗服务，并提供一个针对改善复杂癌症管理专项行动的监督平台。TNET是一种需要多学科诊疗和研究的典型病种。

声明

Nicolas Girard曾接受来自BMS、Eli-Lilly、Novartis、Pfizer的顾问工作。

参考文献

[1] WHO histological classification of tumours of the thymus. In：Travis WB，Brambilla A，Burke AP，et al. World Health Organization Classification of Tumours of the Lung，Pleura，Thymus and Heart[M]. Lyon：IARC Press，2015.

[2] Marx A，Ströbel P，Badve SS，et al. ITMIG consensus statement on the use of the WHO histological classification of thymoma and thymic carcinoma：refined definitions，histological criteria，

[3] Öberg K，Hellman P，Ferolla P，et al. ESMO Guidelines Working Group. Neuroendocrine bronchial and thymic tumors：ESMO Clinical Practice Guidelines for diagnosis，treatment and follow-up[J]. Ann Oncol，2012，23 Suppl 7：vii120-123.

[4] Rindi G，Klöppel G，Couvelard A，et al. TNM staging of mid gut and hindgut（neuro）endocrine tumors：a consensus proposal including a grading system[J]. Virchows Arch，2007，451：757-762.

[5] Crona J，Björklund P，Welin S，et al. Treatment，prognostic markers and survival in thymic neuroendocrine tumours. a study from a single tertiary referral centre[J]. Lung Cancer，2013，79：289-293.

[6] Caplin ME，Baudin E，Ferolla P，et al. ENETS consensus conference participants. Pulmonary neuroendocrine（carcinoid）tumors：European Neuroendocrine Tumor Society expert consensus and recommendations for best practice for typical and atypical pulmonary carcinoids[J]. Ann Oncol，2015，26：1604-1620.

[7] Fukai I，Masaoka A，Fujii Y，et al. Thymic neuroendocrine tumor（thymic carcinoid）：a clinicopathologic study in 15 patients[J]. Ann Thorac Surg，1999，67：208-211.

[8] Moran CA，Suster S. Neuroendocrine carcinomas（carcinoid tumor）of the thymus. a clinicopathologic analysis of 80 cases[J]. Am J Clin Pathol，2000，114：100-110.

[9] Tiffet O，Nicholson AG，Ladas G，et al. A clinicopathologic study of 12 neuroendocrine tumors arising in the thymus[J]. Chest，2003，124：141-146.

[10] Gaur P，Leary C，Yao JC. Thymic neuroendocrine tumors：a SEER da- tabase analysis of 160 patients[J]. Ann Surg，2010，251：1117-1121.

[11] Ahn S，Lee JJ，Ha SY，et al. Clinicopathological analysis of 21 thymic neuroendocrine tumors[J]. Korean J Pathol，2012，46：221-225.

[12] Cardillo G，Rea F，Lucchi M，et al. Primary neuroendocrine tumors of the thymus：a multicenter experience of 35 patients[J]. Ann Thorac Surg，2012，94：241-245.

[13] Filosso PL，Yao X，Ruffini E，et al. Comparison of outcomes between neuroendocrine thymic tumours and other subtypes of thymic carcinomas：a joint analysis of the European Society of Thoracic Surgeons and the International Thymic Malignancy Interest Group[J]. Eur J Cardiothorac Surg，2016，50：766-771.

[14] Filosso PL，Yao X，Ahmad U，et al. Outcome of primary neuroendocrine tumors of the thymus：a joint analysis of the International Thymic Malignancy Interest Group and the European Society of Thoracic Surgeons databases[J]. J Thorac Cardiovasc Surg，2015，149：103-109.e2.

[15] Detterbeck FC，Nicholson AG，Kondo K，et al. The Masaoka-

Koga Stage Classification for Thymic Malignancies: Clarification and Definition of Terms[J]. J Thorac Oncol, 2011, 6: S1710-S1716.

[16] Detterbeck FC, Stratton K, Giroux D, et al. The IASLC/ITMIG Thymic Epithelial Tumors Staging Project: proposal for an evidence-based stage classification system for the forthcoming (8th) edition of the TNM classification of malignant tumors[J]. J Thorac Oncol, 2014, 9: S65-S72.

[17] Ruf J, Schiefer J, Furth C, et al. 68Ga-DOTATOC PET/CT of neuroendocrine tumors: spotlight on the CT phases of a triple-phase protocol[J]. J Nucl Med, 2011, 52: 697-704.

[18] Plöckinger U, Gustafsson B, Ivan D, et al. ENETS Consensus Guidelines for the Standards of Care in Neuroendocrine Tumors: echocardiography[J]. Neuroendocrinology, 2009, 90: 190-193.

[19] Thakker RV, Newey PJ, Walls GV, et al. Clinical practice guidelines for multiple endocrine neoplasia type 1 (MEN1)[J]. J Clin Endocrinol Metab, 2012, 97: 2990-3011.

[20] Girard N, Ruffini E, Marx A, et al. Thymic epithelial tumours: ESMO Clinical Practice Guidelines for diagnosis, treatment and follow-up[J]. Ann Oncol, 2015, 26 Suppl 5: v40-55.

[21] Available online: https://www.nccn.org/professionals/physician_gls/pdf/neuroendocrine.pdf

[22] Girard N, Lal R, Wakelee H, et al. Chemotherapy definitions and policies for thymic malignancies[J]. J Thorac Oncol, 2011, 6: S1749-S1755.

[23] Detterbeck F. Towards a TNM based prognostic classification for thymic tumours[J]. J Thorac Oncol, 2013, 8: S68.

[24] Rimner A, Yao X, Huang J, et al. Postoperative Radiation Therapy Is Associated with Longer Overall Survival in Completely Resected Stage II and III Thymoma-An Analysis of the International Thymic Malignancies Interest Group Retrospective Database[J]. J Thorac Oncol, 2016, 11: 1785-1792.

[25] Ruffini E, Detterbeck F, Van Raemdonck D, et al. Tumours of the thymus: a cohort study of prognostic factors from the European Society of Thoracic Surgeons database[J]. Eur J Cardiothorac Surg, 2014, 46: 361-368.

[26] Wright CD. Extended resections for thymic malignancies[J]. J Thorac Oncol, 2010, 5: S344-S347.

[27] Yellin A, Simansky DA, Ben-Avi R, et al. Resection and heated pleural chemoperfusion in patients with thymic epithelial malignant disease and pleural spread: a single-institution experience[J]. J Thorac Cardiovasc Surg, 2013, 145: 83-87.

[28] Hamaji M, Kojima F, Omasa M, et al. A meta-analysis of debulking surgery versus surgical biopsy for unresectable thymoma[J]. Eur J Cardiothorac Surg, 2015, 47: 602-607.

[29] Loehrer PJ Sr, Chen M, Kim K, et al. Cisplatin, doxorubicin, and cyclophosphamide plus thoracic radiation therapy for limited-stage unresectable thymoma: an intergroup trial[J]. J Clin Oncol, 1997, 15: 3093-3099.

[30] Korst RJ, Bezjak A, Blackmon S, et al. Neoadjuvant chemoradiotherapy for locally advanced thymic tumors: a phase II, multi-institutional clinical trial[J]. J Thorac Cardiovasc Surg, 2014, 147: 36-44.

[31] Huang J, Detterbeck FC, Wang Z, et al. Standard outcome measures for thymic malignancies[J]. J Thorac Oncol, 2011, 6: S1691-S1697.

[32] Loehrer PJ Sr, Kim K, Aisner SC, et al. Cisplatin plus doxorubicin plus cyclophosphamide in metastatic or recurrent thymoma: final results of an intergroup trial. The Eastern Cooperative Oncology Group, Southwest Oncology Group, and Southeastern Cancer Study Group[J]. J Clin Oncol, 1994, 12: 1164-1168.

[33] Giaccone G, Ardizzoni A, Kirkpatrick A, et al. Cisplatin and etoposide combination chemotherapy for locally advanced or metastatic thymoma. A phase II study of the European Organization for Research and Treatment of Cancer Lung Cancer Cooperative Group[J]. J Clin Oncol, 1996, 14: 814-820.

[34] Loehrer PJ Sr, Jiroutek M, Aisner S, et al. Combined etoposide, ifosfamide, and cisplatin in the treatment of patients with advanced thymoma and thymic carcinoma: an intergroup trial[J]. Cancer, 2001, 91: 2010-2015.

[35] Igawa S, Yanagisawa N, Niwa H, et al. Successful chemotherapy with carboplatin and nab-paclitaxel for thymic large cell neuroendocrine carcinoma: A case report[J]. Oncol Lett, 2015, 10: 3519-3522.

[36] Hirai F, Yamanaka T, Taguchi K, et al. A multicenter phase II study of carboplatin and paclitaxel for advanced thymic carcinoma: WJOG4207L[J]. Ann Oncol, 2015, 26: 363-368.

[37] Lemma GL, Lee JW, Aisner SC, et al. Phase II study of carboplatin and paclitaxel in advanced thymoma and thymic carcinoma[J]. J Clin Oncol, 2011, 29: 2060-2065.

[38] Pavel M, Baudin E, Couvelard A, et al. ENETS Consensus Guidelines for the management of patients with liver and other distant metastases from neuroendocrine neoplasms of foregut, midgut, hindgut, and unknown primary[J]. Neuroendocrinology, 2012, 95: 157-176.

[39] Rinke A, Müller HH, Schade-Brittinger C, et al. Placebo-controlled, double-blind, prospective, randomized study on the effect of octreotide LAR in the control of tumor growth in patients with metastatic neuroendocrine midgut tumors: a report from the PROMID Study Group[J]. J Clin Oncol, 2009, 27: 4656-4663.

[40] Caplin ME, Pavel M, Ćwikła JB, et al. Lanreotide in metastatic enteropancreatic neuroendocrine tumors[J]. N Engl J Med, 2014, 371: 224-233.

[41] Pavel ME, Hainsworth JD, Baudin E, et al. Everolimus plus octreotide long-acting repeatable for the treatment of advanced neuroendocrine tumours associated with carcinoid syndrome (RADIANT-2): a randomised, placebo-controlled, phase 3 study[J]. Lancet, 2011, 378: 2005-2012.

[42] Yao JC, Fazio N, Singh S, et al. Everolimus for the treatment of advanced, non-functional neuroendocrine tumours of the lung or gastrointestinal tract (RADIANT-4): a randomised, placebo-controlled, phase 3 study[J]. Lancet, 2016, 387: 968-977.

[43] Wirth LJ, Carter MR, Jänne PA, et al. Outcome of patients with pulmonary carcinoid tumors receiving chemotherapy or chemoradiotherapy[J]. Lung Cancer, 2004, 44: 213-220.

[44] Sun W, Lipsitz S, Catalano P, et al. Phase II/III study of doxorubicin with fluorouracil compared with streptozocin with fluorouracil or dacarbazine in the treatment of advanced carcinoid tumors: Eastern Cooperative Oncology Group Study E1281[J]. J Clin Oncol, 2005, 23: 4897-4904.

[45] Brizzi MP, Berruti A, Ferrero A, et al. Continuous 5-fluorouracil infusion plus long acting octreotide in advanced well-differentiated neuroendocrine carcinomas. A phase II trial of the Piemonte oncology network[J]. BMC Cancer, 2009, 9: 388.

[46] Bajetta E, Catena L, Procopio G, et al. Are capecitabine and oxaliplatin (XELOX) suitable treatments for progressing low-grade and high-grade neuroendocrine tumors[J]? Cancer Chemother Pharmacol, 2007, 59: 637-642.

[47] Ekeblad S, Sundin A, Janson ET, et al. Temozolomide as monotherapy is effective in treatment of advanced malignant neuroendocrine tumors[J]. Clin Cancer Res, 2007, 13: 2986-2991.

[48] Chan JA, Stuart K, Earle CC, et al. Prospective study of bevacizumab plus temozolomide in patients with advanced neuroendocrine tumors[J]. J Clin Oncol, 2012, 30: 2963-2968.

[49] Walter T, Planchard D, Bouledrak K, et al. Evaluation of the combination of oxaliplatin and 5-fluorouracil or gemcitabine in patients with sporadic metastatic pulmonary carcinoid tumors[J]. Lung Cancer, 2016, 96: 68-73.

[50] Imhof A, Brunner P, Marincek N, et al. Response, survival, and long-term toxicity after therapy with the radiolabeled somatostatin analogue (90Y-DOTA)-TOC in metastasized neuroendocrine cancers[J]. J Clin Oncol, 2011, 29: 2416-2423.

[51] Kulke MH, Lenz HJ, Meropol NJ, et al. Activity of sunitinib in patients with advanced neuroendocrine tumors[J]. J Clin Oncol, 2008, 26: 3403-3410.

[52] Grande Pulido E, Castellano DE, Rocio Garcia-CarboneroR, et al. PAZONET: Results of a phase II trial of pazopanib as a sequencing treatment in progressive metastatic neuroendocrine tumors (NETs) patients (pts), on behalf of the Spanish task force for NETs (GETNE)—NCT01280201[J]. J Clin Oncol 2012: 30: abstr 4119.

[53] Castellano D, Capdevila J, Sastre J, et al. Sorafenib and bevacizumab combination targeted therapy in advanced neuroendocrine tumour: a phase II study of Spanish Neuroendocrine Tumour Group (GETNE0801)[J]. Eur J Cancer, 2013, 49: 3780-3787.

译者：田　单，广东省人民医院

　　　　张　波，浙江省台州医院

第十二章 内分泌副肿瘤综合征

吴锐苗[1]，庄伟涛[2]

[1]汕头大学医学院，北京大学深圳医院；[2]汕头大学医学院，广东省人民医院

一、引言

副肿瘤综合征（paraneoplastic syndrome，PNS）是指由远离肿瘤原发部位或其转移部位的器官或组织功能障碍所引起的症状或体征，且不能归因于肿瘤对周围组织或器官的直接压迫和侵袭[1]。对PNS的首次描述可以追溯到1865年，法国医学家Armand Trousseau发现胃癌患者伴发的游走性血栓性静脉炎（migratory thrombophlebitis）[2-3]，但"副肿瘤"这一术语直到20世纪50年代才被提出[4]。PNS几乎可以累及任何器官或系统，较为常见的有神经系统（如Lambert-Eaton肌无力综合征、亚急性小脑变性、边缘性脑病等）、内分泌系统（如库欣综合征、高钙血症、胰源性霍乱等）及血液系统（如粒细胞增多症、红细胞增多症、贫血、Trousseau征等）[1]。同样，多种类型的肿瘤也可以伴发PNS，包括胸部肿瘤、乳腺肿瘤、生殖腺肿瘤、血液肿瘤和其他各种实体肿瘤。不管是良性，还是各种级别的恶性肿瘤都可以伴发PNS，约有8%的恶性肿瘤会出现PNS[5]。目前已明确PNS的发生机制包括由肿瘤分泌各种生物活性物质，或肿瘤抗原诱导机体与正常组织发生免疫交叉反应[6-8]，其他可能机制如病毒感染假说也曾被报道[9]。其中，肿瘤分泌的各种生物活性物质主要是肽类和激素，还有比较少见的细胞因子、生物胺和类固醇[6,10]，由它们所导致的肿瘤远隔器官或系统的症状体征，称为"内分泌副肿瘤综合征（endocrine paraneoplastic syndrome，EPNS）"。

二、内分泌副肿瘤综合征的发病机制

导致内分泌副肿瘤综合征（EPNS）的肿瘤并不一定具备向内分泌细胞分化的特征，并且它们分泌各种生物活性物质的能力，既可能是与生俱来的，也可能是获得性的。尽管如此，导致EPNS的生物活性物质，大部分还是由内分泌或神经内分泌来源的肿瘤细胞分泌而来，且与肿瘤的起源部位无明显关系，为典型的"异位分泌（ectopic secretion）"。内分泌或神经内分泌细胞广泛分布于双肺、甲状腺、胃肠道、胰腺、肾上腺髓质、皮肤和乳房等器官组织中[11]。虽然在所有类型的肺癌中都曾报道过EPNS，但小细胞肺癌（SCLC）最为常见，很大一部分原因可能与其神经内分泌来源相关[12]。学者们虽然已对EPNS的发病机制提出几种假说，但还没有一种假说能够完整地揭下这块神秘面纱。

有研究者提出某些正常组织中多肽类激素可以以旁分泌的形式产生，当该组织发生恶变时，基因功能的改变可以激活调节激素合成的基因，从而大量产生激素并释放入血，在远隔器官发生效应，导致EPNS[13-14]。在该假说中，EPNS的发生可能是一种在错误的时间（不合适的表达时间）、错误的地点（不典型细胞）发生的错误的事情（不合适的基因表达）。但令人不解的是，某些类型的肿瘤产生特定的激素似乎不是随机事件，比如SCLC通常会产生促肾上腺皮质激素（adrenocorticotropic hormone，ACTH）、降钙素（calcitonin），而肺鳞状细胞癌则多产生甲状

旁腺激素相关蛋白（parathyroid hormone-related protein，PTHrP）。鳞状上皮细胞与角化细胞中Ras-MAPK信号传导途径的突变激活会上调PTHrP的基因表达[15-16]。此外，表观遗传学（epigenetics）在EPNS的发生机制中也起到一定作用，癌细胞基因的高甲基化状态（hypermethylation）主要与转录抑制相关，低甲基化状态（hypomethylation）则可以使基因激活。有研究发现，前阿黑皮素原（pro-opiomelanocortin，POMC）基因启动子在正常组织中为高甲基化状态，而在分泌POMC的DMS-79小细胞肺癌细胞系中为低甲基化状态，但有趣的是，DMS-79细胞缺乏去甲基化酶活性，这意味着甲基化及其表达模式可能在肿瘤转化早期或之前便已存在，靶向从头甲基化（targeted de novo methylation）可能成为潜在的治疗策略[17]。尽管如此，肿瘤转化过程中启动异位的激素合成和释放的时间点和精确机制仍然有待进一步的研究。除了基因与表观遗传的改变外，肿瘤细胞本身可能含有某些转化酶，将前体物质转化为具有生物活性的物质，比如肿瘤细胞将2,5-二羟基维生素D转化为1,25-二羟基维生素D而导致高钙血症，性索肿瘤（sex-cord tumors）中的芳香化酶（aromatase）将前体物质转化为雌二醇、雌三醇而导致双侧乳房发育[18]。

三、内分泌副肿瘤综合征的诊断

虽然内分泌副肿瘤综合征（EPNS）的发生发展、严重程度并不总是与肿瘤分期、恶性潜能和总体预后相关[19]，但值得关注的是，大多数由非内分泌肿瘤产生的EPNS是在高度恶性的肿瘤中发现的[16,20-22]。EPNS可能使患者的临床诊断与治疗流程复杂化，影响患者对治疗的反应及其预后，甚至会被误诊为肿瘤的转移性扩散。诊断EPNS的条件包括以下几个方面：①肿瘤患者发生的内分泌或代谢紊乱；②肿瘤治疗成功后内分泌或代谢紊乱可以缓解；③肿瘤复发时内分泌症状

也随之复发/肿瘤负荷增加时内分泌症状恶化；④血液或尿液中的激素水平异常升高；⑤肿瘤动静脉血中激素存在明显的浓度梯度；⑥肿瘤提取物中存在具备生物效应和/或免疫反应物质；⑦在肿瘤组织中有相关激素的mRNA表达；⑧肿瘤细胞可以在体外合成和分泌相关激素[23]。然而，由于实际原因和肿瘤激素分泌的不可预测性，这个标准并不总是可行的[24]。应当注意，肿瘤分泌的生物活性物质所导致的症状与相应内分泌肿瘤所产生的症状十分相似，在诊断方面容易发生混淆。更有甚者，当这些非内分泌来源的肿瘤恰巧出现在或转移至分泌相同激素的内分泌器官时，我们在诊断上往往会左右摇摆[6,25]。针对相关的内分泌症状，有时需要我们抛开思维定势，及时考虑EPNS，这样有助于诊断潜在的异位分泌肿瘤。一个有助于鉴别诊断的特征是，这些激素的分泌通常是异常调节的（缺乏生理性负反馈调节），因此对各种内分泌试验的反应不同于正位分泌（eutopic secretion）[6]。

由肿瘤分泌的生物活性物质及其导致的特征性症状，可作为特定肿瘤的一张"名片"，它们可以在肿瘤发生发展之前、之中或之后出现，甚至先于肿瘤得到诊断，尤其是库欣综合征[12]。一些标志性的异位激素有望作为临床肿瘤标志物，联合相应的症状体征作为一种早期诊断的辅助手段，应用于潜在肿瘤的检测、疗效评价或肿瘤复发与进展的监测[26]。可能伴发EPNS的非内分泌肿瘤主要包括肺癌、乳腺癌、前列腺癌、皮肤癌、结肠癌和血液系统的恶性肿瘤，当怀疑EPNS时，应进行一些相应的诊断性检查以寻找原发的肿瘤灶，表12-1列举了一些相关研究中使用的检查手段及其敏感度、特异度。

对很多非神经内分泌肿瘤来说，疗效评价大多使用传统影像学检查，但这在神经内分泌肿瘤中明显存在局限性。一些新的检查手段在这种情况下更具价值，如基于生长抑素受体的功能成像（functional

表12-1 相关研究中使用的检查手段举例

检查手段	研究对象	敏感度/特异度	参考文献
计算机断层扫描（CT）	鳞状细胞癌	89%/93%	[27]
^{18}F-FDG-PET	肺部小结节	79%/91%	[28]
磁共振成像（MRI）	乳腺肿瘤	90%/72%	[29]
多参数MRI	前列腺癌	88%/74%	[30]

imaging）^{68}Ga-SSA-PET/CT，它利用受体结合机制来显示细胞表面的生长抑素受体（somatostatin receptor，sstr），用以定位神经内分泌肿瘤，并可能使用包膜内吞（internalization）的机制将放射性物质导入细胞内部进行治疗[31-32]。碘-间碘苄基胍（iodine meta-iodobenzylguanidine，I-MIBG）与去甲肾上腺素具有相似的结构特征，其放射性碘标志物^{123}I-MIBG可在闪烁成像（scintigraphy）中用于嗜铬细胞瘤、副神经节瘤和神经母细胞瘤的成像[33]。嗜铬蛋白A（CgA）是神经内分泌细胞分泌颗粒的内容物之一，可在血清或血浆中测量，已有多个研究报道其与肿瘤生物学和瘤灶大小相关，并可能作为预测存活率的标志物[34-35]。然而，在不同实验室的测量数值存在较大差别，没有形成CgA的参考标准，CgA的敏感性在60%~90%之间，特异性则小于50%[34,36]，因此目前还未能广泛应用。由于非内分泌肿瘤的病理生物学多样性，目前仍缺乏可靠的生物标志物以辅助其诊断。在内分泌肿瘤中，尤其是在NETs中，基于肿瘤特定的分泌物开发的某些标志物（如胰岛素、胃泌素、肠血管活性肽等）可以提高肿瘤检测的概率，也可用于监测肿瘤的活性[37]。

正确及时地诊断和积极地治疗EPNS可以显著改善总体临床结果，尤其是在肺癌这种早期临床症状不明显的肿瘤类型中，依靠其他可能的症状体征或血液检查"截获"肿瘤显得更为重要。肿瘤的液体活检技术是一种相对无创、可重复性高的方法，将这种基于血液的分子信息与功能成像结合使用将提供关于肿瘤行为的实时多维信息。尽管大量研究的结果揭示了液体活检在肿瘤诊断、耐药性发展、肿瘤复发和预后评估方面具有巨大的潜力，但目前尚缺乏精心设计的前瞻性临床试验，在普遍应用于临床实践之前可能还存在着显著的局限性[37-40]。

四、常见的内分泌副肿瘤综合征

激素或肽类等生物活性物质从肿瘤直接分泌到血液当中（也可能发挥着自分泌或旁分泌的作用）后产生系统性症状，常见的有库欣综合征、抗利尿激素分泌异常综合征（syndrome of inappropriate secretion of ADH，SIADH）、高钙血症、肢端肥大症、类癌综合征等，并且它们和特定的肿瘤类型关系较为密切（表12-2）。这些综合征往往是在肿瘤诊断之后才出现，但库欣综合征（Cushing syndrome，CS）可能是一个例外[12]。对EPNS来说，治疗潜在的肿瘤是控制这些内分泌症状的最好策略。

（一）副肿瘤性库欣综合征

非垂体肿瘤导致的CS最初在1928年被报道，但该综合征与ACTH的异位分泌之间的关系直到1962年

表12-2 常见的内分泌副肿瘤综合征（EPNS）

综合征	相关激素	常见肿瘤类型[12,24,41-42]
库欣综合征	促肾上腺皮质激素，促肾上腺皮质素释放激素，前阿黑皮素原	小细胞肺癌，类癌，甲状腺髓样癌，嗜铬细胞瘤，胰腺内分泌肿瘤
抗利尿激素分泌异常综合征	抗利尿激素	小细胞肺癌，中枢神经肿瘤，前列腺癌
高钙血症	甲状旁腺激素相关蛋白、甲状旁腺激素（少见）、1,25-$(OH)_2$Vit-D，TGF-α，TNF	肺/皮肤/头颈部鳞状细胞癌，小细胞肺癌，乳腺癌，肾癌及膀胱癌，多发性骨髓瘤
类癌综合征	5-羟色胺，缓激肽	支气管肿瘤（类癌），胰腺癌，胃癌
低血糖症	胰岛素或胰岛素样生长因子	胰岛素瘤，纤维肉瘤及其他间质肉瘤，肝癌
肢端肥大症	生长激素释放激素，生长激素	小细胞肺癌，类癌，胰腺内分泌肿瘤，淋巴瘤，肾上腺皮质腺瘤
男性乳房发育症	胎盘泌乳素，人绒毛膜促性腺激素	小细胞肺癌，肺腺癌，肝癌，胃肠道肿瘤，生殖细胞瘤
胰源性霍乱	血管活性肠肽	胰腺内分泌肿瘤，神经母细胞瘤

TGF-α，转化生长因子α；TNF，肿瘤坏死因子。

才得到证实[43]。副肿瘤性库欣综合征（paraneoplastic Cushing syndrome，PNCS）通常由肿瘤分泌的ACTH或促肾上腺皮质激素释放激素（corticotropin-releasing hormone，CRH）引起，以前者多见。异位ACTH分泌是由非垂体肿瘤的POMC基因的异常表达引起的，该基因的表达由垂体特异性启动子调控，已有研究发现启动子区域的CpG岛低甲基化与POMC过表达相关[44]。据统计，PNCS的发病率占CS的5%～10%，其中50%~60%继发于肺神经内分泌肿瘤（如支气管类癌和SCLC）[12]，也可以来自胰腺NET、嗜铬细胞瘤和甲状腺髓样癌（medullary thyroid carcinoma，MTC）等，分别占10%、5.6%和0.6%[45-46]。与PNCS相关的胸腺NET相对罕见，通常预后较差，但胸腺类癌中异位ACTH分泌则相对常见，并且可能与MEN-1相关[47]。在一项对胸腔和胃肠胰腺神经内分泌肿瘤患者进行的随访研究中，PNCS的患病率为3.2%[48]。产生PNCS的内分泌和神经内分泌肿瘤大多数是低度恶性潜能的，但在疾病过程中可能会发生变化[49]。

PNCS的临床特征类似于经典的库欣综合征，如满月脸、痤疮、紫纹、皮肤色素沉着过度、肌肉萎缩、精神错乱、外周性水肿、高血压、高血糖和低钾血症并低氯代谢性碱中毒[50]。PNCS的诊断性实验室检查：①血浆ACTH水平升高> 15 pg/mL；②高剂量地塞米松抑制试验后，清晨皮质醇水平无抑制；③24 h尿游离皮质醇水平升高[51]。确诊则要求肿瘤组织的免疫组化染色ACTH阳性[52]。当然，要注意排除医源性库欣综合征（图12-1）。

对PNCS的最佳治疗策略是将肿瘤切除，在PNCS复发时甚至有必要进行多次切除。尽管目前已有各种有创或无创的内分泌和影像学检查，但对这些肿瘤的定位仍较为困难，有的肿瘤在PNCS发展的后期才开始找到[53]。在这种情况下，学者们提倡对高皮质醇血症进行治疗，同时定期的影像检查来寻找肿瘤的确切位置[54]。PNCS治疗的重点在于严重代谢紊乱的管理，并迅速降低血中的皮质醇浓度。酮康唑（ketoconazole）、甲吡酮（metyrapone）、依托

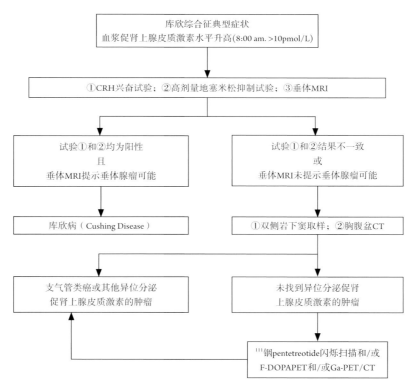

图12-1　异位促肾上腺皮质激素分泌引起库欣综合征的诊断流程

CRH，促肾上腺皮质激素释放激素；F-DOPA PET，氟二羟基苯丙氨酸正电子发射断层扫描；Ga-PET/CT，Gallium-DOTA正电子发射断层扫描。

咪酯（etomidate）、米托坦（mitotane）和米非司酮（mifepristone）可降低血液中的皮质醇水平[7,55]，奥曲肽（octreotide）或多巴胺激动药则可能阻断ACTH的释放，因为肿瘤可能表达生长抑素受体或多巴胺受体[56]。如果不能通过药物治疗控制皮质醇增多症，且不能首先切除异位分泌ACTH的肿瘤，则应考虑肾上腺切除术（单侧或根治性切除）[57]，以防止不受控制的高皮质醇血症导致呼吸循环衰竭等并发症。此外，在给伴发PNCS的肿瘤患者行化疗时，容易发生机会性感染[58]。PNCS患者也更容易发生静脉血栓，因为其血液中的凝血因子II、凝血因子V、凝血因子VIII、凝血因子IX、凝血因子XI和凝血因子XII水平升高[59]。高皮质醇血症所导致的症状和体征的严重程度与死亡率增加有关，这主要是由于感染、腹膜炎、肺栓塞和心力衰竭的风险增加[58-59]。支气管类癌伴发的PNCS往往预后良好，而小细胞肺癌和胸腺类癌伴发的PNCS则往往预后不良[46]。最近的一项研究评估了PNCS对SCLC患者预后的影响，在383例SCLC患者中，23例伴发了PNCS，56例伴发了其他PNS（Other PNS），304例患者没有PNS（No PNS）。三组患者中，PNCS患者的病情最严重，体重减轻最多（≥10%），一线治疗的客观反应率降低幅度最大（47.6% vs. 74.1% vs. 71.1%），对一线治疗的敏感性最差（19.0% vs. 38.9% vs. 48.6%）。在SCLC复发时，PNCS组对二线治疗没有客观反应，而Other PNS组和No PNS组分别为25.0%和42.8%。PNCS患者的中位生存期为6.6个月，Other PNS患者为9.2个月，No PNS患者为13.1个月，因此PNCS是早期死亡的预后因素（风险比2.31）[60]。

（二）高钙血症

高钙血症（hypercalcemia）是所有晚期恶性肿瘤患者中最常见的EPNS之一，其发生通常说明患者预后很差，甚至30天病死率可达50%[61]。2%~6%的患者在最初诊断为肺癌时即已伴有高钙血症，在疾病的进展过程中，其发生率可达8%~12%[7,62-63]。肺鳞状细胞癌与高钙血症的关系最为密切，总体发病率可达23%[63]。肿瘤患者发生高钙血症的常见原因是溶骨性病变和内分泌副肿瘤性综合征，其他原因包括肿瘤分泌IL-1、TNF、G-CSF等细胞因子促进破骨细胞的增殖[64]。副肿瘤性高钙血症发生在没有甲状旁腺功能改变的情况下，由对

钙稳态发挥不同作用的各种激素失调引起，包括甲状旁腺激素（parathyroid hormone，PTH）或1,25-二羟基维生素D_3等，但超过80%是由PTHrP造成的[65-66]。异位1,25-二羟基维生素D_3的分泌则与某些血液系统恶性肿瘤（淋巴瘤）和NET相关[65-66]。

有研究指出，启动子的低甲基化改变为PTHrP基因表达异常的机制[67]，此外有学者发现抑制分泌表皮生长因子受体（epidermal growth factor receptors，EGFR）信号传导可以降低血浆中PTHrP和总钙浓度[68]。与此相反，双调蛋白（amphiregulin）刺激EGFR则导致鳞状细胞癌中PTHrP基因的高水平表达[16]。PTHrP与PTH有着13个相同的N-末端氨基酸，并且可以通过选择性剪接（alternative splicing）等机制产生不同亚型[65-66]。因此，它既可以与PTH受体结合，同时也可以与其他受体结合，从而可以发挥一些区别于PTH的作用。除了骨以外，PTHrP对其他的组织也有影响，包括皮肤、垂体前叶和乳腺[61]。与PTH不同，PTHrP不会增加1,25-羟维生素D_3-1α-羟化酶的作用或1.25-二羟基维生素D_3的产生，但它能够提高RANKL与降低骨保护素（osteoprotegerin）的产生。

中度高钙血症（12~14 mg/dL）的临床特征可能包括循环异常（烦渴、多尿、脱水和急性肾功能衰竭）、胃肠道表现（厌食、恶心、呕吐、腹痛、便秘和胰腺炎）、神经肌肉症状（肌肉无力、疲劳），甚至神经精神障碍（焦虑、抑郁、精神错乱）。严重的高钙血症（> 14 mg / dL）患者可能会有心电传导障碍、心动过缓和低血压，并迅速导致死亡[7,69]。高钙血症的严重程度不仅取决于血钙的浓度水平，而且取决于发病的急缓和患者自身的神经和肾功能[65]。副肿瘤性高钙血症的最佳方法是治疗潜在的肿瘤，当然，首要目标应该是恢复患者的电解质平衡和血管内容量，以避免高钙血症的急性并发症。这可以通过静脉补充2~3 L的0.9%氯化钠溶液来纠正脱水、增加肾小球滤过率、减少肾脏对钙的重吸收[7,70]。双膦酸盐（bisphosphonates）广泛应用于副肿瘤性高钙血症中，它在应用后的24 h内即可明显降低血钙水平，并在4~7 d内恢复正常[7,24]。狄诺塞麦（Denosumab，抗RANKL单克隆抗体）较双膦酸盐的耐受性更好，此外还可以辅助运用西那卡塞（Cinacalcet）或降钙素（calcitonin）[24,71-72]。

（三）抗利尿激素分泌异常综合征

约14%的患者中发现的低钠血症是由潜在的肿瘤导致的，抗利尿激素分泌不当综合征（syndrome of inappropriate secretion of antidiuretic hormone，SIADH）是低钠血症最常见的原因[73]。SIADH的特点是在非血浆低张性（hypotonicity）的情况下出现低渗性（hypoosmolarity）、正血容量性低钠血症（euvolemic hyponatremia），它在所有恶性肿瘤患者中发生率为1%~2%[22]。其他导致正血容量的低钠血症的原因还包括补液不当（低张性液体）和ACTH缺乏，补液不当尤其易发生于手术后或严重腹泻后，而ACTH缺乏所致的皮质醇缺乏则导致过量自由水不能被排出。还有研究报道了继发于肺癌患者心房利钠肽（atrial natriuretic peptide，ANP）水平升高的副肿瘤性低钠血症[74]。SIADH最常见于SCLC，它也可以来自大细胞肺癌（large cell lung cancer，LCLC）、前列腺癌、中枢神经细胞肿瘤（如嗅神经母细胞瘤）等[22,24]。SIADH与肿瘤细胞ADH异位分泌之间的关系已在体外研究中得到证实，因为在SIADH患者的肿瘤提取物中发现了高浓度的免疫反应性ADH[22]，并且存在ADH mRNA[75]。但是SIADH患者中并不存在可以用来区分肿瘤起源的临床或生物化学特征[76]。

SIADH的诊断标准：①血清钠水平<134 mEq/L；②血清渗透压<275 mOsm/Kg；③尿液渗透压>500 mOsm/Kg；④尿钠浓度>20 mEq/L；⑤非低血容量性；⑥不存在肾上腺皮质功能不全；⑦不存在甲状腺功能低下[50]。正血容量对SIADH的鉴别诊断至关重要，因为伴有低血容量的低钠血症常见于胃肠液丢失、利尿药使用不当和肾上腺皮质功能不全[77]。SIADH的症状取决于低钠血症出现的程度和速度，最常见的症状与血浆低渗透压引起的脑水肿的严重程度有关[78]。在血清钠125~130 mEq/L的水平下，患者通常出现头痛、恶心、肌肉无力、疲劳和记忆障碍。血清钠水平<125 mEq/L，特别是低钠血症发作后的48 h内，可导致精神疾病、癫痫发作、意识丧失与昏迷。但是当低钠血症出现较慢时，神经系统并发症可能不会发生[50,78]。血清钠浓度低于120 mEq/L或血清渗透压低于240 mOsm/kg为严重的低钠血症，无论其发生的快慢，患者都可能出现脑水肿、永久性脑损伤、脑疝或死亡[79]。

与其他的EPNS一样，副肿瘤性SIADH的最佳治疗方法是治疗潜在的肿瘤（包括完整切除、减积手术或放化疗等方式），如果治疗成功，则可在数周内使钠水平恢复到正常水平。在找不到肿瘤或发生严重的低钠血症时，应限制液体入量，并酌情使用呋塞米以及补充盐分[50]。但需要密切注意纠正低钠血症的速度，在急性病例中（48 h内），建议纠正速度为每小时1~2 mmol/L，最高每日8~10 mmol/L；在慢性低钠血症中，推荐纠正速度为每小时0.5~1 mmol/L。如果纠正速度过快，可能会出现由于脑脱水引起的脑桥中央髓鞘溶解症（central pontine myelinolysis）[79]。在恶性肿瘤患者中，包括进行姑息治疗的患者，使用ADH受体拮抗药可以改善低钠血症症状，如传统使用的地美环素（demeclocycline）和新开发的托伐普坦（tolvaptan）等药物，这两者也可长期使用[22,80]，但我们还需要更多的研究来解答长期使用ADH受体拮抗药的安全问题。

（四）肢端肥大症

与垂体生长激素分泌腺瘤无关的肢端肥大症（acromegaly）非常罕见，占所有病例的0.5%~1%[81-82]。异位生长激素分泌最早在1960年被报道，并在那时发现肢端肥大症与某些支气管类癌（bronchial carcinoid）有关[83]。1976年，有研究者发现切除某些肢端肥大症患者中发现的类癌可以使症状消退[84]。后来人们发现这些病例大多数是由促生长激素释放激素（growth hormone releasing hormone，GHRH）介导的，因为这种肽可以在多个垂体外组织中合成并分泌。20世纪80年代GHRH被成功分离，其作用机制也得到阐明，即与细胞上的受体结合，从而激活腺苷酸环化酶，导致细胞内cAMP的增加[85-86]。肢端肥大症则是由于GHRH分泌过多导致外周组织中IGF-1合成分泌增多[82]。分泌GHRH的肿瘤主要是NET，肺或消化系统起源的肿瘤约占病例的2/3（以支气管和胰腺为多），它们通常分化良好，且肿瘤通常很大，易于定位[24]。其他肿瘤如嗜铬细胞瘤、肺囊性腺瘤、下丘脑肿瘤（包括错构瘤、绒毛膜瘤、神经胶质瘤和神经节细胞瘤），也可能产生过量的GHRH，但十分罕见[87-89]。

疾病评估指标应包括基线和口服葡萄糖后的生长激素（growth hormone，GH）值、血清胰岛素样生长因子1（IGF-1）和血浆GHRH。血浆GHRH测量具有极佳的诊断特异性（阈值范围250~300 ng/L），是治疗后患者随访的良好工具。尽管未发现GHRH水平与肿瘤的部位、大小或是否存在转移之间的相关性，但在随访期间若发现血浆GHRH水平明显升高，对预测肿瘤复发具有很好的应用价值[90]。如前所述，最佳的治疗策略是将分泌GHRH的肿瘤切除。但是在无法切除或未治愈的患者中，应用生长抑素类似物（somatostatin analogs）不仅可以控制垂体GH分泌，而且可以抑制异位GHRH的产生[91]。

（五）类癌综合征

1%~5%的胸部神经内分泌肿瘤患者的癌细胞能够异位分泌5-羟色胺/血清素（serotonin），从而引发类癌综合征（carcinoid syndrome）[92]。类癌综合征的临床特征包括皮肤潮红（最常见于前上胸壁）、分泌性腹泻和支气管痉挛，长期不治可能导致心脏瓣膜上异常纤维组织生长，主要位于右侧心腔[55]。在某些情况下，快速大量的血清素分泌可以导致休克甚至死亡。有意思的是，肺部肿瘤分泌的血清素常常不能导致典型的临床综合征，主要是因为肺组织含有大量降解血清素的单胺氧化酶（monoamine oxidase），且与胃肠道类癌相比，肺类癌产生血清素的潜力较小，在达到能够产生大量血清素的大小之前，它们通常已被发现、切除。肝脏转移则产生典型的临床综合征，因为肝脏不能代谢大量产生的血清素[92]。类癌综合征可在肿瘤切除后复发，并可作为肿瘤复发或转移的预测因素[93]。

类癌综合征的诊断手段包括测量24 h尿液中的5-HIAA（5-羟色胺的主要代谢产物）[50]。检测血清嗜铬蛋白A的水平有助于鉴别诊断，因为在75%的神经内分泌肿瘤和60%的SCLC中存在嗜铬蛋白A升高[94]。此外，放射性标记的奥曲肽（radiolabeled octreotide）可以检测出能产生异位激素的BPNET，因为其中近80%表达生长抑素受体[31]。除了手术治疗，静脉应用生长抑素类似物可以有效控制症状并减少血清素的分泌。对于那些对生长抑素类似物耐药的患者，也可考虑采用其他方式治疗[23,95]。

五、其他内分泌副肿瘤综合征

除了上述提及的几种EPNS，其他相对少见的EPNS还有副肿瘤性低血糖症、高血压、男性乳房发育症、高催乳素血症、胰源性霍乱等（表12-2）。副肿瘤性低血糖症通常是继发于可促进葡萄糖利用的肽的分泌，如胰岛素样生长因子2（IGF-2）前体、IGF-1和胰高血糖素样肽-1（glucagon-like peptide-1）[6,96]，此外，胰岛素受体自身抗体的产生也可以导致肿瘤自身免疫性低血糖。肿瘤负荷大导致葡萄糖消耗过多、肝脏巨大肿瘤浸润以及肿瘤对垂体或肾上腺的破坏是大型和侵袭性肿瘤导致低血糖的其他机制[96]。副肿瘤性高血压常常是肾外肿瘤分泌肾素所导致，主要与NETs（副神经节瘤和类癌）和SCLC有关[6]。肾素分泌型肿瘤三联征包括高血压、低钾血症和血浆肾素活性（PRA）升高。男性乳房发育症是一种相对罕见的PNS，与肿瘤分泌β-HCG或胎盘催乳素有关，在临床上可表现为男性乳房发育、女性月经不调和男性化，以及儿童性早熟。异位促性腺激素的产生如卵泡刺激素（FSH）可能导致卵巢过度刺激综合征[97]，而大量促黄体激素（LH）则具有类似于多囊卵巢综合征（poly-cystic ovarian syndrome，PCOS）的临床表现[98]。使用多巴胺激动药治疗无效的高催泌乳素血症（hyperprolactinemia）应考虑异位分泌的可能，常见于SCLC。引起典型水样腹泻（胰源性霍乱）的血管活性肠多肽（vasoactive intestinal peptide，VIP），可由胰腺内分泌肿瘤、SCLC、MTC和嗜铬细胞瘤分泌。而异位胃泌素（gastrin）的过度分泌则可导致患者发生Zollinger-Ellison综合征，可见于胰腺内分泌肿瘤甚至胸腺类癌[99]。

促红细胞生成素（erythropoietin）的异位分泌导致的红细胞增多症（polycythemia）是一种罕见的临床综合征。某些类型的肿瘤也可以产生血小板生成素（thrombopoietin）、白细胞生成素（leukopoietin）或集落刺激因子（colony-stimulating factor）。这些罕见的临床综合征通常见于小脑血管母细胞瘤、子宫肌瘤、嗜铬细胞瘤、卵巢癌和肝癌[100]。非内分泌肿瘤（多为间充质起源）也可以分泌细胞因子，如IL-1、TNF-α、IL-6、IFN-γ等，当患者出现明显的炎症反应和发热时，可予以非甾体类抗炎药（NSAIDs）或皮质类固醇激素控制症状[101,102]。最近的一项研究发现，在持续产生IL-6的肿瘤中检测到EWSR1-CREB1融合基因，因为IL-6的启动子区域具有CREB结合位点，CREB1的持续激活使得IL-6不断生成[103]。

六、结论

随着疾病诊断和治疗手段的进步，目前，许多

EPNS已经具有明确的定义，相关的发生发展机制也不断得到阐明，并且一些常见的EPNS已经形成了科学有效的治疗方案。PNS影响着肿瘤患者的临床诊疗过程和疾病预后，早期识别和治疗PNS可能对临床结果产生实质性影响，如癌症的早期诊断、生活质量的改善、并发症的控制等。对这些疾病的持续研究也可以令我们更加理解肿瘤细胞发生发展的机制。当前阶段的探索中，由于某些EPNS的罕见性，尚缺乏前瞻性的临床试验来提供可以指导临床的有力证据。严密设计的前瞻性多中心临床研究仍然是亟待解决的重要问题，只有这样，我们才能全面地理解EPNS，并提供基于证据的诊断和治疗方案。

参考文献

[1] Robert BD, Jerome BP. Paraneoplastic Syndromes[M]. New York: Oxford University Press, 2011.

[2] Trousseau A. Phlegmasia alba dolens[J]. Clin Med Hotel Dieu de Paris, 1865, 3: 94.

[3] Trousseau A. Phlegmasia alba dolens. Lectures on Clinical Medicine. Philadelphia: Lindsay & Blakiston, 1873: 859-890.

[4] Cabanne F, Fayolle J, Guichard A, et al. Polyneuritis in cancer patients and paraneoplastic polyneuritis[J]. Lyon Med, 1956, 88: 309-329.

[5] Baijens LW, Manni JJ. Paraneoplastic syndromes in patients with primary malignancies of the head and neck: four cases and a review of the literature[J]. Eur Arch Otorhinolaryngol, 2006, 263: 32-36.

[6] Kaltsas G, Androulakis II, de Herder WW, et al. Paraneoplastic syndromes secondary to neuroendocrine tumours[J]. Endocr Relat Cancer, 2010, 17: R173-R193.

[7] Pelosof LC, Gerber DE. Paraneoplastic syndromes: an approach to diagnosis and treatment[J]. Mayo Clin Proc, 2010, 85: 838-854.

[8] Wilkinson PC, Zeromski J. Immunofluorescent detection of antibodies against neurons in sensory carcinomatous neuropathy[J]. Brain, 1965, 88: 529-583.

[9] Walton JN, Tomlinson BE, Pearce GW, et al. Subacute "poliomyelitis" and Hodgkin's disease[J]. J Neurol Sci, 1968, 6: 435-445.

[10] Dimitriadis GK, Weickert MO, Randeva HS, et al. Medical management of secretory syndromes related to gastroenteropancreatci neuroendocrine tumours[J]. Endocr Relat Cancer, 2016, 23: R423-R436.

[11] Agarwala SS. Paraneoplastic syndromes[J]. Med Clin North Am, 1996, 80: 173-184.

[12] Paraschiv B, Diaconu CC. Paraneoplastic syndromes: the way to an early diagnosis of lung cancer[J]. Pneumologia, 2015, 64: 14-19.

[13] Odell WD. Endocrine/metabolic syndromes of cancer[J]. Semin Oncol, 1997, 24: 299-317.

[14] Granot Z, Fridlender ZG. Plasticity beyond cancer cells and the "immunosuppressive switch"[J]. Cancer Res, 2015, 75: 4441-4445.

[15] YM Cho, DA Lewis, PF Koltz, et al. Regulation of parathyroid hormone-related protein gene expression by epidermal growth factor-family ligands in primary human keratinocytes[J]. J Endocrinol, 2004, 181: 179-190.

[16] Gilmore JL, Gonterman RM, Menon K, et al. Reconstitution of amphiregulin-epidermal growth factor receptor signaling in lung squamous cell carcinomas activates PTHrP gene expression and contributes to cancer-mediated diseases of the bone[J]. Mol Cancer Res, 2009, 7: 1714-1728.

[17] Newell-Price J. Proopiomelanocortin gene expression and DNA methylation: implications for Cushing's syndrome and beyond[J]. J Endocrinol, 2003, 177: 365-372.

[18] Coen P, Kulin H, Ballantine T, et al. An aromatase-producing sex-cord tumor resulting in prepubertal gynecomastia[J]. N Engl J Med, 1991, 324: 317-322.

[19] Spinazzé S, Schrijvers D. Metabolic emergencies[J]. Crit Rev Oncol Hematol, 2006, 58: 79-89.

[20] Nimalasena S, Freeman A, Harland S, et al. Paraneoplastic Cushing's syndrome in prostate cancer: a difficult management problem[J]. BJU Int, 2008, 101: 424-427.

[21] Nella AA, Lodish MB, Fox E, et al. Vandetanib successfully controls medullary thyroid cancer-related Cushing syndrome in an adolescent patient[J]. J Clin Endocrinol Metab, 2014, 99: 3055-3059.

[22] Thajudeen B, Salahudeen AK. Role of tolvaptan in the management of hyponatremia in patients with lung and other cancers: current data and future perspectives[J]. Cancer Manag Res, 2016, 8: 105-114.

[23] Dimitriadis GK, Angelousi A, Weickert MO, et al. Paraneoplastic endocrine syndromes[J]. Endocr Relat Cancer, 2017, 24: R173-R190.

[24] Ahmadieh H, Arabi A. Endocrine paraneoplastic syndromes: a review[J]. Endocrinol Metab Int J, 2015, 1: 15-25.

[25] Keffer JH. Endocrinopathy and ectopic hormones in malignancy[J]. Hematol Oncol Clin North Am, 1996, 10: 811-823.

[26] Tarin D. Update on clinical and mechanistic aspects of paraneoplastic syndromes[J]. Cancer Metastasis Rev, 2013, 32: 707-721.

[27] Toyoda Y, Nakayama T, Kusunoki Y, et al. Sensitivity and specificity of lung cancer screening using chest low-dose computed tomography[J]. Br J Cancer., 2008, 98: 1602-1607.

[28] Benjamin MS, Drucker EA, McLoud TC, et al. Small

pulmonary nodules: detection at chest CT and outcome[J]. Radiology, 2003, 226: 489-493.

[29] Behrendt CE, Tumyan L, Gonser L, et al. Evaluation of expert criteria for preoperative magnetic resonance imaging of newly diagnosed breast cancer[J]. Breast, 2014, 23: 341-345.

[30] de Rooij M, Crienen S, Witjes JA, et al. Cost-effectiveness of magnetic resonance (MR) imaging and MR-guided targeted biopsy versus systematic transrectal ultrasound-guided biopsy in diagnosing prostate cancer: a modelling study from a health care perspective[J]. Eur Urol, 2014, 66: 430-436.

[31] Bodei L, Jarosław B, Kidd M, et al. The role of peptide receptor radionuclide therapy in advanced/metastatic thoracic neuroendocrine tumors[J]. J Thorac Dis, 2017, 9 (Suppl 15): S1511-S1523.

[32] Kwekkeboom DJ, Krenning EP, Lebtahi R, et al. ENETS Consensus Guidelines for the standards of care in neuroendocrine tumors: somatostatin receptor imaging with 111In-Pentreotide[J]. Neuroendocrinology, 2009, 90: 184-189.

[33] Jacobson AF, Deng H, Lombard J, et al. 123I-meta-iodobenzylguanidine scintigraphy for the detection of neuroblastoma and pheochromocytoma: results of a meta-analysis[J]. J Clin Endocrinol Metab, 2010, 95: 2596-2606.

[34] Modlin IM, Gustafsson BI, Moss SF, et al. Chromogranin A-biological function and clinical utility in neuroendocrine tumor disease[J]. Ann Surg Oncol, 2010, 17: 2427-2443.

[35] Yao JC, Pavel M, Phan AT, et al. Chromogranin A and neuron-specific enolase as prognostic markers in patients with advanced pNET treated with everolimus[J]. J Clin Endocrinol Metab, 2011, 96: 3741-3749.

[36] Lawrence B, Gustafsson BI, Kidd M, et al. The clinical relevance of chromogranin A as a biomarker for gastroenteropancreatic neuroendocrine tumors[J]. Endocrinol Metab Clin North Am, 2011; 40: 111-134.

[37] Oberg K, Krenning E, Sundin A, et al. A Delphic consensus assessment: imaging and biomarkers in gastroenteropancreatic neuroendocrine tumor disease management[J]. Endocr Connect, 2016, 5: 174-187.

[38] Qin A, Ramnath N. The "liquid biopsy" in non-small cell lung cancer—not quite ready for prime time use[J]. Transl Cancer Res, 2016, 5(Suppl 4): S632-S635.

[39] Modlin IM, Bodei L, Kidd M, et al. Neuroendocrine tumor biomarkers: from monoanalytes to transcripts and algorithms[J]. Best Pract Res Clin Endocrinol Metab, 2016, 30: 59-77.

[40] Horwitz MJ. Hypercalcemia of malignancy. www.uptodate.com (accessed January 2019).

[41] Kumar V, Abbas AK., Fausto N, et al. Robbins Basic Pathology. 8th ed[M]. Philadelphia: Saunders, 2007.

[42] Goldner W. "Cancer-Related Hypercalcemia"[J]. J Oncol Pract,

2016, 12: 426-432.

[43] Meador CK, Liddle GW, Island DP, et al. Cause of Cushing's syndrome in patients with tumors arising from "nonendocrine" tissue[J]. J Clin Endocrinol Metab, 1962, 22: 693-703.

[44] Ye L, Li X, Kong X, et al. Hypomethylation in the promoter region of POMC gene correlates with ectopic overexpression in thymic carcinoids[J]. J Endocrinol, 2005, 185: 337-343.

[45] Ballav C, Naziat A, Mihai R, et al. Mini-review: pheochromocytomas causing the ectopic ACTH syndrome[J]. Endocrine, 2012, 42: 69-73.

[46] Barbosa SL, Rodien P, Lebxoulleux S, et al. Ectopic adrenocorticotropic hormone-syndrome in medullary carcinoma of the thyroid: a retrospective analysis and review of the literature[J]. Thyroid, 2005, 15: 618-623.

[47] Jia R, Sulentic P, Xu JM, et al. Thymic neuroendocrine neoplasms: biological behaviour and therapy[J]. Neuroendocrinology, 2017, 105: 105-114.

[48] Kamp K, Alwani RA, Korpershoek E, et al. Prevalence and clinical features of the ectopic ACTH syndrome in patients with gastroenteropancreatic and thoracic neuroendocrine tumors[J]. Eur J Endocrinol, 2016, 174: 271-280.

[49] Li WY, Liu XD, Li WN, et al. Paraneoplastic Cushing's syndrome associated with bronchopulmonay carcinoid tumor in youth: a case report and review of the literature[J]. Oncol Lett, 2016, 12: 69-72.

[50] Efthymiou C, Spyratos D, Kontakiotis T, et al. Endocrine paraneoplastic syndromes in lung cancer[J]. Hormones, 2018, 17: 351.

[51] Jameson JL, Fauci AS, Kasper DL, et al. Harrison's principles of internal medicine. 20th ed[M]. New York: McGraw-Hill Professional, 2018.

[52] Yeung SC, Habra MA, Thosani SN, et al. Lung cancer-induced paraneoplastic syndromes[J]. Curr Opin Pulm Med, 2011, 17: 260-268.

[53] Hofland LJ, Lamberts SW. Somatostatin receptor subtype expression in human tumors[J]. Annals of Oncology, 2001, 12 (Supplement 2): S31-S36.

[54] Nieman LK, Biller BM, Findling JW, et al. Treatment of Cushing's syndrome: an Endocrine Society Clinical Practice Guideline[J]. J Clin Endocrinol Metab, 2015, 100: 2807-2831.

[55] Feelders RA, Hofland LJ, de Herder WW, et al. Medical Treatment of Cushing's Syndrome: Adrenal–Blocking Drugs and Ketaconazole[J]. Neuroendocrinology, 2010, 92 (Suppl 1): 111-115.

[56] de Bruin C, Feelders RA, Lamberts SW, et al. Somatostatin and dopamine receptors as targets for medical treatment of Cushing's Syndrome[J]. Rev Endocr Metab Disord, 2009, 10: 91-102.

[57] Bhansali A, Walia R, Rana SS, et al. Ectopic Cushing's

syndrome：Experience from a tertiary care Centre［J］. Indian J Med Res, 2009, 129：33-41.

［58］ Sarlis NJ, Chanock SJ, Nieman LK, et al. Cortisolemic indices predict severe infections in Cushing syndrome due to ectopic production of adrenocorticotropin［J］. J Clin Endocrinol Metab, 2000, 85：42-47.

［59］ Kastelan D, Dusek T, Kraljevic I, et al. Hypercoagulability in Cushing's syndrome：the role of specific haemostatic and fibrinolytic markers［J］. Endocrine, 2009, 36：70-74.

［60］ Nagy-Mignotte H, Shestaeva O, Vignoud L, et al. Prognostic impact of paraneoplastic Cushing's syndrome in small-cell lung cancer［J］. J Thorac Oncol, 2014, 9：497-505.

［61］ Lumachi F, Brunello A, Roma A, et al. Medical treatment of malignancy-associated hypercalcemia［J］. Curr Med Chem, 2008, 15：415-421.

［62］ Carey VC. The Incidence of hypercalcemia in association with bronchogenic carcinoma［J］. Am Rev Respir Dis, 1966, 93：584-586.

［63］ Lazaretti-Castro M, Kayath M, Jamnik S, et al. Prevalence of hypercalcemia in patients with lung cancer［J］. Rev Assoc Med Bras, 1993, 39：83-87.

［64］ Dolbey CH. Hypercalcemia of malignancy. Wood ME. Hematology/oncology secrets, 3rd ed［M］. Philadelphia：Hanley & Belfus, 2003：238-243.

［65］ Stewart AF. Hypercalcemia associatedwith cancer［J］. N Engl J Med, 2005, 352：373-379.

［66］ Van den Eynden GG, Neyret A, Fumey G, et al. PTHrP, calcitonin and calcitriol in a case of severe, protracted and refractory hypercalcemia due to a pancreatic neuroendocrine tumour［J］. Bone, 2007, 40：1166-1171.

［67］ Strewler GJ. The physiology of parathyroid hormone-related protein［J］. N Engl J Med, 2000, 342：177-185.

［68］ Lorch G, Gilmore JL, Koltz PF, et al. Inhibition of epidermal growth factor receptor signalling reduces hypercalcaemia induced by human lung squamous-cell carcinoma in athymic mice［J］. Br J Cancer, 2007, 97：183-193.

［69］ Spiro SG, Gould MK, Colice GL, et al. Initial evaluation of the patient with lung cancer：symptoms, signs, laboratory tests, and paraneoplastic syndromes：ACCP evidenced-based clinical practice guidelines (2nd edition)［J］. Chest, 2007, 132(3 Suppl)：149S-160S.

［70］ Yarbro CH, Wujcik D, Gobel BH. Cancer nursing：principles and practice. 7th ed［M］. Sudbury：Jones & Bartlett Publishers, 2010.

［71］ Stopeck AT, Lipton A, Body JJ, et al. Denosumab compared with zoledronic acid for the treatment of bone metastases in patients with advanced breast cancer：a randomized, double-blind study［J］. J Clin Oncol, 2010, 28：5132-5139.

［72］ Takeuchi Y, Takahashi S, Miura D, et al. Cinacalcet hydrochloride relieves hypercalcemia in Japanese patients with parathyroid cancer and intractable primary hyperparathyroidism［J］. J Bone Miner Metab, 2017, 35：616-622.

［73］ Terpstra TL. Syndrome of inappropriate antidiuretic hormone secretion：recognition and management［J］. Medsurg Nurs, 2000, 9：61-68.

［74］ Kamoi K, Ebe T, Hasegawa A, et al. Hyponatremia in small cell lung cancer. Mechanisms not involving inappropriate ADH secretion［J］. Cancer, 1987, 60：1089-1093.

［75］ Grohé C, Berardi R, Burst V, et al. Hyponatraemia--SIADH in lung cancer diagnostic and treatment algorithms［J］. Crit Rev Oncol Hematol, 2015, 96：1-8.

［76］ Selmer C, Madsen JC, Torp-Pedersen C, et al. Hyponatrema, all-cause mortality, and risk of cancer diagnoses in the primary care setting：a large population study［J］. Eur J Intern Med, 2016, 36：36-43.

［77］ Diaconu CC, Arsene D, Paraschiv B, et al. Hyponatremic encephalopathy as the initial sign of neuroendocrine small cell carcinoma：case report［J］. Acta Endo (Buc), 2013, 9：637-643.

［78］ Onitilo AA, Kio E, Doi SA. Tumor-related hyponatremia［J］. Clin Med Res, 2007, 5：228-237.

［79］ Smitz S. Hyponatremia and SIADH［J］. CMAJ. 2002；167(5)：449–450.

［80］ Cherrill DA, Stote RM, Birge JR, et al. Demeclocycline Treatment in the Syndrome of Inappropriate Antidiuretic Hormone Secretion［J］. Ann Intern Med, 1975, 83：654-656.

［81］ Melmed S. Medical progress：acromegaly［J］. N Engl J Med, 2006, 355：2558-2573.

［82］ Agha, Farrell L, Downey P, et al. Acromegaly secondary to growth hormone releasing hormone secretion［J］. Ir J Med Sci, 2004, 173：215-216.

［83］ Dabek FT. Bronchial carcinoid tumour with acromegaly in two patients［J］. J Clin Endocrinol Metab, 1974, 38：329-333.

［84］ Sönksen PH, Ayres AB, Braimbridge M, et al. Acromegaly caused by pulmonary carcinoid tumours［J］. Clin Endocrinol (Oxf), 1976, 5：503-513.

［85］ Ling N, Esch F, Böhlen P, et al. Isolation, primary structure, and synthesis of human hypothalamic somatocrinin：growth hormone–releasing factor［J］. Proc Natl Acad Sci U S A, 1984, 81：4302-4306.

［86］ Losa M, von Werder K. Pathophysiology and Clinical Aspects of GH– releasing Hormone Syndrome［J］. Clin Endocrinol (Oxf), 1997, 47：123-135.

［87］ Roth KA, Wilson DM, Eberwine J, et al. Acromegaly and Pheochromocytoma：A Multiple Endocrine Syndrome Caused by a plurihormonal adrenal medullary tumor［J］. J Clin Endocrinol Metab, 1986, 63：1421-1426.

［88］ Southgate HJ, Archbold GP, el-Sayed ME, et al. Ectopic release of GHRH and ACTH from an adenoid cystic carcinoma resulting in acromegaly and complicated by pituitary infarction[J]. Postgrad Med J,1988,64: 145-148.

[89] di Iorgi N, Secco A, Napoli F, et al. Deterioration of growth hormone (GH) response and anterior pituitary function in young adults with childhood-onset GH deficiency and ectopic posterior pituitary: a two-year prospective follow-up study[J]. J Clin Endocrinol Metab,2007,92: 3875-3884.

[90] Garby L, Caron P, Claustrat F, et al. Clinical Characteristics and Outcome of Acromegaly Induced by Ectopic Secretion of Growth Hormone–Releasing Hormone (GHRH): A French Nationwide Series of 21 Cases[J]. J Clin Endocrinol Metab, 2012,97: 2093-2104.

[91] van Hoek M, Hofland LJ, de Rijke YB, et al. Effects of somatostatin analogs on a growth hormone–releasing hormone secreting bronchial carcinoid, in vivo and in vitro studies[J]. J Clin Endocrinol Metab,2009,94: 428-433.

[92] Ferone D, Albertelli M. Ectopic Cushing and Other Paraneoplastic Syndromes in Thoracic Neuroendocrine Tumors[J]. Thorac Surg Clin,2014,24: 277-283.

[93] Ganti S, Milton R, Davidson L, et al. Facial flushing due to recurrent bronchial carcinoid[J]. Ann Thorac Surg,2007,83: 1196-1197.

[94] Seregni E, Ferrari L, Bajetta E, et al. Clinical significance of blood chromogranin A measurement in neuroendocrine tumours[J]. Ann Oncol,2001,12(Suppl 2): S69-S72.

[95] Kvols LK. Therapy of the malignant carcinoid syndrome[J]. Endocrinol Metab Clin North Am,1989,18: 557-568.

[96] Iglesias P, Díez JJ. Management of endocrine disease: a clinical update on tumor-induced hypoglycemia[J]. Eur J Endocrinol, 2014,170: R147-R157.

[97] Miras AD, Mogford JT, Wright J, et al. Ovarian hyperstimulation from ectopic hypersecretion of follicle stimulating hormone[J]. Lancet,2015,385: 392.

[98] Piaditis G, Angellou A, Kontogeorgos G, et al. Ectopic bioactive luteinizing hormone secretion by a pancreatic endocrine tumor, manifested as luteinized granulosathecal cell tumor of the ovaries[J]. J Clin Endocrinol Metab,2005,90: 2097-2103.

[99] Somasundaram NP, Garusinghe C, Berney D, et al. Gastrin and ACTH secreting thymic carcinoid tumour causing Zollinger-Ellison and Cushing's syndromes[J]. Hormones, 2013,12: 305-308.

[100] Suzuki M, Takamizawa S, Nomaguchi K, et al. Erythropoietin synthesis by tumour tissues in a patient with uterine myoma and erythrocytosis[J]. Br J Haematol,2001,113: 49-51.

[101] Shimizu C, Kubo M, Takano K, et al. Interleukin-6 (IL-6) producing phaeochromocytoma: direct IL-6 suppression by non-steroidal anti-inflammatory drugs[J]. Clin Endocrinol, 2001,54: 405-410.

[102] Bornstein SR, Ehrhart-Bornstein M, González-Hernández J, et al. Expression of interleukin-1 in human pheochromocytoma[J]. J Endocrinol Invest,1996; 19: 693-698.

[103] Akiyama M, Yamaoka M, Mikami-Terao Y, et al. Paraneoplastic syndrome of angiomatoid fibrous histiocytoma may be caused by EWSR1-CREB1 fusion-induced excessive interleukin-6 production[J]. J Pediatr Hematol Oncol,2015,37: 554-559.

第四部分

治疗进展

第十三章　低级别和中级别肺神经内分泌肿瘤的外科诊治

Mariano García-Yuste[1], José María Matilla[1], Miguel Angel Cañizares[2], Laureano Molins[3], Ricardo Guijarro[4]; Members of the Spanish Multi-centric Study of Neuroendocrine Tumours of the Lung for the Spanish Society of Pneumonology and Thoracic Surgery (EMETNE-SEPAR)

[1]Department of Thoracic Surgery, University Clinic Hospital of Valladolid, Valladolid, Spain; [2]Department of Thoracic Surgery, University Hospital of Vigo, Vigo, Spain; [3]Department of Thoracic Surgery, University Clinic Hospital of Barcelona, Barcelona, Spain; [4]Department of Thoracic Surgery, University General Hospital of Valencia, Valencia, Spain

View this article at: http://dx.doi.org/10.21037/jtd.2017.09.83

一、前言

在神经内分泌肿瘤中，组织学上的逐渐恶变是与预后显著相关的。典型类癌在这类肿瘤中恶性程度最低，小细胞神经内分泌癌恶性程度则最高，分化程度和临床表现介于它们中间的肿瘤为不典型类癌和大细胞神经内分泌癌。根据组织学分化程度和临床预后情况，1982年，WHO订立的这类肿瘤的分类标准[1]后来进行了多次调整。

类癌属于罕见恶性肿瘤。1972年，Arrigoni等[2]建立了关于典型类癌和不典型类癌的组织学区分标准。1990年WHO的分类[3]采用了Travis[4]建议的更严格的区分标准，即将10倍高倍视野中的核分裂象下限从5个减低至2个，或在肿瘤组织中发现点灶状凝固样坏死，也就是定义了不典型类癌的新的组织学概念。根据目前的标准，肺神经内分泌肿瘤中，典型类癌和不典型类癌属于低度及中度肺神经内分泌瘤[5]；这种恶性程度逐渐升高的分类模式能很好地反映它们的组织学差异。这些新的分类标准，能够让我们对典型和不典型类癌患者的治疗预后有更好的理解。应当注意的是，典型和不典型类癌属于复杂肿瘤，需要多学科参与和长期随访。对于这些病理恶性程度逐渐升高的现象，进一步的研究应关注它们特异性分化的诱因、肿瘤的生物学行为不同及治疗效果不同的原因。

一些著名的多中心研究的经验[6-8]，尤其是西班牙肺神经内分泌肿瘤多中心研究组（EMETNE-SEPAR）关于1 339例手术治疗的研究，让我们能够探究一些影响这些肿瘤预后的因素。

二、研究方法

1980—2015年，EMETNE-SEPAR收集了1 339例经手术治疗的支气管类癌患者的资料。其中，1 154例为典型类癌，185例为不典型类癌。有一个专业的病理学家通过回顾显微镜切片来确认典型和不典型类癌的组织学诊断。所有类癌患者均采用2009年国际抗癌联盟第7版TNM肺癌分期标准[9]来进行病理分期。所有类癌患者都接受了手术切除。1980—1997年，都是行纵隔淋巴结采样；之后都是行纵隔淋巴结清扫。

该研究对以下变量进行了回顾：年龄、性别、肿瘤位置、大小、手术方式和淋巴结分期情况。同时根据切除范围将肿瘤分为中央型和周围型。根据手术方式划分为标准切除和保守切除。对于中央型肿瘤，标准切除包括肺叶切除、复合肺叶切除和全肺切除；支气管成形切除包括孤立支气管切除和袖式肺叶切除。对于周围型肿瘤，标准切除同前，亚肺叶切除包括肺段切除和楔形切除。

生存分析数据是从一个系统随访数据库里收集的。除了组织学类型和淋巴结转移情况，还研究了肿瘤切除术后的临床表现，分析它们在预后和复发方面的意义。

采用社会科学统计软件包（SPSS21.0）分析软件进行数据分析。分类变量通过卡方检验来比较。累计生存率及比较采用Kaplan Meier检验。$P<0.05$认为有统计学差异。

三、研究结果

典型和不典型类癌的人口统计学特征（性别和年龄）、肿瘤位置和肿瘤大小见表13-1。

表13-1　典型类癌及不典型类癌的人口统计学特征和肿瘤特征

特征	典型类癌	不典型类癌
性别（%）		
男	43.8	51.9
女	52.6	48.1
年龄段（岁）	4~82	21~80
平均年龄	50.6	54.8
肿瘤位置		
中央型	65.5	55.2
周围型	34.5	44.8
肿瘤大小范围（mm）	1~99	9~105
肿瘤平均大小	25.1	31.6

典型类癌患者的手术方式：标准切除占73.1%，其中肺叶切除628例（54.4%），复合肺叶切除119例（10.3%），全肺切除97例（8.4%）；支气管成形切除125例（10.8%），亚肺叶切除169例（14.6%），未明确16例（1.4%）。

不典型类癌患者手术方式：标准切除占80.5%，其中肺叶切除103例（55.7%），复合肺叶切除16例（8.6%），全肺切除30例（16.2%）；支气管成形切除8例（4.3%），亚肺叶切除19例（10.3%），未明确9例（4.9%）。

148例患者（11.05%）有淋巴结转移，其中N_1转移

87例，N_2转移61例。根据组织学的分布情况：典型类癌中，N_1转移59例（5.1%），N_2转移31例（2.7%）；不典型类癌中，N_1转移28例（15.1%），N_2转移30例（16.2%）。

典型类癌患者中，42例（3.6%）后续出现了复发转移：8例（0.7%）为局部复发，28例（2.4%）为远处转移，6例（0.5%）两者兼有。不典型类癌患者中，40例（20.54%）为局部复发，28例（15.1%）为远处转移，5例（2.7%）两者兼有。

典型类癌患者的后续随访死亡原因分析显示：15例（1.3%）死于复发，53例（4.6%）死于不相关原因。不典型类癌患者：16例（8.6%）死于复发，17例（9.1%）死于不相关原因。

5年和10年总生存率在典型和不典型类癌中分别为96.3%、91.5% vs. 84.3%、74.7%（$P=0.000$，图13-1）。淋巴结转移情况对5年和10年生存率的影响如下：典型类癌中，N_0为96%和91%，N+为84%和74%（$P=0.486$）；不典型类癌中，N_0为90%和77%，N+为71%和67%（$P=0.033$，图13-2）。

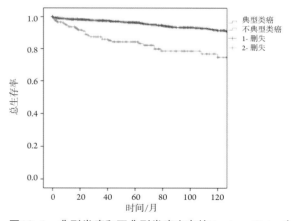

图13-1　典型类癌和不典型类癌患者的Kaplan-Meier生存率和统计学比较分析

对于中央型肿瘤，不同手术方式在转移率、总生存和局部复发率上差异无显著统计学意义。在周围型肿瘤中，对于有淋巴结转移的典型类癌，亚肺叶切除会降低存活时间（$P=0.008$）；对于没有淋巴结转移的不典型类癌，亚肺叶切除会增加复发率（$P=0.018$，表13-2）。

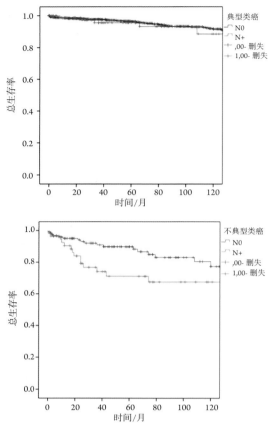

图13-2　淋巴结转移状态对类癌预后的影响单变量分析（Kaplan Meier）

四、讨论

因为类癌会出现侵袭和转移，所以典型和不典型类癌目前都被归类为恶性肿瘤。典型类癌，侵袭性相对较低，手术完整切除后极少复发，淋巴结转移和远处转移也很少见。不典型类癌，在神经内分泌肺肿瘤中呈中级别，处在典型类癌和大细胞、小细胞神经内分泌癌之间。此外，手术治疗是主要治疗手段。

与前期研究相似[10-11]，病例数的增加让我们更能确认以下论断的准确性：随着年龄的增加，神经内分泌肿瘤的组织学恶变程度也增加。除了年龄，性别与神经内分泌肿瘤的恶变程度也存在相关性。根据我们的经验，女性中典型类癌的发生率显著高于不典型类癌。在类癌中，中央型肿瘤都比较多见，而周围型肿瘤在不典型类癌中的比例比典型类癌稍高。这表明在本研究中周围型肿瘤的预后相对更差。在本研究中，典型和不典型类癌的肿瘤大小存在着显著差异。我们和其他作者曾报道过这个现象，也再次表明随着肿瘤直径增大，肿瘤组织学恶变程度也随之升高[12-13]。

在肺癌中，肿瘤直径和淋巴结转移情况是局部解剖因素里对预后影响最大的两个因素。根据它们的不同程度和分期能更好地理解肿瘤的表现及治疗的可能性[14-15]。同其他支气管源性恶性肿瘤一样，淋巴结转移在类癌中也是预后的重要预测指标之一，并受组织

表13-2　中央型与周围型肿瘤不同手术方式、淋巴结转移对总生存、转移和局部复发的影响

部位	淋巴转移	标准术式	其他术式 *	P 总生存	P 转移	P 局部复发
中央型						
典型类癌	N0	543	86	0.787	0.760	0.085
	N+	48	6	0.454	0.462	0.358
不典型类癌	N0	56	3	0.524	0.451	0.815
	N+	34	3	0.354	0.607	0.763
周围型						
典型类癌	N0	224	139	0.346	0.547	0.526
	N+	28	2	0.008	0.253	0.933
不典型类癌	N0	45	17	0.743	0.652	0.018
	N+	14	2	0.659	0.542	0.086

*，中央型行支气管成形术，周围型行亚肺叶切除术。

学类型影响。淋巴结转移在不典型类癌中较常见。这种关系在相关研究中也有报道[16-17]。

虽然在IASLC分期系统中并没有明确区分典型类癌和不典型类癌组织学类型，但仍然推荐UICC／AJCC[18]的第7版TNM分期系统[9]用于肺类癌的分期。根据ENETS共识，应当对肿瘤大小、多中心性及其他T、N、M等分期因素进一步细化，这在IASLC肺癌前瞻性分期系统中也是有意义的。

根据我们的经验，淋巴结转移以及由它们导致的远处转移在不典型类癌中比在典型类癌中更常见。考虑到不少研究结果[7,12]报道在支气管类癌中淋巴结转移对预后的影响，因此在评估患者预后和治疗策略时应评估患者的淋巴结转移情况。制定治疗策略时，应考虑以下几点：①组织学上的侵袭性是决定性因素；②PET／CT的敏感性；③通过EBUS／EUS或纵隔镜活检在术前明确组织学类型；④对于术前发现的淋巴结转移，尤其在不典型类癌中，应考虑行新辅助化疗；⑤典型类癌还是不典型类癌、中央型或周围型，均需行纵隔淋巴结清扫；⑥典型和不典型类癌术后复发率不同，尤其是伴有淋巴结转移的情况下；⑦中央型类癌采用支气管成形切除，或者周围型不典型类癌采用局限性亚肺叶切除可能增加淋巴结转移的风险。

手术切除作为肺类癌的一种治疗手段，其目的是切除肿瘤，并尽可能地保留正常肺组织。手术方式取决于肿瘤大小、位置和组织类型。足够范围的肺组织切除和彻底的淋巴结清扫是必要的。淋巴结清扫范围应按照IASLC推荐的R0切除标准来划定：至少包括六组淋巴结，其中三组为含隆突下淋巴结的纵隔淋巴结[19]。

按照这些肿瘤学标准，在中央型的典型和不典型类癌中，可以考虑采用保守的支气管成形肺切除，从而避免全肺切除。在存在远端肺炎或肺实质破坏的情况下，在考虑保留肺组织的手术切除前，可以行局部的支气管内切除[15]。然而，如Detterbeck所述[16]，在中央型肿瘤的保守支气管成形切除和周围型肿瘤的亚肺叶切除上，不同医疗机构的应用情况各不相同。一些著名的多中心研究，尤其是西班牙肺神经内分泌肿瘤多中心研究（EMETNE-SEPAR）的经验，让我们能够探究这些手术方式对肿瘤预后的影响。根据结果，我们认同其他作者关于在中央型典型类癌中，保守的支气管成形切除在部分病例中会影响局灶复发的论断。

这项发现要求行术中冰冻病理切片以保证足够的手术切缘。在病理标本中应测量出肿瘤的边缘，以保证根治性切除[20]。

在周围型肺癌中，亚肺叶切除的适用性曾备受争议[21-22]。近年来，一些研究突出了肺叶切除相对于肺段切除在预后生存上的优势；肺段切除的适应证基本停留在：肺功能受限的患者，周围型肿瘤，Ⅰa期肿瘤；且通常行彻底的淋巴结清扫。周围型典型类癌患者偶尔会接受楔形切除或者肺段切除。但是，对于周围型不典型类癌，本研究不建议行局限性亚肺叶切除，因为可能导致局部复发率升高。根据我们的经验，研究病例数越多，越能证实这一点。因而，现今大家所广泛认可的观点是，肺叶切除等手术能带来最好的结果。对于肺功能受限的患者，如果肺叶切除不可行，标准肺段切除的预后就优于大的楔形切除[23]。

如上所述，各项结果中诊断和治疗的进展需要能够获知每年这类肿瘤经手术治疗的患者数量。本研究的不足之处包括每年特定时间段的手术患者数量较少和缺乏足够样本量的多中心研究。多中心研究的经验可以反映出每年这两种不同类型的肺类癌接受各种治疗的平均患者数量。

声明

本文作者宣称无任何利益冲突。

伦理声明：EMETNE-SEPAR持有参与此研究的医院伦理委员会的许可。患者均签署知情同意书，授权我们通过匿名的方式介绍他们的相关信息。

参考文献

[1] The World Health Organization histological typing of lung tumours. Second edition[J]. Am J Clin Pathol, 1982, 77: 123-136.

[2] Arrigoni MG, Woolner LB, Bernatz PE. Atypical carcinoid tumors of the lung[J]. J Thorac Cardiovasc Surg, 1972, 64: 413-421.

[3] Travis WD, Sobin LH. Histologic typing of lung and pleural tumours international histologic classifi-cation of tumours[M]. New York: Springer-Verlag, 1999.

[4] Travis WD, Rush W, Flieder DB, et al. Survival analysis of 200 pulmonary neuroendocrine tumors with clarification of criteria for atypical carcinoid and its separation from typical carcinoid[J]. Am J Surg Pathol, 1998, 22: 934-944.

[5] Travis WD, Brambilla E, Nicholson AG, et al. The 2015 World

Health Organization Classification of Lung Tumors: Impact of Genetic, Clinical and Radiologic Advances Since the 2004 Classification[J]. J Thorac Oncol, 2015, 10: 1243-1260.

[6] Filosso PL, Guerrera F, Evangelista A, et al. Prognostic model of survival for typical bronchial carcinoid tumours: analysis of 1109 patients on behalf of the European Association of Thoracic Surgeons (ESTS) Neuroendocrine Tumours Working Group[J]. Eur J Cardiothorac Surg, 2015, 48: 441-447; discussion 447.

[7] Filosso PL, Rena O, Guerrera F, et al. Clinical management of atypical carcinoid and large-cell neu-roendocrine carcinoma: a multicentre study on behalf of the European Association of Thoracic Surgeons (ESTS) Neuroendocrine Tumours of the Lung Working Group†[J]. Eur J Cardiothorac Surg, 2015, 48: 55-64.

[8] Caplin ME, Baudin E, Ferolla P, et al. Pulmonary neuroendocrine (carcinoid) tumors: European Neu-roendocrine Tumor Society expert consensus and recommendations for best practice for typical and atypical pulmonary carcinoids[J]. Ann Oncol, 2015, 26: 1604-1620.

[9] Goldstraw P. International Association for the Study of Lung Cancer Staging Manual in Thoracic On-cology[M]. Florida, USA: Editorial Rx Press, 2009.

[10] García-Yuste M, Matilla JM, Cueto A, et al. Typical and atypical carcinoid tumours: analysis of the experience of the Spanish Multi-centric Study of Neuroendocrine Tumours of the Lung[J]. Eur J Cardi-othorac Surg, 2007, 31: 192-197.

[11] Davini F, Gonfiotti A, Comin C, et al. Typical and atypical carcinoid tumours: 20-year experience with 89 patients[J]. J Cardiovasc Surg (Torino), 2009, 50: 807-811.

[12] Rea F, Rizzardi G, Zuin A, et al. Outcome and surgical strategy in bronchial carcinoid tumors: single institution experience with 252 patients[J]. Eur J Cardiothorac Surg, 2007, 31: 186-191.

[13] García-Yuste M, Matilla JM, González-Aragoneses F. Neuroendocrine tumors of the lung[J]. Curr Opin Oncol, 2008, 20: 148-154.

[14] Cardillo G, Sera F, Di Martino M, et al. Bronchial carcinoid tumors: nodal status and long-term survival after resection[J]. Ann Thorac Surg, 2004, 77: 1781-1785.

[15] Lim E, Yap YK, De Stavola BL, et al. The impact of stage and cell type on the prognosis of pulmonary neuroendocrine tumors[J]. J Thorac Cardiovasc Surg, 2005, 130: 969-972.

[16] Detterbeck FC. Management of carcinoid tumors[J]. Ann Thorac Surg, 2010, 89: 998-1005.

[17] Lim E, Goldstraw P, Nicholson AG, et al. Proceedings of the IASLC International Workshop on Ad-vances in Pulmonary Neuroendocrine Tumors 2007[J]. J Thorac Oncol, 2008, 3: 1194-1201.

[18] Travis WD, Giroux DJ, Chansky K, et al. The IASLC Lung Cancer Staging Project: proposals for the inclusion of broncho-pulmonary carcinoid tumors in the forthcoming (seventh) edition of the TNM Classification for Lung Cancer[J]. J Thorac Oncol, 2008, 3: 1213-1223.

[19] Rusch VW, Asamura H, Watanabe H, et al. The IASLC lung cancer staging project: a proposal for a new international lymph node map in the forthcoming seventh edition of the TNM classification for lung cancer[J]. J Thorac Oncol, 2009, 4: 568-577.

[20] Öberg K, Hellman P, Ferolla P, et al. Neuroendocrine bronchial and thymic tumors: ESMO Clinical Practice Guidelines for diagnosis, treatment and follow-up[J]. Ann Oncol, 2012, 23 Suppl 7: vii120-123.

[21] Ginsberg RJ, Rubinstein LV. Randomized trial of lobectomy versus limited resection for T1 N0 non-small cell lung cancer. Lung Cancer Study Group[J]. Ann Thorac Surg, 1995, 60: 615-22; discussion 622-623.

[22] Kent M, Landreneau R, Mandrekar S, et al. Segmentectomy versus wedge resection for non-small cell lung cancer in high-risk operable patients[J]. Ann Thorac Surg, 2013, 96: 1747-1754; discussion 1754-1755.

[23] Yendamuri S, Gold D, Jayaprakash V, et al. Is sublobar resection sufficient for carcinoid tumors[J]? Ann Thorac Surg, 2011, 92: 1774-8; discussion 1778-1779.

译者: 施瑞卿, 广东省人民医院
        王春国, 浙江省台州医院
        包飞潮, 上海胸科医院

第十四章　手术在肺部高级别神经内分泌肿瘤中的作用

Stefan Welter[1], Clemens Aigner[1], Christian Roesel[2]

[1]Department of Thoracic Surgery and Thoracic Endoscopy, Ruhrlandklinik, West German Lunge Center, University Hospital, University of Duisburg-Essen, 45239 Essen, Germany; [2]Department of Thoracic Surgery, Lung Cancer Center, Bethanien Hospital Moers, Moers, Germany

View this article at: http://dx.doi.org/10.21037/jtd.2017.01.60

一、简介

据世界卫生组织（WHO）统计，每年有超过150万人患肺癌[1]，其中五分之一是高级别肺神经内分泌肿瘤。肺神经内分泌肿瘤（pulmonary neuroendocrine tumor，PNET）包括四个不同亚型：典型类癌（TC）、不典型类癌（AC）、大细胞神经内分泌癌（LCNEC）和小细胞肺癌（SCLC）。它们都有可能导致副肿瘤综合征，它们都可能表达相似的神经内分泌标志物。这些神经内分泌肿瘤根据其生物侵袭性进一步分为两组：分化良好的低级别（G1）TC和（G2）AC；低分化的高级别（G3-4）LCNEC和（G4）SCLC[2-3]。与类癌相比，SCLC和LCNEC具有更高的有丝分裂率，更多的坏死，并且可以混合其他类型的肺癌（包括腺癌或鳞状细胞癌）[3]。高级别的肺神经内分泌肿瘤有一些临床特征，例如，它们都在疾病初期就出现播散，患者比TC或AC患者年龄更大，而且几乎所有患者都是重度吸烟者[2,4-5]。据报道，LCNEC患者的预后与SCLC相似，5年生存率为15%~57%[6-8]。目前局限期的LCNEC被视为与其他非小细胞肺癌一样[8-9]，但疾病治疗的策略仍在争论中。SCLC治疗依赖于化疗和放化疗，因为大多数肿瘤在首次诊断时已经转移，只有4%的患者表现为单发结节。SCLC的手术切除率为1%~6%[10-11]，手术的意义尚不明确。由于大多数研究和大型病例系列都集中在LCNEC或SCLC上，因此我们按顺序描述这两种类型并希望从中找出两者的共性。

二、小细胞肺癌

小细胞肺癌（SCLC）占所有肺癌的15%~20%，并且预计每年在美国有34 000例新增病例。病情进展迅速，多伴有肺门中央和大块病变（图14-1），上腔静脉（superior vena cava，SVC）压迫或早期转移到区域淋巴结和远处部位[12-13]。大约10%的SCLC合并有副肿瘤综合征，如抗利尿激素分泌异常综合征（syndrome of inappropriate secretion of ADH，SIADH）、库欣综合征、Lambert-Eaton综合征和高钙血症[13]。

只有10%~20%的初治患者表现为早期的病变，并且有治疗的意愿。由于早期传播，化疗是最重要的治疗方式，化疗的有效率可高达80%~100%。联合放疗早期SCLC患者的5年生存率可从5%增加到20%[14]，中位生存期可从9.9个月增至17.7个月[15]。尽管有研究尝试增加化疗和放射的强度，但这种类型的肿瘤在局部和远处都有很高的复发率，局部复发占30%~50%[16]。本章旨在强调手术在SCLC治疗中的作用及其对局部复发的预防作用。

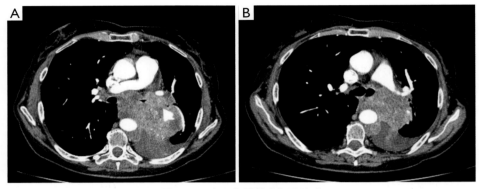

图14-1　中心位置的小细胞肺癌

肿瘤不可手术切除的68岁女性患者，吸烟史超过45年。抱怨胸痛和呼吸急促。T_4肿瘤侵犯肺动脉，左主支气管，左心房和subcarinal以及对侧肺门淋巴结。

（A）肿瘤侵犯肺动脉、左主支气管及对侧肺门淋巴结；（B）肿瘤侵犯左心房、气管隆突下。

（一）小细胞肺癌的分期

治疗开始时的准确分期对于SCLC特别重要，因为它易于在早期发生远处转移。传统上，SCLC分为局限期（limited disease，LD）和广泛期（extensive disease，ED）。LD的特征是肿瘤局限于一侧胸腔，如果淋巴结位于与原发肿瘤相同的放射野中，也可以局部延伸至同侧锁骨上淋巴结。所有其他疾病被归类为ED[12]。较早的研究发现，许多局限期小细胞肺癌（LD-SCLC）患者同样无法手术治疗[17]。因此，对于LD-SCLC患者往往低估了局部疾病的风险。这需要利用现代成像技术进行彻底的术前检查，如增强CT扫描，全脑MRI和PET-CT扫描，纵隔镜组织检查以明确[9]。最近，临床医生建议使用TNM分期系统对SCLC进行分期，这可能更好地对LD进行细分，有助于预测预后并指导未来的治疗[12]。对于Ⅰ期的患者（T_{1-2}，N_0，M_0）可以进行手术治疗。

（二）对SCLC手术治疗进行评估的随机临床研究

据我们所知，只有两项随机对照试验检验了手术在治疗LD-SCLC中的作用，分别是"医学研究理事会对SCLC手术和放射治疗的比较试验"[17]和"SCLC联合化疗反应后残留疾病手术切除的前瞻性随机试验"[18]。两项研究都没有发现肿瘤切除有任何生存获益，但两项研究都有明显的局限性。

首先，MRC-UK随机研究显示手术组平均存活199 d，根治性放疗组平均存活300 d，差异有统计学意义（$P=0.04$）。该研究的主要局限性是CT扫描和纵隔镜检查没有用于分期，导致大多数招募的患者不适合手术。由于术中意外发现的局部晚期以及无法手术切除的疾病，所有患者中有52%接受了不完全切除或剖胸探查术[17]。长期以来，这些结果使学者对于SCLC进行手术切除有保留，并且被广泛引用作为SCLC患者手术治疗无效的证据。

Lad等的另一项研究[18]选择了146例对环磷酰胺、阿霉素和长春新碱化疗有客观反应的患者。所有患者均经支气管镜检查发现肿瘤并活检证实为SCLC。随机选择70例患者接受手术治疗，76例患者接受非手术治疗。所有患者均接受胸部和脑部放射治疗。手术组中有83%的患者完全切除，19%的患者病理完全缓解。所有患者的中位生存期为16个月。两组的生存曲线差异无统计学意义（$P=0.78$），2年生存率为20%。因此，作者认为该试验的结果不支持在SCLC的多模式治疗中增加肺切除术。该试验的主要局限性是使用较老且效果较差的化疗方案；仅入组了中央型SCLC；以及术后放射治疗（post-operative radiotherapy，PORT）包括整个肿瘤区域，以及有7%（35例）淋巴结阳性的患者在术后接受了放射治疗。

（三）Ⅰ期小细胞肺癌的手术切除治疗

Ⅰ期和Ⅱ期非小细胞肺癌（NSCLC）首选手术治疗。问题是初次治疗选择手术切除是否也适用于SCLC。仅小部分的SCLC会在初次治疗时选择手术，手术的目的也不尽相同。对术前无明确SCLC组织学证据的病例，采用根治性淋巴结切除术进行一期切除，并评估顺铂/依托泊苷辅助化疗的疗效。中位生存期为20个月[19]，5年生存率为11.1%~52%[19-21]。在Lim等的研究中，59例患者中只有27.1%的患者接受辅助治疗[20]。5年总生存期（overall survival，OS）和无进展生存期（progression free survival，PFS）分别为52%和46%。在具有大量辅助治疗患者的其他系列中，发现5年存活率为11%~24%[19]和56%~66%[21]。肺叶切除术对比全肺切除患者（$P=0.04$）[19]及Ⅲa期疾病对比Ⅰ期和Ⅱ期疾病（$P=0.02$），预后较差[21]。

（四）切除方式

在现代胸外科手术中，尽可能采用支气管成形术和血管重建技术，可在肺癌切除术中避免全肺切除术，并且可以实现完全切除。SCLC通常为中央型（图14-1），因此全肺切除术和袖套切除术更为常见。全肺切除率为8.2%~44%[14,19-22]。肺叶切除组（59.1%）与全肺切除组（22.6%）相比，局部复发率显著增加（$P=0.002$）。这种差异发生于Ⅰ期和Ⅱ期，但未发生于Ⅲ期疾病[19]。其他研究发现，在62例手术的患者中，局部复发率为10%，远低于远处转移率34%[21]。淋巴结根治性切除可提高淋巴结受累的检出率。在两项研究中，临床判断33%和37%的患者存在淋巴结受累，48.1%和63%的病例最终病理证实淋巴结受累[10-20]。

（五）初始放疗

在一项随机对照试验中，Turrisi等[16]对接受过顺铂和依托泊苷治疗的LD-SCLC患者进行总剂量为45 Gy的胸部放射治疗（每日1次或每日2次），并探索了局部和远处控制失败的比例。每日1次治疗组的失败率为52%，每日2次治疗组的失败率为36%（$P=0.06$）。两组同时发生局部和远处失败的比率有显著差异。每日1次治疗组局部和远处控制失败率为23%，每日2次治疗组为6%（$P=0.01$）。这项研究强调，标准放射治疗不足以实现局部控制，甚至会影响远处复发率，强化局部治疗可以增加局部复发和远处转移的控制率。

有学者研究了放射治疗或手术是否对局部控制有更重要的影响[23]。他们报告了大约153例接受根治性手术（$n=50$）和保守治疗（$n=103$）的SCLC患者。两组均接受了化疗。在153例（55.6%）患者中，85例接受胸部放射治疗，占非手术组的74%，占手术组的20%。尽管大多数手术切除患者（80%）没有接受放射治疗，但他们发现手术组（30.5个月）的中位生存期与保守组（16.9个月）差异有统计学意义（$P=0.001$）。Ⅲ期（T_4）患者手术效果最好（$P=0.002$）。

（六）手术切除可改善LD-SCLC预后

过去手术切除的LD-SCLC比例非常低，为0%~6.1%[11,16,22]。最近，大型前瞻性队列研究已经证明了早期SCLC在手术切除后可以获益（表14-1）。局部（T_1/T_2）SCLC（42个月 vs. 15个月）和区域（T_3/T_4）SCLC（22个月 vs. 12个月）手术切除的中位总生存效益得到了证实（$P<0.001$）[22]。由于预后明显（$P=0.03$）低于肺叶切除术（5年生存率20% vs. 50%）[24]，因此不建议进行局限性切除。切除和未切除的SCLC和NSCLC病例的Kaplan Meier生存曲线显示了完全切除的积极作用（图14-2）[11]。

表14-1 LD-SCLC治疗效果（来自大型癌症登记中心）

作者	SCLC病例数	R0切除数（率）	切除后5年生存率（%）	无手术5年生存率	预后因素
Vallières 2009	12 620	349（2.7）	—	—	N_1 vs. N_2（$P<0.0001$）
Schreiber 2010	14 179	863（6.1）	34.6	9.9（$P<0.001$）	—
Lüchtenborg 2014	45 282	465（1.0）	31.0	3.1（$P<0.001$）	PORT vs. Ⅲa期无PORT（$P=0.01$）
Brock 2005（单中心）	1 415	82（6.0）	42.0	—	肺叶切除与局限性切除（$P=0.03$）

LD-SCLC，局限期小细胞肺癌；PORT，术后放射治疗。

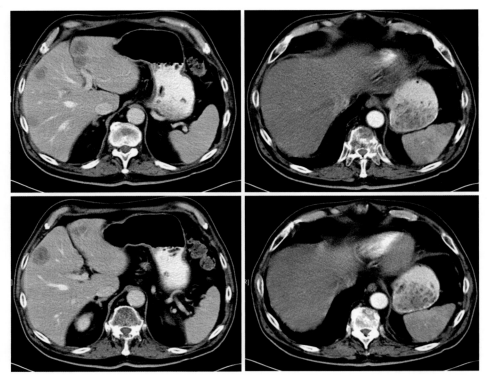

图14-2　完全切除后Ⅱa期LCNEC的远期复发

患者，71岁，男，在切除左上叶肺5.2 cm的LCNEC [pT_2，pN_1（1/15），M_0，R0，G3]后12个月远处复发，随后进行4个周期的辅助化疗。在定期随访期间检测到多处肝转移及第10胸椎中1处溶骨性病变。

（七）淋巴结转移阳性病例的手术切除

在任何指南中都不建议对Ⅲa期SCLC进行手术。尽管如此，完全切除对部分N_2患者[10,14,22]的存活率是有益的。在Schreiber D等的研究中[22]与同一阶段的非手术患者相比，手术可改善N_0、N_1和N_2患者的预后（表14-2）。

（八）多学科综合治疗

SCLC的外科治疗往往伴随着高局部复发率和远处转移率[14,19,21]。因此，结合局部和全身治疗来提高长期无进展生存期（PFS）似乎是合理的。Eberhardt等一项Ⅱ期临床研究中评估了这一假设。选择并用4个周期的依托泊苷/顺铂（EP）诱导化疗进行治疗。

表14-2　根据淋巴结转移情况分组的SCLC手术效果

淋巴结转移情况	手术组		非手术组		P值
	病例数	中位生存期（月）	病例数	中位生存期（月）	
N0	435	40	1 816	15	P<0.001
N1	164	29	638	14	P<0.001
N2	187	19	7 787	12	P<0.001

Schreiber D等从SEER数据库中检索的数据，该数据库包含美国国家癌症中心登记的数据。

Ⅰb~Ⅱa期患者此后接受肿瘤切除术。Ⅱb/Ⅲa期患者同时进行放化疗，Ⅲb期患者接受根治性的放化疗。46例患者中有29例（63%）伴有纵隔淋巴结转移。所有入组的患者在诱导化疗后进行纵隔镜检查。入组的32例患者中有23例（72%）进行手术切除，其中10例全肺切除术，2例双肺切除术和11例肺叶切除术。中位生存期为36个月，5年生存率为46%。完全切除的患者中位生存期为68个月，5年生存率为63%。非手术组的中位生存期显著缩短至17个月，5年生存率为30%（$P=0.01$）。36%的手术组和61%的非手术组患者肿瘤复发。在R0切除后，没有检测到局部区域复发，而26%未进行手术的患者出现局部复发。因此，R0切除似乎是防止学科治疗中局部复发的有效补充。

三、大细胞神经分泌性癌

肺神经内分泌肿瘤的发病率约为每年1.35/100 000，近几十年来有所增长。LCNEC占所有肺癌的0.9%，40%的患者在初诊时处于Ⅳ期[25]。检出率的提高主要是近期肺癌筛查计划和现有诊断工具的改进[26-27]。多项研究报道，85%~98%的LCNEC手术切除患者有吸烟史。因此，吸烟似乎是LCNEC的主要原因。LCNEC治疗患者的平均年龄为62~68岁，中位数为65.8岁，LCNEC患者主要为男性（28~32岁）。多达85%的LCNEC患者表现为外周肿瘤，而TC、AC和SCLC通常为中央型[32-33]。鉴别LCNEC和SCLC的组织学分化可能具有挑战性，因为两种肿瘤通常具有许多共同特征，如神经内分泌形态、大的坏死区域、高有丝分裂率和神经内分泌标志物的免疫组织化学染色阳性[34]。根据荷兰癌症登记处的资料，Ⅰ~Ⅱ、Ⅲ和Ⅳ期LCNEC患者的中位生存期分别为32.4个月、12.6个月和4.0个月。生存率低于其他NSCLC肿瘤类型[25]。

（一）目前的LCNEC治疗标准

由于LCNEC的罕见性，随机临床试验难以进行，LCNEC的治疗管理仍存在争议。目前的NCCN治疗指南推荐与其他NSCLC肿瘤相同的检查和治疗[9]。术前分期采用PET-CT扫描，全脑MRI和胸部对比增强CT。实际上建议对所有非转移性LCNEC进行手术切除，这与NSCLC治疗指南相同，而辅助化疗主要采用与SCLC相同的方案[9,34]。在Ⅰa至Ⅱb期中进行手术可使患者

生存获益，对于Ⅲa和Ⅲb，多学科综合治疗是有获益的，并且在Ⅳ期中有利于姑息性治疗。辅助化疗主要按照SCLC方案进行。

（二）确诊

LCNEC术前难以获得准确的诊断[35-36]。在大多数情况下，只能通过分析切除标本获得明确的病理诊断。

（三）LCNEC术后结局

据报道，LCNEC患者的临床结果与SCLC相似，1年生存率为27%[35]，5年生存率为13%~57%[7,28]。据报道，根治性手术的5年生存率从10%到88%不等[32,36-37]。根治性手术后的预后明显不如其他NSCLC。病理分期为ⅠA的LCNEC的5年生存率为54.5%，而NSCLC为89.3%[37]。不同的小型回顾性研究之间存活率差异很大[35-36]。两项样本量较大的研究术后存活率则非常相似，LCNEC的5年生存率分别为49.2%和53.8%[32,38]。Ⅰ期疾病的治疗成功率较高，生存率为64.5%~88%[32,36]。相比之下，Ⅰ期SCLC切除后5年生存率为58%[24]，其他NSCLC切除后5年生存率为66%~88%[24]。局部晚期（T3和/或N2）LCNEC预后不良，在18例患者的研究中，根治性手术和辅助化疗后1年生存率仅为27%[35]。因此，LCNEC患者的预后介于SCLC患者和NSCLC患者之间，更像早期的其他NSCLC患者的预后。然而，LCNEC患者在完全切除后较多出现远处复发（图14-3）。因此，单纯手术是否足以治疗LCNEC，是否需要随后更积极的新辅助或辅助化疗，成为争论的焦点[40-41]。

（四）LCNEC的预后因素

具有神经内分泌功能的大细胞癌的预后明显低于其他典型的大细胞肺癌[42-43]。免疫组化标志物不仅可以鉴别诊断，而且还具有预测性。CD56和CGA的共表达与淋巴结转移增加和存活期缩短有关。在最近发表的系列文章中，CD56、SYN-A和CGA的染色阳性率分别为86%、81%和61%[44]。Roesel等[32]表明淋巴转移，通过常规病理学很容易检测，是预后的重要预测指标。在决定是否行辅助治疗时，神经内分泌标志物的共表达状态和是否有淋巴结转移是重要的参考依据。

NSCLC						
局限期疾病					进展期疾病	
N_0	N_0	N_1	N_1	N_2	N_3	任意N
Ⅰa	Ⅰb	Ⅱa	Ⅱb	Ⅲa	Ⅲb	Ⅳ
手术					不常规进行手术	

SCLC						
局限期疾病				进展期疾病		
N_0	N_0	N_1	N_1	N_2	N_3	任意N
Ⅰa	Ⅰb	Ⅱa	Ⅱb	Ⅲa	Ⅲb	Ⅳ
手术				不常规进行手术		

图 14-3　SCLC 与 NSCLC 相比，对 SCLC 采取手术切除的条件

NSCLC，非小细胞肺癌；SCLC，小细胞肺癌。"局限期疾病"意味着从外科医生的角度来看是可手术切除的，并不局限于旧的 SCLC 分类系统中所谓的限制在一侧胸腔内并可被一个放射野覆盖。

Sarkaria报告性别不同影响其生存[45]，也有文献认为没有影响[32,44]。纵隔淋巴结受累是一个不良的预测因素，Ⅰ期和Ⅱ期5年生存率（52%、59%）显著高于Ⅲ期（20%，$P=0.001$）[7]。此外，年龄大于64岁和肿瘤的T分期是生存的独立预测因子[38]。

（五）新辅助/辅助治疗

由于病例数量少且研究是回顾性的，LCNEC的辅助或新辅助化疗仍然存在争议。LCNEC通常对铂类诱导化疗有效，有效率为60%~80%[7,45-46]。非铂类化疗效果较差，有效率为11%[46]。研究显示含铂方案辅助化疗可延长生存期[37,45]。切除术后辅助化疗的5年生存率为88%，而没有辅助化疗的患者为47%[37]。即使在Ⅰ期LCNEC中，应用化疗也能改善预后[7]，但在使用以铂类为基础辅助化疗时，较早的研究并未得到生存率改善的数据[28]。考虑到LCNEC的生物学特性和对化疗的反应与SCLC类似，基于铂类的联合化疗通常被推荐用于晚期LCNEC[47]，但也可能对早期阶段有益。

四、讨论

与其他 NSCLC 相比，高级别肺神经内分泌肿瘤预后较差[6-9,42-43]。Ⅰ/Ⅱ期的LCNEC、部分Ⅲa的NSCLC，以及Ⅰ期和非N_1的Ⅱa期SCLC推荐手术切除。通常这些肿瘤是在术前并没有高级别NETs的组织学证据[19,32]。然而，仅手术似乎不足以有效治疗高级别NETs[7,19]。

用于治疗SCLC的手术价值仍未明确。两项评估LD-SCLC 手术价值的随机试验未能证明有任何优势[17-18]。然而，这两项试验都是陈旧的，不包括现代治疗和分期方式，因此不应将它们用于当前的决策。尽管如此，这些研究表明，LD-SCLC实际的局部病变往往比临床预测的要晚。在后来的其他研究中，术后病理淋巴结的高阳性比率[10,14,20]和偏高的全肺切除率[14,19-20]证实了这一点。单纯化疗也是一种不充分的治疗，尽管最初有良好的反应，化疗后局部复发率却高达90%[48]。治疗后LD的中位生存期为15~20个月，其中20%存活2年。对于高级别疾病，中位生存期是8~13个月，2年生存率为5%[13]。这些事实强调LD-

SCLC治疗必须始终包括全身和局部措施，以防止局部复发和远处转移。切除术后远处转移也是LCNEC的一个常见问题[40-41]，因此患者可从新辅助或辅助化疗联合根治性切除术中获益[7,37,45]。LCNEC的局部复发率低于SCLC，因为肿瘤通常出现在外周，而N₂的受累频率较低。在单纯手术后或术后化疗的SCLC患者中，局部复发是常见的，并且会降低生存率[19-20]。单纯放射治疗也会导致局部失败率高[14,16]。对于经过化疗和放化疗预处理后而没有淋巴结转移的Ⅱ期和Ⅲa期患者，接受原发病灶的手术切除可以取得非常好的治疗效果（5年生存率为63%）[14]。

评估手术在SCLC治疗中的作用的系统性Cochrane研究正在进行中[49]。目前的治疗指南推荐以铂类为基础的化疗加胸腔放疗和预防性脑照射（prophylactic brain irradiation，PCI）治疗LD-SCLC[5,9]。目前建议对那些进行过充分的纵隔淋巴结分期而无肺门或纵隔受累、没有远处转移、没有手术禁忌证的单发肺结节患者，可考虑手术治疗[9]。考虑到手术对总生存率的积极影响，在几项大样本的研究中，即使存在N₂转移，我们也会鼓励在多学科诊疗模式中考虑根治性肿瘤切除。LCNEC应当采用类似NSCLC的治疗方案，但许多作者建议对含顺铂或卡铂和依托泊苷的辅助化疗适当放宽指征。由于远处转移是主要问题，我们认为未来应该实施新辅助化疗和手术的多学科诊疗概念，如Ⅱ期疾病。用于治疗SCLC的PCI对LCNEC的作用尚不清楚，一般不推荐[9,50]。

五、结论

高级别肺神经内分泌肿瘤包括LCNEC和SCLC。两者都具有比其他具有高有丝分裂指数和快速生长的NSCLC更具侵袭性的临床过程。LCNEC通常表现为外周肿瘤，而SCLC通常作为中央肿块出现。两种肿瘤类型均存在于老年患者和重度吸烟者中。LCNEC对铂类化疗的反应约为60%，SCLC的反应为80%~90%，LCNEC的初始诊断转移率为40%，SCLC为60%~80%。LD-SCLC的初次切除率特别低，仅为1%~6%，但其价值目前被低估。LD-SCLC的肿瘤切除术可以提高局部控制率，从而增加长期治愈的可能性。肺叶切除术在局部Ⅰ期疾病中更有效，而全肺切除术在Ⅱ~Ⅲa期疾病中可能更有效。这两种肿瘤均与局部和远处复发的高发生率相关，这意味着不管分期早晚，都应该进行

术前和术后的化疗，且对SCLC来说，在手术后还应进行PCI。

我们认为外科手术在比NCCN指南限定的范围更宽的情况下对患者是有益的。经过精心挑选的N₁和N₂病例可能受益于包括手术在内的多学科综合治疗。

声明

本文作者宣称无任何利益冲突。

参考文献

[1] Amini A, Byers LA, Welsh JW, et al. Progress in the management of limited-stage small cell lung cancer[J]. Cancer, 2014, 120: 790-798.
[2] Fisseler-Eckhoff A, Demes M. Neuroendocrine tumours of the lung[J]. Cancers, 2012, 4: 777-798.
[3] Travis WD, Brambilla E, Nicholson AG, et al. The 2015 World Health Organization classification of lung tumours: impact of genetic, clinical and radiologic advances since the 2004 classification[J]. J Thorac Oncol, 2015, 10: 1243-1260.
[4] Siegel R, Naishadham D, Jemal A. Cancer statistics, 2012[J]. CA Cancer J Clin, 2012, 62: 10-29.
[5] Kalemkerian GP, Akerley W, Bogner P, et al. National Comprehensive Cancer Network. Small cell lung cancer[J]. J Natl Compr Canc Netw, 2013, 11: 78-98.
[6] Asamura H, Kameya T, Matsuno Y, et al. Neuroendocrine neoplasms of the lung: a prognostic spectrum[J]. J Clin Oncol, 2006, 24: 70-76.
[7] Veronesi G, Morandi U, Alloisio M, et al. Large cell neuroendocrine carcinoma of the lung: a retrospective analysis of 144 surgical cases[J]. Lung Cancer, 2006, 53: 111-115.
[8] Varlotto JM, Medford-Davis LN, Recht A, et al. Should large cell neuroendocrine lung carcinoma be classified and treated as a small cell lung cancer or with other large cell carcinomas[J]? J Thorac Oncol, 2011, 6: 1050-1058.
[9] NCCN Clinical Practice Guidelines in Oncology (NCCN Guidelines®). Small cell lung cancer. Accessed October 8, 2016. Available online: https://www.nccn.org/professionals/physician_gls/f_guidelines.asp#sclc
[10] Vallières E, Shepherd FA, Crowley J, et al. The IASLC Lung Cancer Staging Project: proposals regarding the relevance of TNM in the pathologic staging of small cell lung cancer in the forthcoming (seventh) edition of the TNM classification for lung cancer[J]. J Thorac Oncol, 2009, 4: 1049-1059.
[11] Lüchtenborg M, Riaz SP, Lim E, et al. Survival of patients with small cell lung cancer undergoing lung resection in England,

1998-2009[J]. Thorax, 2014, 69: 269-273.

[12] Shepherd FA, Crowley J, Van Houtte P, et al. The International Association for the Study of Lung Cancer Lung Cancer Staging Project: proposals regarding the clinical staging of small cell lung cancer in the forthcoming (seventh) edition of the tumour, node, metastasis classification for lung cancer[J]. J Thorac Oncol, 2007, 2: 1067-1077.

[13] van Meerbeeck JP, Fennell DA, De Ruysscher DM. Small-cell lung cancer[J]. Lancet, 2011, 378: 1741-1755.

[14] Eberhardt W, Stamatis G, Stuschke M, et al. Prognostically orientated multimodality treatment including surgery for selected patients of small-cell lung cancer patients stages IB to IIIB: long-term results of a phase II trial[J]. Br J Cancer, 1999, 81: 1206-1212.

[15] Albain KS, Crowley JJ, LeBlanc M, et al. Determinants of improved outcome in small-cell lung cancer: an analysis of the 2,580-patient Southwest Oncology Group data base[J]. J Clin Oncol, 1990, 8: 1563-1574.

[16] Turrisi AT 3rd, Kim K, Blum R, et al. Twice-daily compared with once-daily thoracic radiotherapy in limited small-cell lung cancer treated concurrently with cisplatin and etoposide[J]. N Engl J Med, 1999, 340: 265-271.

[17] Fox W, Scadding JG. Medical Research Council comparative trial of surgery and radiotherapy for primary treatment of small-celled or oat-celled carcinoma of bronchus. Ten-year follow-up[J]. Lancet, 1973, 2: 63-65.

[18] Lad T, Piantadosi S, Thomas P, et al. A prospective randomized trial to determine the benefit of surgical resection of residual disease following response of small cell lung cancer to combination chemotherapy[J]. Chest, 1994, 106: 320S-323S.

[19] Jiang Y, Zhang Z, Xie C. Surgical resection for small cell lung cancer: pneumonectomy versus lobectomy[J]. ISRN Surg, 2012, 2012: 101024.

[20] Lim E, Belcher E, Yap YK, et al. The Role of Surgery in the Treatment of Limited Disease Small Cell Lung Cancer. Time to Reevaluate[J]. J Thorac Oncol, 2008, 3: 1267-1271.

[21] Tsuchiya R, Suzuki K, Ichinose Y, et al. Phase II trial of postoperative adjuvant cisplatin and etoposide in patients with completely resected stage I-IIIa small cell lung cancer: the Japan Clinical Oncology Lung Cancer Study Group Trial (JCOG9101)[J]. J Thorac Cardiovasc Surg, 2005, 129: 977-983.

[22] Schreiber D, Rineer J, Weedon J, et al. Survival outcomes with the use of surgery in limited-stage small cell lung cancer: should its role be re-evaluated[J]? Cancer, 2010, 116: 1350-1357.

[23] Zhang J, Li S, Chen X, et al. Retrospective study of surgery versus non-surgical management in limited-disease small cell lung cancer[J]. Thorac Cancer, 2014, 5: 405-410.

[24] Brock MV, Hooker CM, Syphard JE, et al. Surgical resection of limited disease small cell lung cancer in the new era of platinum chemotherapy: its time has come[J]. J Thorac Cardiovasc Surg, 2005, 129: 64-72.

[25] Derks JL, Hendriks LE, Buikhuisen WA, et al. Clinical features of large cell neuroendocrine carcinoma: a population-based overview[J]. Eur Respir J, 2016, 47: 615-624.

[26] Yao JC, Hassan M, Phan A, et al. One hundred years after "carcinoid": epidemiology of and prognostic factors for neuroendocrine tumours in 35,825 cases in the United States[J]. J Clin Oncol, 2008, 26: 3063-3072.

[27] Oberg K, Hellman P, Kwekkeboom D, et al. Neuroendocrine bronchial and thymic tumours: ESMO clinical practice guidelines for diagnosis, treatment and follow-up[J]. Ann Oncol, 2010, 21 Suppl 5: v220-v222.

[28] Dresler CM, Ritter JH, Patterson GA, et al. Clinical-pathologic analysis of 40 patients with large cell neuroendocrine carcinoma of the lung[J]. Ann Thorac Surg, 1997, 63: 180-185.

[29] Takei H, Asamura H, Maeshima A, et al. Large cell neuroendocrine carcinoma of the lung: a clinicopathologic study of eighty-seven cases[J]. J Thorac Cardiovasc Surg, 2002, 124: 285-292.

[30] Paci M, Cavazza A, Annessi V, et al. Large cell neuroendocrine carcinoma of the lung: a 10-year clinicopathologic retrospective study[J]. Ann Thorac Surg, 2004, 77: 1163-1167.

[31] Doddoli C, Barlesi F, Chetaille B, et al. Large cell neuroendocrine carcinoma of the lung: an aggressive disease potentially treatable with surgery[J]. Ann Thorac Surg, 2004, 77: 1168-1172.

[32] Roesel C, Terjung S, Weinreich G, et al. A single-institution analysis of the surgical management of pulmonary large cell neuroendocrine carcinomas[J]. Ann Thorac Surg, 2016, 101: 1909-1914.

[33] García-Yuste M, Matilla JM. The significance of histology: typical and atypical bronchial carcinoids[J]. Thorac Surg Clin, 2014, 24: 293-297.

[34] Iyoda A, Makino T, Koezuka S, et al. Treatment options for patients with large cell neuroendocrine carcinoma of the lung[J]. Gen Thorac Cardiovasc Surg, 2014, 62: 351-356.

[35] Mazières J, Daste G, Molinier L, et al. Large cell neuroendocrine carcinoma of the lung: pathological study and clinical outcome of 18 resected cases[J]. Lung Cancer, 2002, 37: 287-292.

[36] Zacharias J, Nicholson AG, Ladas GP, et al. Large cell neuroendocrine carcinoma and large cell carcinomas with neuroendocrine morphology of the lung: prognosis after complete resection and systematic nodal dissection[J]. Ann Thorac Surg, 2003, 75: 348-352.

[37] Iyoda A, Hiroshima K, Moriya Y, et al. Prospective study of adjuvant chemotherapy for pulmonary large cell neuroendocrine

carcinoma[J]. Ann Thorac Surg, 2006, 82: 1802-1807.

[38] Fournel L, Falcoz PE, Alifano M, et al. Surgical management of pulmonary large cell neuroendocrine carcinomas: a 10-year experience[J]. Eur J Cardiothorac Surg, 2013, 43: 111-114.

[39] Goldstraw P, Crowley J, Chansky K, et al. The IASLC Lung Cancer Staging Project: proposals for the revision of the TNM stage groupings in the forthcoming (seventh) edition of the TNM Classification of malignant tumours[J]. J Thorac Oncol, 2007, 2: 706-714.

[40] Fernandez FG, Battafarano RJ. Large-cell neuroendocrine carcinoma of the lung[J]. Cancer Control, 2006, 13: 270-275.

[41] Kozuki T, Fujimoto N, Ueoka H, et al. Complexity in the treatment of pulmonary large cell neuroendocrine carcinoma[J]. J Cancer Res Clin Oncol, 2005, 131: 147-151.

[42] Battafarano RJ, Fernandez FG, Ritter J, et al. Large cell neuroendocrine carcinoma: an aggressive form of non-small cell lung cancer[J]. J Thorac Cardiovasc Surg, 2005, 130: 166-172.

[43] Iyoda A, Hiroshima K, Toyozaki T, et al. Clinical characterization of pulmonary large cell neuroendocrine carcinoma and large cell carcinoma with neuroendocrine morphology[J]. Cancer, 2001, 91: 1992-2000.

[44] Eichhorn F, Dienemann H, Muley T, et al. Predictors of survival after operation among patients with large cell neuroendocrine carcinoma of the lung[J]. Ann Thorac Surg, 2015, 99: 983-989.

[45] Sarkaria IS, Iyoda A, Roh MS, et al. Neoadjuvant and adjuvant chemotherapy in resected pulmonary large cell neuroendocrine carcinomas: a single institution experience[J]. Ann Thorac Surg, 2011, 92: 1180-1186.

[46] Sun JM, Ahn MJ, Ahn JS, et al. Chemotherapy for pulmonary large cell neuroendocrine carcinoma: similar to that for small cell lung cancer or non-small cell lung cancer[J]? Lung Cancer, 2012, 77: 365-370.

[47] Iyoda A, Hiroshima K, Moriya Y, et al. Postoperative recurrence and the role of adjuvant chemotherapy in patients with pulmonary large-cell neuroendocrine carcinoma[J]. J Thorac Cardiovasc Surg, 2009, 138: 446-453.

[48] Elias AD. Small cell lung cancer: state-of-the-art therapy in 1996[J]. Chest, 1997, 112: 251S-258S.

[49] Barnes H, See K, Barnett S, et al. Surgery for localised small cell lung cancer. Cochrane Database Syst Rev[DB/OL]. 2015. doi: 10.1002/14651858.CD011917

[50] Rieber J, Schmitt J, Warth A, et al. Outcome and prognostic factors of multimodal therapy for pulmonary large-cell neuroendocrine carcinomas[J]. Eur J Med Res, 2015, 20: 64.

译者：叶　雄，广东省人民医院
　　　孔　敏，浙江省台州医院

第十五章　小细胞肺癌最新治疗药物进展

庄伟涛[1]，乔贵宾[2]，吴汉生[3]

[1]汕头大学医学院，广东省人民医院；[2]广东省人民医院；[3]汕头大学第一附属医院

一、前言

小细胞肺癌（SCLC）是一种恶性程度高、易转移、预后差的肺癌，每年在全球造成约250 000人死亡（SCLC约占全球肺癌的20%，其5年生存率为3.5%~6.8%）[1-2]，与吸烟密切相关，约95%的患者都有重度吸烟史[3]。随着发达国家吸烟率的下降、吸烟习惯的改变以及使用过滤卷烟的增加，SCLC的发病率也随之下降，这进一步证实了SCLC与吸烟的联系[4]，但在低收入和中等收入国家中SCLC的发病率正在上升。

针对非小细胞肺癌（NSCLC）的研究，在过去几十年中取得了非常大的进展，相比之下，SCLC在疾病分子机制、疾病诊断和治疗选择（表15–1）各方面的进展十分缓慢。SCLC在治疗反应及预后方面与其他类型的肺癌不同，对于局限期和广泛期的SCLC，其标准治疗方案在过去30年当中几乎没有变化。尽管一线治疗方案的反应率很高，但中位总生存期（overall survival，OS）仅为10个月左右[5]，SCLC也因此被归类为难治性肿瘤[6]。为了提高SCLC患者的生存质量，延长生存期，我们亟须探索更有效的治疗方式，并评估用于管理这些患者的新策略。

近年来，人们对SCLC中发生的分子改变有了更深入的了解，针对这些分子改变的靶向治疗或许可以提高患者的临床获益。大规模的基因组学、蛋白质组学和转录组学分析，为我们找到了一些新的治疗靶点[7-8]，如PARP1、EZH2、Wee1和DLL3。在NSCLC中发现的驱动基因改变如EGFR、BRAF等，在SCLC当中却很罕见[9]。相反，在SCLC中更常见的改变是细胞周期调节的异常（如CDKN2A、TP53、RB1、Chk-1、Wee-1），受体激酶信号传导[例如，PI3K/AKT/mTOR、胰岛素样生长因子受体（insuline-like growth factor receptor，IGFR）、hedgehog信号通路]，抗凋亡蛋白的过表达（如Blc-2），以及DNA修复途径的改变[如MYC扩增、ADP-核糖、聚合酶（PARP）的过表达][8,10-13]。这些发现对SCLC的治疗和预后都相当重要，如野生型RB1患者对化疗的反应较低[14]，而RB1突变状态则可预测肿瘤对DNA损伤药物的敏感性[15]。表观遗传过程的异常（如组蛋白修饰突变）在SCLC的发生发展以及对治疗的反应中也起着重要作用。有研究发现，由于启动子CpG岛的甲基化，编码caspase-8、FAS和TRAIL-R1的基因沉默，几种SCLC细胞系对TNF相关凋亡诱导配体（TNF-related apoptosis-induced ligand，TRAIL）介导的细胞凋亡不敏感[16]。也有研究发现，用DNA甲基转移酶（DNA methyltransferase，DNMT）抑制药吉西他滨联合IFNγ，则可部分恢复caspase-8的表达，增加SCLC细胞对TRAIL诱导细胞凋亡的敏感性[16-17]。

肿瘤免疫治疗的快速发展也为SCLC的治疗带来了新的曙光，其中最引人注目的是在免疫检查点抑制药方面取得的新进展，即抗PD-1/PD-L1抗体。此外还有抗CTLA-4抗体和抗CD47抗体。本文将在简要介绍SCLC的常规/传统治疗模式的基础上重点介绍与讨论靶向药物和免疫治疗研究的进展。

二、小细胞肺癌的常规治疗模式

小细胞肺癌（SCLC）恶性程度高，转移早，由于

表15-1　SCLC治疗方案的进展

一线	二线（难治性/复发性疾病）	放疗
顺铂+依托泊苷（1985）*		
	伊立替康（1992）	LS-SCLC胸部放疗（1992）*
	多西他赛（1994）	
	拓扑替康（1996）*	
	紫杉醇（1998）	
卡铂+依托泊苷（1999）*		LS-SCLC 45 Gy剂量方案+PCI（1999）*
	吉西他滨（2001）	
卡铂/顺铂+伊立替康（2006）		ES-SCLC PCI（2007）
	替莫唑胺（2012）	
	纳武单抗+伊匹单抗（2016）	ES-SCLC胸部放疗（2015）

LS-SCLC，局限期小细胞肺癌；ES-SCLC，广泛期小细胞肺癌。*表示FDA批准的治疗方案，其余为NCCN指南推荐但尚未被FDA批准的治疗方案。

其倍增时间短、增殖速度快，对DNA损伤疗法具有高度敏感性。目前SCLC常规/传统的一线治疗模式和流程包括化疗、放疗和手术治疗（图15-1）。

自20世纪80年代起，化疗就是SCLC的标准治疗方案，局限期小细胞肺癌（LS-SCLC）化疗的有效率高达90%，但是缓解期短，75%~90%的病例1年内复发；1992年，一项纳入了13项临床研究的Meta分析数据显示，放化疗对比单纯化疗能显著提高LS-SCLC的生存率，从而确定了放疗在局限期患者治疗中的地位[18]。此外，约有10%的SCLC患者在首诊时已合并脑转移，在ES-SCLC患者中，症状性脑转移的比例高达50%。1999年，Auperin等进行的Meta分析表明对放化综合治疗后达到完全缓解的局限期SCLC患者予以预防性脑照射（prophylactic cranial irradiation，PCI），可以有效降低脑转移的发生率（33% vs. 59%），从而带来5.4%的3年生存获益[19]。

化疗作为SCLC治疗的基石，可以有效延长SCLC患者的生存期[20-21]，常见的选择方案有依托泊苷+顺铂（EP）、依托泊苷+卡铂（EC）、伊立替康+顺铂（IP）、伊立替康+卡铂（IC）。多种包含新药的化疗方案，如目前的分子靶向药物或抗血管生成药物等，其疗效均未超越标准的治疗方案。

由于放化疗具有协同增敏作用，有学者建议在LS-SCLC化疗过程的早期进行同步放射治疗，常规方案为每日2次，每次1.5 Gy照射（在3周时间内共计完成30次照射，总剂量为45 Gy）。在LS-SCLC患者中进行

胸部放疗应采用常规分割还是超分割尚存在争议。最近，胸部照射已被证明对某些ES-SCLC患者有益；然而，胸部放疗和PCI在ES-SCLC治疗中的作用仍存在争议[13]。一项囊括2 140例患者的Meta分析提示同步放化疗的客观反应率（objective response rate，ORR）可达到70%~90%，使得病死率降低14%，3年存活率提高5.4%[18]。接受同步放化疗的LS-SCLC患者2年生存率为44%，5年生存率为23%[22-23]。对于ES-SCLC患者，推荐单独使用化疗，个别患者可进行姑息性的放疗，PCI则应该慎重选择[24]。目前常用的PCI方案是每天一次2.5 Gy，持续10 d，总剂量为25 Gy。曾有随机研究对比总剂量25 Gy vs. 36 Gy的临床结果，但较高剂量没有观察到生存率的获益，反而神经毒性的风险随之增加[25-26]。

尽管SCLC对初始化疗和放疗高度敏感，但大多数患者面临复发，需要实施二线治疗。常用的二线药物包括拓扑异构酶抑制药（topoisomerase inhibitors）、紫杉醇（Paclitaxel）和烷化药。目前的研究发现许多化疗药物，如紫杉醇、多西他赛、吉西他滨、伊立替康等都在SCLC的二线化疗中具有一定的抗肿瘤活性，但二线治疗的反应率（RR）通常很低。根据从完成初始治疗到疾病复发的时间间隔，可以进行方案的选择甚至预测患者对二线化疗的反应（图15-2）。在每2~3个周期化疗后应进行治疗反应的评估，常用的有胸腹CT增强扫描检查[24]。二线治疗无效者可考虑三线治疗，但目前尚无标准的三线治疗方案。

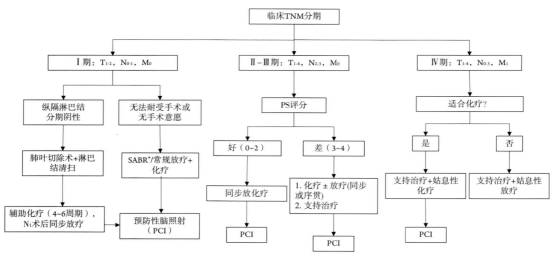

图15-1 SCLC一线治疗方案选择简要流程图

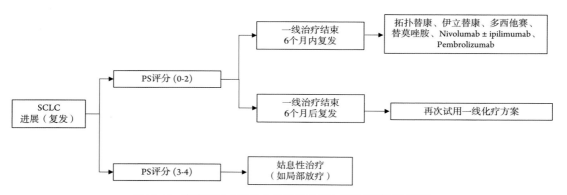

图15-2 疾病进展（复发）患者的治疗方案选择简要流程图

三、小细胞肺癌的靶向治疗

在小细胞肺癌（SCLC）中已经评估了多种靶向疗法，但是与NSCLC不同，SCLC缺乏治疗靶点，大部分的疗法并未取得预期结果。大量靶向药物（表15-2）失败的原因考虑与靶点不准确、不加选择地运用于所有的SCLC患者有关。在这种情况下，近年来几种特异性抑制药正在进行临床研究，如DLL3靶向抗体-药物偶联物（ADC）、PARP抑制药或EZH2抑制药。

（一）细胞自我更新——Rovalpituzumab tesirine（Rova-T）

在胚胎发育过程中，涉及细胞自我更新（self-renewal）和存亡的几种信号通路似乎在SCLC的发病

表15-2 在SCLC临床试验中失败的靶向药物

药物类别	药物名称
抗血管生成药物	Vandetinib、Thalidomide、Cediranib
金属蛋白酶抑制药	Marimastat、BAY-12-9566
生长因子抑制药	Dasatinib、Imatinib、CI-779、Exisulind、R11577
维甲酸	All-Trans Retinoic Acid、Fenretinide
凋亡剂	Oblimersen

机制中起着重要作用，包括Hedgehog通路和Notch通路[27]。SCLC全基因组测序分析发现有25%的患者存在Notch家族基因异常。Notch通路激活在某些类型的癌症中是致癌的，但在SCLC中，抑制Notch通路反而促

进肿瘤的生长和转移形成[28]。Delta样蛋白3（DLL3）是一种已知的抑制性Notch配体，在大约69%的SCLC中过表达，但在正常组织中没有过表达[8,13]。这种DLL3过表达是由调节Notch信号组分的achaete-scute同源物1（ASCL1或称ASH-1）引起的[29-30]。ASH-1是SCLC细胞生长和存活所需的主要调节因子[31]，并且在肿瘤抑制基因TP53和RB1失活时表达。肿瘤抑制基因TP53和RB1的双等位基因失活在几乎所有的SCLC病例中均存在[8]。

Rovalpituzumab tesirine（Rova-T）是一种抗体-药物偶联物（ADC），利用DLL3识别肿瘤细胞并将细胞毒性药物输送到肿瘤细胞内，定向杀伤肿瘤细胞。Rova-T的研究数据自2015年开始先后在欧洲肺癌大会（European Lung Cancer Congress，ELCC）及美国临床肿瘤学会（American Society of Clinical Oncology，ASCO）年会引起学术界关注，2017年在《柳叶刀·肿瘤学》上正式发表第一篇论文。在这项Ⅰ期试验（NCT01901653）中，82例肺癌患者（74例SCLC，8例大细胞神经内分泌癌）在一次或多次化疗后发生疾病进展，接受逐步增加剂量的单药Rova-T治疗。以最大耐受剂量治疗的患者中约18%具有确定的疗效，50%疾病稳定。DLL3高表达组患者的活性较高：客观反应率（ORR）为38%，疾病控制率为50%。DLL3高表达组的中位OS为5.8个月[32]。最近，针对DLL3突变阳性的复发或难治性SCLC的TRINITY试验（Rova-T三线及后线治疗的Ⅱ期研究）结果已经显示：339名表达DLL3的患者，每6周静脉使用Rova-T（0.3 mg/kg），治疗2个周期。预先设定的亚组包括DLL3高表达组（≥75%的细胞DLL3阳性）。大约66%的患者接受了2剂Rova-T，ORR为18%，独立评价（IRC）评定为12.4%，DLL3高表达组ORR为19.7%，

IRC评定为14.3%（n=238）。在DLL3高表达组中，72%（三线Rova-T）和77%（四线）达到疾病控制。三线（n=177）治疗中DLL3高表达组ORR16%，低表达组为6%，最佳总缓解率分别24% vs. 14%，CBR分别为72% vs. 57%，高表达组疗效更好，提示可将DLL3表达作为Rova-T治疗的伴随诊断筛选患者。中位OS（95%CI）相似，全组为5.6（4.9~6.1）个月，DLL3高表达组为5.7（4.9~6.7）个月[33]。40%的患者有至少3级治疗相关不良反应，最常见的是光敏反应、胸腔积液、外周性水肿和心包积液。其他常见毒性主要是胃肠道反应。DLL3高表达与低表达者不良反应事件发生率相似，大约10%的患者因不良反应导致剂量调整[31]。

表15-3列举了目前正在开展的与Rova-T相关的其他研究。下一代抗体-药物偶联物SC-002目前正在评估之中（NCT02500914）。与ROVA-T相比，其不同之处在于连接部位（linker），它可以减少活性药物的全身释放，从而限制毒性。靶向DLL3的另外两种方法是过继性嵌合抗原受体T细胞疗法（AMG 119）（NCT03392064）和半衰期延长的双特异性T细胞接合抗体构建体（AMG 757，NCT03319940），目前正进行Ⅰ期试验。

Hedgehog途径的抑制药如Sonidegib和Vismodegib，目前也正在临床研究之中。

（二）DNA损伤修复——PARP抑制药

转录调节的改变和DNA修复途径基因的异常表达可能是SCLC生长迅速和早期转移特征的分子基础。聚ADP-核糖聚合酶[Poly（ADP-ribose）polymerase，PARP]是一类参与DNA损伤修复的酶，最早在1963年被发现[34]，至今已发现17种不同结构的酶[35]，其中PARP1在人类中表达最多[36]。蛋白质组学分析发现，

表15-3　正在进行的Rova-T相关试验

Clinicaltrial.gov编号	疾病分期	试验分期	试验目的	主要终点	治疗方案
NCT02819999	广泛期	Ⅰ	安全性	最大耐受量	Rova-T with/without CT
NCT03026166	广泛期	Ⅰ	安全性	剂量限制性毒性	Rova-T+nivolumab± ipilimumab
NCT02674568	广泛期	Ⅱ	药物活性	客观反应率	Rova-T
NCT03061812	广泛期	Ⅲ	疗效	总体生存期	Rova-T vs. topotecan
NCT03033511	广泛期	Ⅲ	疗效	无进展（复发）生存期	Rova-T

相比于其他癌症，SCLC中PARP1表达水平最高[37]。SCLC对替莫唑胺（Temozolomide，一种烷化剂前药）发生耐药的机制可能基于PARP过表达，并且已有临床前证据表明PARP抑制药（PARPi）与替莫唑胺具有协同作用[38-39]。

Veliparib和Olaparib是SCLC中研究最多的两种PARP抑制药。一项Ⅰ期研究（NCT01642251）探索了在SCLC化疗（顺铂和依托泊苷）时联用Veliparib的安全剂量，未经治疗的SCLC患者于化疗的第1~7天使用veliparib，安全剂量为40~100 mg bid[40]。2018年的一项随机、双盲、安慰剂对照的Ⅱ期试验中，入组了104例符合二线/三线治疗的ES-SCLC患者，采用第1~7天口服Veliparib（40 mg bid），第1~5天口服替莫唑胺150~200 mg/（m²·day）的方案，通过在第4周和第8周以及之后每8周一次的影像学检查进行疗效评价，主要终点为第4个月时的PFS。替莫唑胺/Veliparib（36%）和TMZ/安慰剂（27%；P=0.19）4个月PFS无显著差异；替莫唑胺/Veliparib的中位OS也没有显著改善（8.2个月 vs. 7.0个月，P=0.50）。然而，与替莫唑胺/安慰剂相比，接受替莫唑胺/Veliparib的患者的ORR显著更高（39% vs. 14%；P=0.016）。替莫唑胺/Veliparib更常发生Ⅲ/Ⅳ度血小板减少和中性粒细胞减少（分别为50%vs. 9%和31% vs. 7%）。有趣的是，在用替莫唑胺/Veliparib治疗的SLFN11阳性肿瘤患者中观察到显著延长的PFS（5.7个月 vs. 3.6个月；P= 0.009）和OS（12.2个月 vs. 7.5个月；P=0.014）[41]。据相关研究，目前推定SLFN11是一种DNA/RNA解旋酶。SLFN11在Talazoparib治疗下可诱导不可逆的S期阻滞[42]。因此，SLFN11表达是否可以作为选择SCLC患者进行PARP抑制药治疗的生物标志物，还需要进一步的研究。2019年新发表的一项随机Ⅱ期试验（N=128）比较了Veliparib联合顺铂和依托泊苷（CE+V）方案与CE+安慰剂（CE+P）方案在未治疗的ES-SCLC中的效果。CE+V组与CE+P组的中位PFS分别为6.1个月和5.5个月（HR=0.63，单侧P=0.01），中位OS分别为10.3个月 vs. 8.9个月（HR=0.83，单侧P=0.17），总体反应率分别为71.9%和65.6%（双侧P=0.57）[43]。

（三）肿瘤血管生成——贝伐珠单抗、阿帕替尼等

血管生成是肿瘤生长、侵袭和转移的重要促进因素。血管内皮生长因子（VEGF）是肿瘤血管生成最重要的介质之一。在SCLC中，血管生成标志物（包括VEGF水平）与较差的预后相关[44]。

目前一些临床试验已尝试将血管生成抑制药纳入SCLC的治疗中，尽管PFS有所改善，但OS改善并不显著。这其中包括在意大利进行的一项大型Ⅲ期研究（n=204），比较顺铂和依托泊苷的标准化疗方案中联用或不联用贝伐珠单抗的效果（PFS为6.7个月 vs. 5.7个月，P=0.03；OS为9.8个月 vs. 8.9个月，P=0.113）[45]。另一项随机Ⅱ期研究中，舒尼替尼（Sunitinib）（一种多受体酪氨酸激酶抑制药）用作ES-SCLC的维持治疗时，尽管PFS从2.1个月到3.7个月显著增加（P=0.02），即可以降低广泛期SCLC疾病进展风险，但无生存获益（OS分别为6.9个月 vs. 9.0个月，P=0.16）[5]。其他血管生成抑制药如Nintedanib、沙利度胺、Vandetanib的试验也未能改善OS。基于这些结果，血管生成抑制药目前应仅在临床试验的背景下应用于SCLC患者。

阿帕替尼（Apatinib）是中国自主研发、针对VEGFR-2的小分子抗血管生成络氨酸激酶抑制药。在2018年第19届世界肺癌大会（World Conference on Lung Cancer，WCLC）上，来自中国的研究者们报告了阿帕替尼二线或以上治疗小细胞肺癌的研究，展现出令人鼓舞的前景。在阿帕替尼治疗二/三线化疗后广泛期SCLC患者的单臂、多中心Ⅱ期研究（NCT02945852）中，截止至2018年4月26日，阿帕替尼的中位治疗时间为80 d，36例患者可以进行疗效评估：8例（22.2%）取得PR，20例（55.5%）为SD，8例（22.2%）为PD。ORR为22.2%（8例PR），DCR为77.8%（8例PR，20例SD）。随访期内，共25例患者死亡。中位PFS和中位OS分别为86天和105天。此外，探索阿帕替尼与其他药物联合的研究也正在进行之中。目前阿帕替尼用于SCLC二线以上治疗初见疗效，但需要Ⅲ期研究验证。

安罗替尼（Anlotinib）是一种口服的新型小分子多靶点TKI，可强效抑制VEGFR、PDGFR、FGFR和c-Kit等多个靶点。2018年世界肺癌大会（WCLC）也报道了一项安罗替尼在SCLC二线化疗后的Ⅱ期研究（ALTER1202，NCT03059797）。入组的120例小细胞肺癌患者，随机接受安罗替尼（82例）和安慰剂（38例）治疗，截至2018年6月30日，与安慰剂组相比，安罗替尼组患者的PFS显著延长（4.1个月 vs. 0.7个月，P<0.0001）。尽管客观有效率无统计学意义，但在疾病控制率方面，安罗替尼组较安慰剂组明显提高

（71.6% *vs.* 13.2%，*P*<0.0001）。在安全性方面，安罗替尼组与安慰剂组的治疗相关不良事件发生率分别为87.7%和74.4%，3~4级的治疗相关不良事件分别是29例（35.8%）和6例（15.4%）。最常见的不良事件包括乏力、高血压、厌食、手足综合征等。

（四）其他靶向治疗

SCLC中已开展或正在开展的其他靶向治疗研究还包括靶向细胞凋亡途径、靶向转录因子等。Bcl-2蛋白家族参与调节细胞凋亡。SCLC的蛋白质组学分析显示其Bcl-2水平升高，Bcl-2水平升高与预后恶化相关[11]。但目前Bcl-2抑制药如Obatoclax和AT-101的临床研究均无PFS或OS获益[46-47]。

9%~20%的SCLC中存在MYC扩增，MYC是一种对极光激酶（Aurora kinases）A和B起转录调节作用的致癌基因[48-49]。极光激酶抑制药Alisertib在Ⅰ/Ⅱ期临床试验中显示出具有良好前景的结果。Alisertib以50 mg的剂量每日两次给药，持续7 d，然后休息14 d。48例可评估的SCLC患者（36例患者对铂类敏感，12例对铂类耐药性），ORR为21%。铂类耐药患者的ORR最高（25% *vs.* 19%）。铂类敏感患者的DOR为3.1个月，铂类耐药患者的DOR为4.3个月[50]。Barasertib（AZD1152）是另一种极光激酶抑制药，具有较好的临床前结果[51]，目前只有一项试验正在进行中（NCT01935336）。Lurbinectedin是一种抑制肿瘤细胞活性转录的药物，并可与多柔比星（Doxorubicin）协同作用。目前在ATLANTIS试验（NCT02566993）中将Lurbinectedin+多柔比星与环磷酰胺/多柔比星/长春新碱或托泊替康进行比较。

Zeste同源物2增强子（EZH2）是染色质重塑的调节因子。染色质重塑属于表观遗传调节机制，可能是肿瘤细胞获得性耐药的驱动因素。EZH2的靶向治疗可以增强和延长化疗反应的持久性。EZH2抑制药，如GSK-126、Tazemetostat、CPI-1205和DS-3201正在研究之中[52]。

四、SCLC的免疫治疗

SCLC患者常有自身免疫性副肿瘤综合征，包括Lambert-Eaton肌无力综合征和抗中枢神经系统抗体综合征等，这主要是因为T细胞对肿瘤细胞表达的肿瘤神经抗原的反应[53]。SCLC是所有癌症中具有最高突变负荷的肿瘤之一，主要是由于长期暴露于香烟中存在的致癌物质，产生多种肿瘤特异性抗原，使得肿瘤的免疫原性增加[3]，这提示免疫治疗可能成为SCLC的一种理想治疗方式。

逃避免疫监视是众所周知的癌症特征，肿瘤细胞可通过利用免疫检查点途径逃避免疫系统。在过去几年中，在SCLC中已经研究了几种免疫疗法，包括疫苗、免疫毒素、干扰素α和最近的免疫检查点抑制药。肿瘤疫苗和干扰素-α的效果有限或不确定[54-58]，而检查点抑制药在目前的早期研究中显示出较好的前景。

程序性细胞死亡蛋白1（programmed cell death protein 1，PD-1）是在免疫系统的几种外周激活细胞表面上表达的诱导型受体，如CD4+和CD8+ T细胞，自然杀伤T细胞（NKT），B细胞，单核细胞和一些树突状细胞。PD-1途径对于维持自身耐受和防止自身免疫至关重要[59]。细胞毒性T淋巴细胞相关抗原（cytotoxic T-lymphocyte-associated antigen 4，CTLA-4）与T细胞共刺激蛋白CD28同源，两种分子均能与抗原呈递细胞上的CD80/CD86结合，并且CTLA-4比CD28对CD80/CD86具有更大的亲和力。结合后，CTLA-4向T细胞传递抑制信号，而CD28传递刺激信号[60]。CD47是一种广泛表达于各种细胞的细胞表面分子，参与细胞凋亡、增殖、黏附和迁移等过程，但最近发现其在肿瘤细胞的表面高表达，并且在免疫逃避方面可能扮演着"免死金牌"般的角色，它通过与巨噬细胞上的信号调节蛋白α（signal-regulatory protein α，SIRPα）相互作用，抑制巨噬细胞的活化和吞噬活性[61]。目前，临床前研究已表明阻断CD47的免疫疗法是SCLC的潜在治疗方法[62]，抗CD47抗体（Hu5F9-G4）的Ⅰ期临床研究已经在血液肿瘤及一些实体肿瘤中开展（NCT02678338，NCT02216409，NCT02953509）并已有初步成果[63]。相比阻断CD47免疫疗法，抗PD-1抗体（如Nivolumab、Pembrolizumab）、抗PD-L1抗体（如Durvalumab、Atezolizumab）、抗CTLA-4抗体（如Ipilimumab、Tremelimumab）的临床研究已相对成熟，试验既有阳性结果，又不乏阴性结果。

Ipilimumab在一项双盲、随机Ⅲ期临床试验（NCT01450761）中联合化疗方案并未改善OS。1 132例初治患者以1∶1的比例随机分配接受依托泊苷和铂（顺铂或卡铂）加Ipilimumab 10 mg/kg（*n*=478）或加安慰剂（*n*=476）的化疗方案，每3周为一疗程，共计4剂，在第1~4疗程予化疗药物，从第3疗程开始至第6疗程予Ipilimumab或安慰剂，随后每12周予Ipilimumab或安慰剂维持。共有954例患者接受了至少1剂Ipilimumab/安慰剂。试验结果为阴性：中位OS实验组vs.对照组为11.0个月 vs. 10.9个月（HR：0.94，95%CI：0.81~1.09，P=0.38），中位PFS实验组 vs. 对照组为 4.6个月 vs. 4.4个月（HR：0.85，95%CI：0.75~0.97）[64]。

Pembrolizumab的Ⅰ期试验（KEYNOTE-028，NCT02054806）在PD-L1阳性（采用Dako22C3mAb对PD-L1表达情况进行评估，PD-L1阳性定义为PD-L1≥1%）的SCLC患者（n=24）中有较好的试验结果：ORR为33%，中位PFS虽然仅为1.9个月，但能应答患者的药物反应持久（DOR 19.4个月）[65]。Ⅱ期试验KEYNOTE-158研究了Pembrolizumab单药治疗（每3周静脉注射200 mg，最长2年）的疗效，共有107例SCLC患者，ORR为18.7%，30%达到疾病控制。与PD-L1阴性组（n=50）相比，PD-L1阳性组（n=42）的ORR更高，为35.7% vs. 6.0%；此外阳性组的中位OS也更高，为14.9个月 vs. 5.9个月；中位PFS为2.0个月，两组相似[66]。因此，Pembrolizumab在晚期SCLC尤其是PD-L1阳性患者中具有良好且持久的抗肿瘤活性。

在随机、非对照Ⅱ期试验中，将Atezolizumab单药治疗（每3周静脉注射1 200 mg）与标准化疗作为ES-SCLC的二线治疗进行了比较（n=73），Atezolizumab组与化疗组ORR分别为2.3%与10%，中位PFS分别为1.4个月与4.3个月[67]。Durvalumab单药治疗（每2周静脉注射10 mg/kg，最长12个月）在复发的SCLC患者（n=21）中ORR仅为9.5%，中位PFS为1.5个月，中位

OS为4.8个月。然而，治疗有效的2例患者的DOR分别为14.6个月和29.5个月[68]。

IMpower133研究是SCLC中第一个得到阳性结果的化疗联合免疫治疗Ⅲ期临床试验，201例患者被随机分配至carboplatin/etoposide/atezolizumab（CEA）组，202例患者在carboplatin/etoposide/placebo（CEP）组，在中位随访13.9个月时，CEA组和CEP组的中位OS为12.3个月 vs. 10.3个月（HR：0.70；95%CI：0.54~0.91；P=0.007），中位PFS为5.2个月 vs. 4.3个月（HR：0.77；95%CI：0.62~0.96；P=0.02）[69]。NCCN 2019年第一版指南指出，CEA方案可作为ES-SCLC的一线治疗方案，但在治疗后复发的患者中，再次治疗时建议单用carboplatin/etoposide方案。

在2017年ASCO年会上，Nivolumab单药或联合Ipilimumab治疗复发性SCLC的Ⅰ/Ⅱ期研究（CheckMate-032）报道，无论治疗线数、铂类敏感还是耐药患者，免疫治疗均有良好的应答，联合治疗组缓解更显著（表15-4）。此外，研究还发现治疗反应与PD-L1表达水平并不相关[70]。Hellmann等发现SCLC的肿瘤突变负荷（tumor mutational burden，TMB，由外显子测序确定，计算肿瘤中错义突变的总数）可能作为免疫治疗的生物标志物，Nivolumab单药或联合Ipilimumab的效果随着SCLC的TMB增高而增加，对于高TMB的SCLC患者，Nivolumab联合Ipilimumab的益处最大，高TMB患者单药治疗的ORR为21.3%，PFS为1.4个月，联合治疗ORR为46.2%，PFS为7.8个月（表15-5）[71]。目前，NCCN 2019年第一版指南将Nivolumab ± Ipilimumab以及Pembrolizumab列入6个月内

表15-4　Nivolumab单药或联合Ipilimumab治疗复发性SCLC的ORR

	Nivolumab		Nivolumab + Ipilimumab	
	n	ORR（%）	n	ORR（%）
总体人数	245	11	156	22
治疗线				
二线治疗	137	12	98	19
三线及以上治疗	108	11	58	26
铂类敏感性				
铂敏感	133	13	85	26
铂耐药	110	10	65	15
PD-L1表达情况				
阳性（≥1%）	11	9	31	32
阴性（<1%）	64	14	10	10

表15-5　SCLC肿瘤突变负荷（TMB）对免疫治疗疗效的影响（单位：月）

TMB	Nivolumab（n=133）		Nivolumab + Ipilimumab（n=78）	
	mPFS（95%CI）	mOS（95%CI）	mPFS（95%CI）	mOS（95%CI）
低（0~143）	1.3（1.2~1.4）	3.1（2.4~6.8）	1.5（1.3~2.7）	3.4（2.8~7.3）
中（143~247）	1.3（1.2~1.4）	3.9（2.4~9.9）	1.3（1.2~2.1）	3.6（1.8~7.7）
高（≥248）	1.4（1.3~2.7）	5.4（2.8~8.0）	7.8（1.8~10.7）	22.0（8.2~NR）

复发的SCLC的治疗选择[24]。

五、未来展望

　　SCLC是一种快速增殖、多种信号通路失调、高血管生成和高突变负荷的肿瘤，尽管近年来我们对其分子生物学及分子发病机制的研究有不少新进展，在免疫治疗与靶向治疗方面的研究也取得一些小的进步，但SCLC的预后仍然十分不良。虽然SCLC对初始细胞毒性治疗的反应率高，但持续时间短，并且复发性肿瘤几乎总是具有多重耐药性，因此了解耐药机制对于开发新的治疗方法至关重要。同样，在免疫疗法方面，虽然SCLC由于具有高体细胞突变率而具备免疫原性，但SCLC常常表现出免疫抑制的表型，阻碍了免疫治疗的进展，我们应当对免疫治疗的耐药机制以及如何克服这种情况进行研究。另外，在没有进行患者选择的情况下，免疫检查点抑制药作为复发SCLC单一疗法的效果似乎不如标准化学疗法，因此，我们仍需寻找预测免疫疗法疗效的生物标志物。TMB可能作为免疫治疗的生物标志物，但仍需前瞻性试验验证。在临床实践中，真正的挑战则是如何结合传统的治疗方案与新的分子技术（例如，液体活检、下一代DNA测序）和治疗方法（抗血管生成药物、靶向药物、免疫疗法），为每位患者制定最佳的治疗策略。总之，过去三四十年中，SCLC诊治方式的进展可以说是现代癌症诊疗技术进展的一个缩影，在攻克这种致命性癌症方面，我们仍有很长的路要走。

参考文献

[1] American Cancer Society. Global Cancer Facts & Figures 4th Edition[M]. Atlanta: American Cancer Society; 2018.

[2] Rudin CM, Poirier JT. T. Small-cell lung cancer in 2016: shining light on novel targets and therapies[J]. Nat Rev Clin Oncol, 2017, 14: 75-76.

[3] Alexandrov LB, Ju YS, Haase K. et al. Mutational signatures associated with tobacco smoking in human cancer[J]. Science, 2016, 354: 618-622.

[4] Govindan R, Page N, Morgensztern D, et al. Changing epidemiology of small-cell lung cancer in the United States over the last 30 years: analysis of the surveillance, epidemiologic, and end results database[J]. J Clin Oncol, 2006, 24: 4539-4544.

[5] Ready NE, Pang HH, Gu L, et al. Chemotherapy with or without maintenance sunitinib for untreated extensive-stage small-cell lung cancer: a randomized, double-blind, placebo-controlled phase II study- CALGB 30504(alliance)[J]. J Clin Oncol, 2015, 33: 1660-1665.

[6] US Congress. H.R.733 — Recalcitrant Cancer Res. Act of 2012. Congress.gov https://www.congress.gov/bill/112th-congress/house-bill/733 (2012).

[7] Peifer M, Fernández-Cuesta L, Sos ML, et al. Integrative genome analyses identify key somatic driver mutations of small-cell lung cancer[J]. Nat Genet, 2012, 44: 1104-1110.

[8] George J, Lim JS, Jang SJ, et al. Comprehensive genomic profiles of small cell lung cancer[J]. Nature, 2015, 524: 47-53.

[9] Lou G, Yu X, Song Z. Molecular profiling and survival of completely resected primary pulmonary neuroendocrine carcinoma[J]. Clin Lung Cancer, 2017, 18: e197-e201.

[10] Byers LA, Wang J, Nilsson MB, et al. Proteomic profiling identifiesdysregulated pathways in small cell lung cancer and novel therapeutic targets including PARP1[J]. Cancer Discov, 2012, 2: 798-811.

[11] Lawson MH, Cummings NM, Rassl DM, et al. Bcl-2 and beta1-integrin predict survival in a tissue microarray of small cell lung cancer[J]. Br J Cancer, 2010, 103: 1710-1715.

[12] Sharp A, Bhosle J, Abdelraouf F, et al. Development of molecularly targeted agents and immunotherapies in small cell lung cancer[J]. Eur J Cancer, 2016, 60: 26-39.

[13] Sabari JK, Lok BH, Laird JH, et al. Unravelling the biology of SCLC: implications for therapy[J]. Nat Rev Clin Oncol, 2017, 14: 549-561.

[14] Dowlati A, Lipka MB, McColl K, et al. Clinical correlation of

extensive-stage small-cell lung cancer genomics[J]. Ann oncol, 2016, 27: 642-647.

[15] Indovina P, Pentimalli F, Casini N, et al. RB1 dual role in proliferation and apoptosis: cell fate control and implications for cancer therapy[J]. Oncotarget, 2015, 6: 17873-17890.

[16] Hopkins-Donaldson S, Ziegler A, Kurtz S, et al. et al. Silencing of death receptor and caspase-8 expression in small cell lung carcinoma cell lines and tumors by DNA methylation[J]. Cell Death Differ, 2003, 10: 356-364

[17] Kaminskyy VO, Surova OV, Vaculova A. et al. Combined inhibition of DNA methyltransferase and histone deacetylase restores caspase-8 expression and sensitizes SCLC cells to TRAIL[J]. Carcinogenesis, 2011, 32: 1450-1458.

[18] Pignon JP, Arriagada R, Ihde DC, et al. A meta-analysis of thoracic radiotherapy for small-cell lung cancer[J]. N Engl J Med, 1992, 327: 1618-1624.

[19] Aupérin A, Arriagada R, Pignon JP, et al. Prophylactic cranial irradiation for patients with small-cell lung cancer in complete remission. Prophylactic Cranial Irradiation Overview Collaborative Group[J]. N Engl J Med, 1999, 341(7): 476-484.

[20] Travis WD, Brambilla E, Burke AP, et al. Introduction to the 2015 World Health Organization Classification of tumors of the lung, pleura, thymus, and heart[M]. Lyon: IARC Press. 2015.

[21] Nicholson SA, Beasley MB, Brambilla E. Small cell lung carcinoma (SCLC): a clinicopathologic study of 100 cases with surgical specimens[J]. Am J Surg Pathol, 2002, 26: 1184-1197.

[22] Takada M, Fukuoka M, Kawahara M, et al. Phase III study of concurrent versus sequential thoracic radiotherapy in combination with cisplatin and etoposide for limited-stage small-cell lung cancer: results of the Japan Clinical Oncology Group Study 9104[J]. J Clin Oncol, 2002, 20: 3054-3060.

[23] Perry MC, Eaton WL, Propert KJ, et al. Chemotherapy with or without radiation therapy in limited small-cell carcinoma of the lung[J]. N Engl J Med, 1987, 316: 912-918

[24] NCCN. National Comprehensive Cancer Network Guidelines: Small Cell Lung Cancer (Version 1. 2019). Fort Washington: NCCN, 2019. https://www.nccn.org/professionals/physician_gls/pdf/sclc.pdf.

[25] Le Péchoux C, Dunant A, Senan S, et al. Standard-dose versus higher-dose prophylactic cranial irradiation (PCI) in patients with limited-stage small-cell lung cancer in complete remission after chemotherapy and thoracic radiotherapy (PCI 99-01, EORTC 22003-08004, RTOG 0212, and IFCT 99-01): a randomised clinical trial[J]. Lancet Oncol, 2009, 10: 467-474.

[26] Wolfson AH, Bae K, Komaki R, et al. Primary analysis of a phase II randomized trial Radiation Therapy Oncology Group (RTOG) 0212: impact of different total doses and schedules of prophylactic cranial irradiation on chronic neurotoxicity and quality of life for patients with limited-disease small-cell lung cancer[J]. Int J Radiat Oncol Biol Phys, 2010, 81: 77-84.

[27] Gadgeel SM. Targeted Therapy and Immune Therapy for Small Cell Lung Cancer[J]. Curr Treat Options Oncol, 2018, 19: 53.

[28] Kunnimalaiyaan M, Chen H. Tumor suppressor role of Notch-1 signaling in neuroendocrine tumors[J]. Oncologist, 2007, 12: 535-542.

[29] Borromeo MD, Savage TK, Kollipara RK. ASCL1 and NEUROD1 reveal heterogeneity in pulmonary neuroendocrine tumors and regulate distinct genetic programs[J]. Cell Rep, 2016, 16: 1259-1272.

[30] Henke RM, Meredith DM, Borromeo MD, et al. Ascl1 and Neurog2 form novel complexes and regulate Delta-like3 (Dll3) expression in the neural tube[J]. Dev Biol., 2009, 328: 529-540.

[31] Semenova EA, Nagel R, Berns A. Origins, genetic landscape, and emerging therapies of small cell lung cancer[J]. Genes Dev, 2015, 29: 1447-1462.

[32] Rudin CM, Pietanza MC, Bauer TM. et al. Rovalpituzumab tesirine, a DLL3-targeted antibody-drug conjugate, in recurrent small-cell lung cancer: a first-in-human, first-in-class, open-label, phase 1 study[J]. Lancet Oncol, 2017, 18: 42-51.

[33] Morgensztern D, Besse B, Greillier L, et al. Efficacy and Safety of Rovalpituzumab Tesirine in Third-Line and Beyond Patients With DLL3-Expressing, Relapsed/Refractory Small-Cell Lung Cancer: Results From the Phase II TRINITY Study[J]. Clin Cancer Res, 2019, 25 (23), 6958-6966.

[34] Chambon, P, Weill JD, Mandel P. Nicotinamide mononucleotide activation of new DNA-dependent polyadenylic acid synthesizing nuclear enzyme[J]. Biochem Biophys Res Commun, 1963, 11: 39-43.

[35] Vyas S, Chesarone-Cataldo M, Todorova T, et al. A systematic analysis of the PARP protein family identifies new functions critical for cell physiology[J]. Nat Commun, 2013, 4: 2240.

[36] Rouleau M, Patel A, Hendzel MJ, et al. PARP inhibition: PARP1 and beyond[J]. Nat Rev Cancer, 2010, 10: 293-301.

[37] Byers LA, Wang J, Nilsson MB, et al. Proteomic profiling identifies dysregulated pathways in small cell lung cancer and novel therapeutic targets including PARP1[J]. Cancer Disco, 2012, 2: 798-811.

[38] Palma JP, Wang YC, Rodriguez LE, et al. ABT-888 confers broad in vivo activity in combination with temozolomide in diverse tumors[J]. Clin Cancer Res, 2009, 15: 7277-7290.

[39] Tentori L, Graziani G. Chemopotentiation by PARP inhibitors in cancer therapy[J]. Pharmacol Res, 2005, 52: 25-33.

[40] Owonikoko TK, Dahlberg SE, Khan SA, et al. A phase 1 safety study of veliparib combined with cisplatin and etoposide in extensive stage small cell lung cancer: a trial of the ECOG-ACRIN Cancer Res. Group (E2511)[J]. Lung Cancer, 2015, 89:

66-70.

[41] Pietanza MC, Waqar SN, Krug LM, et al. Randomized, double-blind, phase II study of temozolomide in combination with either veliparib or placebo in patients with relapsed-sensitive or refractory small-cell lung cancer[J]. J Clin Oncol, 2018, 36: 2386-2304.

[42] Ballestrero A, Bedognetti D, Ferraioli D, et al. Report on the first SLFN11 monothematic workshop: from function to role as a biomarker in cancer[J]. J Transl Med, 2017, 15: 199.

[43] Owonikoko TK, Dahlberg SE, Sica GL, et al. Randomized Phase II Trial of Cisplatin and Etoposide in Combination With Veliparib or Placebo for Extensive-Stage Small-Cell Lung Cancer: ECOG-ACRIN 2511 Study[J]. J Clin Oncol, 2019, 37: 222-229.

[44] Fontanini G, Faviana P, Lucchi M, et al. A high vascular count and overexpression of vascular endothelial growth factor are associated with unfavorable prognosis in operated small cell lung carcinoma[J]. Br J Cancer, 2002, 86: 558-563.

[45] Tiseo M, Boni L, Ambrosio F, et al. Italian, multicenter, phase iii, randomized study of cisplatin plus etoposide with or without bevacizumab as first-line treatment in extensive-disease small-cell lung cancer: the GOIRC-AIFA FARM6PMFJM trial[J]. J Clin Oncol, 2017, 35: 1281-1287.

[46] Langer CJ, Albert I, Ross HJ, et al. Randomized phase II study of carboplatin and etoposide with or without obatoclax mesylate in extensive-stage small cell lung cancer[J]. Lung Cancer, 2014, 85: 420-428.

[47] Baggstrom MQ, Qi Y, Koczywas M, et al. A phase II study of AT-101 (gossypol) in chemotherapy-sensitive recurrent extensive-stage small cell lung cancer[J]. J Thorac Oncol, 2011, 6: 1757-1760.

[48] Hwang DH, Sun H, Rodig SJ, et al. Myc protein expression correlates with MYC amplification in small-cell lung carcinoma[J]. Histopathology, 2015, 67: 81-89.

[49] Alves Rde C, Meurer RT. MYC amplification is associatedwith poor survival in small cell lung cancer: a chromogenic in situ hybridization study[J]. J Cancer Res Clin Oncol, 2014, 140: 2021-2025.

[50] Melichar B, Adenis A, Lockhart AC, et al. Safety and activity of alisertib, an investigational aurora kinase A inhibitor, in patients with breast cancer, small-cell lung cancer, non-small-cell lung cancer, head and neck squamous-cell carcinoma, and gastro-oesophageal adenocarcinoma: a five-arm phase 2 study[J]. Lancet Oncol, 2015, 16: 395-405.

[51] Helfrich BA, Kim J, Gao D, et al. Barasertib (AZD1152), a small molecule Aurora B inhibitor, inhibits the growth of SCLC cell lines in vitro and in vivo[J]. Mol Cancer Ther, 2016, 15: 2314-2322.

[52] Kim KH, Roberts CW. Targeting EZH2 in cancer[J]. Nat Med,

2016, 22: 128-134.

[53] Darnell RB, Posner JB. Paraneoplastic syndromes involving the nervous system[J]. N Engl J Med, 2003, 349: 1543-1554.

[54] Freeman-Keller M, Goldman J, Gray J. Vaccine immunotherapy in lung cancer: clinical experience and future directions[J]. Pharmacol Ther, 2015, 153: 1-9.

[55] Antonia SJ, Mirza N, Fricke I, et al. Combination of p53 cancer vaccine with chemotherapy in patients with extensive stage small cell lung cancer[J]. Clin Cancer Res, 2006, 12: 878-887.

[56] Zaragoulidis K, Ziogas E, Boutsikou E, et al. Immunomodifiers in combination with conventional chemotherapy in small cell lung cancer: a phase II, randomized study[J]. Drug Des Devel Ther, 2013, 7: 611-617.

[57] Pillai RN, Aisner J, Dahlberg SE, et al. Interferon alpha plus 13-cic-retinoic acid modulation of BCL-2 plus paclitaxel for recurrent small cell lung cancer (SCLC): an Eastern Cooperative Oncology Group study (E6501)[J]. Cancer Chemother Pharmacol, 2014, 74: 177-183.

[58] Ehrlich D, Wang B, Lu W, et al. Intratumoral anti-HuD immunotoxin therapy for small cell lung cancer and neuroblastoma[J]. J Hematol Oncol, 2014, 7: 91.

[59] Keir ME, Butte MJ, Freeman GJ, et al. PD-1 and its ligands in tolerance and immunity[J]. Annu Rev Immunol, 2008, 26: 677-704.

[60] Walunas TL, Bakker CY, Bluestone JA, et al. CTLA-4 ligation blocks CD28-dependent T cell activation[J]. J Exp Med, 1996, 183: 2541-2550.

[61] Matozaki T, Murata Y, Okazawa H, et al. Functions and molecular mechanisms of the CD47–SIRPα signalling pathway[J]. Trends Cell Biol, 2009, 19: 72-80.

[62] Weiskopf K, Jahchan NS, Schnorr PJ, et al. CD47-blocking immunotherapies stimulate macrophage-mediated destruction of small-cell lung cancer[J]. J Clin Invest, 2016, 126: 2610-2620.

[63] Advani R, Flinn I, Popplewell L, et al. CD47 Blockade by Hu5F9-G4 and Rituximab in Non-Hodgkin's Lymphoma[J]. N Engl J Med, 2018, 379: 1711-1721.

[64] Reck M, Luft A, Szczesna A, et al. Phase III randomized trial of ipilimumab plus etoposide and platinum versus placebo plus etoposide and platinum in extensive-stage small-cell lung cancer[J]. J Clin Oncol, 2016, 34: 3740-3748.

[65] Ott PA, Elez E, Hiret S, et al. Pembrolizumab in patients with extensive-stage small-cell lung cancer: results from the Phase Ib KEYNOTE-028 study[J]. J Clin Oncol, 2017, 35: 3823-3829.

[66] Chung H, Lopez-Martin JA, Kao SC, et al. Phase 2 study of pembrolizumab in advanced small-cell lung cancer (SCLC): KEYNOTE-158[J]. J Clin Oncol, 2018, 36: abstr 8506.

[67] Pujol JL, Greillier L, Audigier-Valette C, et al. A randomized non-comparative phase II study of anti – PD-L1

ATEZOLIZUMAB or chemotherapy as second-line therapy in patients with small cell lung cancer: results from the IFCT-1603 Trial[J]. Ann Oncol, 2018, 29 (suppl_8): viii596-viii602.

[68] Goldman JW, Dowlati A, Antonia SJ, et al. Safety and antitumor activity of durvalumab monotherapy in patients with pretreated extensive disease small-cell lung cancer (ED-SCLC)[J]. J Clin Oncol, 2018, 36: abstr 8518.

[69] Horn L, Mansfield AS, Szczęsna A, et al. et al. First-line atezolizumab plus chemotherapy in extensive-stage small-cell lung cancer[J]. N Engl J Med, 2018, 379: 2220-2229.

[70] Antonia SJ, López-Martin JA, Bendell J, et al. Nivolumab alone and nivolumab plus ipilimumab in recurrent small-cell lung cancer (CheckMate 032): a multicentre, open-label, phase 1/2 trial[J]. Lancet Oncol 2016; 17:883-895.

[71] Hellmann MD, Callahan MK, Awad MM, et al. Tumor Mutational Burden and Efficacy of Nivolumab Monotherapy and in Combination with Ipilimumab in Small-Cell Lung Cancer[J]. Cancer Cell, 2018, 33: 853-861.

第十六章　肽受体放射性核素治疗在胸部晚期转移性神经内分泌肿瘤中的作用

Lisa Bodei[1], Jarosław B. Ćwikla[2], Mark Kidd[3], Irvin M. Modlin[4]

[1]Molecular Imaging and Therapy Service, Memorial Sloan Kettering Cancer Center, New York, NY, USA; [2]Faculty of Medical Sciences, University of Warmia and Mazury, Olsztyn, Poland; [3]Wren Laboratories, Branford, CT, USA; [4]Department of Surgery, Yale University School of Medicine, New Haven, CT, USA

View this article at: http://dx.doi.org/10.21037/jtd.2017.09.82

一、引言

神经内分泌肿瘤在胃肠胰腺和支气管肺系统中均可出现（图16-1）[1]。支气管神经内分泌肿瘤（bronchopulmonary neuroendocrine tumor，BPNET）则特指一系列起源于呼吸神经内分泌细胞的肿瘤，约占所有肺肿瘤的20%和所有NETs的30%[2]。BPNETs患者可能出现咳嗽、咯血和阻塞性肺炎，但这取决于肿瘤的生长部位、大小和生长方式。BPNETs经常是患者在行胸部影像学检查时被偶然发现，少于5%的患者还可表现出与激素相关的症状，如类癌综合征（carcinoid syndrome）、库欣综合征、肢端肥大症或抗利尿激素异常分泌综合症（SIADH）。

BPNETs分为四个亚组：典型类癌（TC）、不典型类癌（AC）、大细胞神经内分泌癌（LCNEC）和小细胞肺癌（SCLC）。SCLC和LCNEC均为进展迅速的肿瘤，极易发生远处转移，预后不良。TC的肿瘤行为通常为良性/惰性，而AC既可表现为惰性，也可具有高度的侵袭性。SCLC是其中最常见的类型，LCNEC则最为罕见，手术切除是唯一的根治手段。TC表现出相当好的预后（5年生存率约为90%），虽然转移可能在原发肿瘤根治性切除术后数年出现。AC的5年存活率为50%~80%，与其更具侵袭性的表型一致。高度恶性的

LCNEC和SCLC表现出更差的预后，5年生存率分别为30%和<5%[2-3]。

鉴于不同类型BPNETs之间的生物学行为差异很大，以及根据是否发生了肝转移，治疗主要集中在原发病灶的切除或转移性疾病的治疗上。理想情况下，应首先进行原发肿瘤的切除，然后制定适当的策略来治疗残留的病灶，这通常以多学科协作的方式进行，并根据肿瘤的组织学类型（如TC或AC）和肿瘤负荷量、患者的症状来进行个体化治疗。对于无法切除的肿瘤，恰当选择姑息治疗方案（时间和方式）对于维持或改善生活质量和延长总体生存率来说至关重要（图16-2）。

手术选择包括切除原发病灶（楔形切除术或肺叶切除术，极端情况下肺切除术）、肝转移灶切除、射频消融（radiofrequency ablation）、立体定向放射治疗（stereotactic body radiation therapy，SBRT）甚至肝移植[4-5]。介入放射学技术包括肝转移灶栓塞（含或不含细胞毒性药）或使用放射性微球（radioactive microspheres）。内科治疗范围从使用生物活性药如生长抑素类似物或干扰素到标准化疗。近期已有多种具有一定疗效的新型分子靶向药物投入使用，其中就包括mTOR抑制药依维莫司[3]。在化疗药物中，替莫

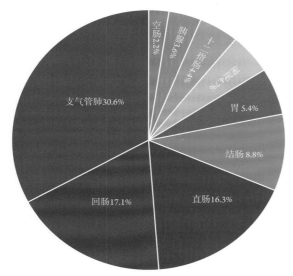

图16-1 不同部位神经内分泌肿瘤的占比

唑胺已经在几项非随机试验中进行了测试，单独或与靶向治疗联合应用于具有一定活性的高分化或中分化BPNETs患者[6]。有意思的是，使用各种不同的同位素（包括铟、钇和镥）开发的靶向放射治疗也开展了起来[7]，这种通过静脉输注药物的新型治疗策略被命名为"肽受体放射性核素治疗（PRRT）"。

二、PRRT背景

利用放射性标记生长抑素类似物（radiolabeled somatostatin analogs）的PRRT是一种用于"不可手术切除或已经转移的、高分化或中度分化的NET"的新型疗法[7]。虽然PRRT最初是用于治疗胃肠胰腺肿瘤的，但如今它也用于BP-NETs，因为这些肿瘤也表达靶受体[8]。放射性标记的生长抑素类似物是这类治疗的原型药物，它是利用受体结合和胞膜内吞（internalization）机制进行成像和治疗的分子，代表迄今最成功的治疗范例。这也反映了合成生长抑素类似物肽的开发历程，即奥曲肽（octreotide）和各种放射性标记的变异体（radio-labelled variants）。这种疗法的疗效高低与对生长抑素受体亚型2（sst2）的高亲和力和对亚型5的中度亲和力（sst5）有关。有很大一部分（67%）的支气管NETs过表达生长抑素受体，尤其是sst2亚型[9]。

同位素标记的放射性肽与NET细胞膜上表达的生长抑素受体相结合后，导致细胞膜内吞并将放射物直接送到肿瘤细胞内（图16-3）。细胞内累积的辐射通过β射线损伤肿瘤细胞的DNA，当损伤的DNA累积到细胞自身无法修复的程度，即发生细胞凋亡。此外，包括线粒体在内的其他内部结构也有可能被辐射破坏。

临床上，PRRT包括全身使用放射性标记的合成生长抑素类似物，采用序贯疗程分次给药（每6~9周为一疗程，通常用药4~5个疗程），直至达到预期的放射总量。具体的给药剂量取决于肾功能的限制，在较小程度上也与骨髓对药物的敏感性有关。

PRRT于1994年被引入临床实践，这是继放射性标记的生长抑素类似物（[111]In-DTPA0-D-Phe1）-octreotide或[111]In-pentetreotide[10]用于NET定位的诊断技术出现之后，"顺理成章"地转化成为治疗的手段。它其实是在相同的原理下，使用更大剂量的同位素放射活性（高剂量[111]In-pentetreotide）的一种治疗手段。最初使用的同位素，其治疗效果与[111]铟（Indium）（低）发射的俄歇电子和转换电子（Auger and conversion electrons）的活性有关，但疾病能够缓解的情况很少见[11]。这令人们不得不考虑使用具有更高能量和更长辐射范围的同位素，如纯β发射体[90]钇（Yttrium）。由[90]Y（最大能量2.27 MeV，穿透范围$R_{\beta max}$ 11 mm，半衰期$T_{1/2}$ 64小时）发射的粒子可以直接杀死生长抑素受体阳性的细胞，并且靶点附近受体阴性的肿瘤细胞也将遭受池鱼之殃。同时，人们也开始开发新的奥曲肽类似物以增强疗效。针对[90]Y，巴塞尔大学开发了一种新的类似物Tyr[3]-octreotide，具有与生长抑素受体相似的亲和力模式，它的特点是疏水性高，易于用[111]In和[90]Y标记，并可与双功能螯合药DOTA紧密结合，后者可牢固地将放射性同位素（1,4,7,10-四氮杂环十二烷-N,N',N'',N'''-四乙酸）"包裹"起来[12-13]。

（[90]Y-DOTA[0],Tyr[3]）-octreotide或[90]Y-DOTATOC或[90]Y-octreotide最初在1996年是被用于治疗转移性NETs[7]。在使用[90]Y-octreotide治疗几个周期后，症状缓解和客观数据两方面有着出色的表现，鼓舞人们进一步探究PRRT在NET疾病中的应用潜力[14]。[90]Y-octreotide也因此成为PRRT诞生的最初十年中最常用的放射性肽[15-19]。

自2000年以来，一种更有效的类似物被开发并在临床上开始应用，它就是octreotate（Tyr[3],Thr[8]-octreotide），其对sst2的亲和力提高了6~9倍。螯合的类似物（DOTA）[0]-Tyr[3]-octreotate或DOTATATE可用β-γ

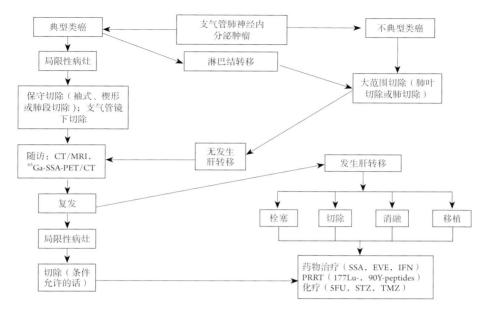

图16-2 BP-NETs（典型和不典型类癌）的治疗选择

在转移性或不可切除的疾病中，进行局部区域治疗策略以及诸如PRRT的全身治疗。PRRT，肽受体放射性核素治疗；STZ，链脲佐菌素；TMZ，替莫唑胺；SSA，生长抑素类似物；EVE，依维莫司；IFN，干扰素。

发射体Lutetium-177标记（$E_{\beta max}$ 0.49MeV，$R_{\beta max}$ 2 mm，$T_{1/2}$ 6.7 d），并已在几个Ⅰ期和Ⅱ期的临床研究中进行了试验[15,20-21]。鉴于其有效性、耐受性和可管理性，^{177}Lu-octreotate随后成为PRRT最常用的放射性肽之一，这在最近的研究中尤为突出[22-23]。近期开展的小肠NET随机Ⅲ期注册试验中也对^{177}Lu-octreotate进行了评估。

三、PRRT的临床应用

适用PRRT的患者是肿瘤细胞生长抑素受体显著过表达的个体。此外选择患者的标准还包括生长抑素受体的功能，即它们内吞这种受体-类似物复合物（receptor-analog complex）并在细胞内维持累积放射性的能力。

首先通过^{111}In-pentetreotide的闪烁扫描结果[最近还有学者使用^{68}镓（^{68}Gallium）标记的奥曲肽的受体进行PET检查]进行患者的选择。筛选出来的患者都有提示足量摄取放射物（至少等于正常的肝摄取量）的影像结果，作为具有可靶向的生长抑素受体的证据。这对于计算并确保放射性能够在肿瘤中达到高剂量而正常组织（表达生理水平的生长抑素受体）能免于高剂量

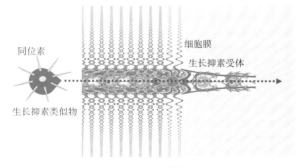

图16-3 PRRT的作用机制

在同位素标记的生长抑素类似物与膜生长抑素受体结合后，放射性肽/生长抑素受体复合物被内吞。因此，放射物被转运到NET细胞的细胞内受体再循环结构中，并在细胞核附近发挥其作用。

暴露具有十分重要的意义[24]。

闪烁扫描（scintigraphy）或PET体层闪烁摄影（PET tomoscintigraphy）评估是识别和确认功能性受体过度表达的最准确的无创方法[25]。与免疫组织化学测定相反，使用体内功能性闪烁扫描或PET有助于同时在所有病灶中实时评估受体密度和胞膜内吞能力，这对

于选择合适的患者进行治疗相当有用（图16-4）。

当我们在评估影像结果来选择适宜PRRT的患者时，很重要的一点是要避免假阳性。假阳性常常来源于胆囊的摄取（胆囊炎症）、副脾、近期手术疤痕（炎性浸润）、既往放疗以及任何其他可以导致肉芽肿性-淋巴样浸润的情况，这是由于影像上的信号通常代表了表达生长抑素受体的炎性细胞的积累，所以它们往往会与NET组织相混淆。

除假阳性外，假阴性也不容忽视，它主要来源于很小的、亚厘米的病变，尺度低于仪器的分辨率极限（尽管这种缺陷可部分通过受体PET／CT克服）。此外，某些肿瘤，如大多数高度恶性和高级别（Ki67>55%）的NETs，并未表达足够数量的可被检测的生长抑素受体。

四、PRRT 的使用方法

PRRT是放射性标记的生长抑素类似物的全身给药疗法，方法为将放射性肽配在约100 mL0.9%氯化钠溶液中，在20~30分钟内通过静脉缓慢给药。个体化的目标累积放射性活度是从影像检查结果中计算而来的，通过多个疗程分次给药，以有效地杀伤肿瘤细胞，而不超过肾脏和骨髓的耐受剂量阈值。根据可能发生的急性血液毒性的恢复时间，将分次给药的时间设置为每6至9周[7]。

为了减少肾脏的照射剂量，患者在使用同位素前30~60分钟预先予以静脉输注约25 g/d的带正电荷的氨基酸（赖氨酸或精氨酸），并且在同位素输注停止后继续维持2~3小时。通过这种方式，既可以增加患者的液体量，同时也竞争性抑制放射性肽在近端肾小管的重吸收，从而降低肾放射性剂量。在某些情况下，会出现轻度不良反应，包括胃肠道症状如轻微的恶心，偶可伴有呕吐发生。这些不良反应也许与氨基酸共同给药有关，但容易通过适当的药物加以控制。

五、PRRT的疗效

在过去20年的临床实践中，不管是^{90}Y-octreotide还是^{177}Lu-octreotate的应用，在肿瘤反应、症状缓解和生活质量的改善方面，都证明了PRRT是一种有效的临床治疗方法（表16-1）。最近开展的NETTER-1 III期随机试验，在无法手术切除、肿瘤进展、肠中段类癌的患者中对比^{177}Lu-DOTATATE与高剂量Octreotide LAR的疗效，发现^{177}Lu-octreotate显著改善PFS（PFS未获取 vs. 8.4个月；危险比率0.21，进展风险降低79%）[33]。PRRT组的总死亡人数也显著减少（14 vs. 26）。

六、PRRT与支气管肺神经内分泌肿瘤

最近的三项研究已经检验了PRRT在BP-NETs中的效用。第一项研究是在"治疗反应性差"的肿瘤患者（包括支气管和胃NEC）中进行的 II 期研究，患者接受22.2~29.6 GBq的标准放射性活度治疗，9例BP-NETs患者的治疗结果：5例部分缓解（PR），1例轻微缓解和2例病情稳定。在这个研究中，PRRT在支气管NETs中的

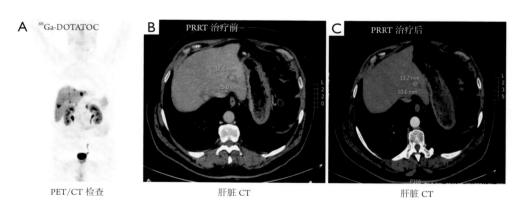

图16-4 患有不典型类癌肝转移的患者，此前曾接受手术和SSA治疗

（A）最大强度投影图像，显示肿瘤病变中的SSR表达升高；（B）基线CT，用^{177}Lu-DOTATATE（累积放射性活度为27.8 GBq）治疗患者，获得的客观反应；（C）随访CT扫描。PRRT，肽受体放射性核素治疗；SSA，生长抑素类似物；SSR，生长抑素受体。

表16-1　在GEP NETs中使用^{90}Y-octreotide或^{177}Lu-octreotate进行PRRT的临床结果

放射性标记生长抑素类似物	疗程（参考文献）	肿瘤来源	CR	PR	DCR	基线进展	反应评估标准	临床结局（mPFS或TTP）
^{90}Y-octreotide	总 7.4 GBq/m² 分 4 次[26]	36 胃肠胰腺	4%	20%	92%	100%	WHO	NA
	2.96~5.55 GBq/ 疗程 ×2[16]	21 胃肠胰腺	0%	28%	71%	NA	WHO	TTP 10 个月
	0.93~2.78 GBq/m²/ 疗程[27]	58 胃肠胰腺	0%	9%	71%	81%	SWOG	TTP 29 个月
	4.4 GBq/ 疗程×3[18]	90 小肠	0%	4%	74.4%	100%	SWOG	PFS 16 个月
	1~10 疗程（中位 2），剂量各异[19]	821 胃肠胰腺	0.2%	38%	NA	NA	RECIST	NA
^{177}Lu-octreotate	总 27.8-26.9 GBq，分 3~4 次[20]	310 胃肠胰腺	2%	28%	81%	43%	SWOG	PFS 33 个月
	总 3.7~29.2 GBq，每次 3.7~7.4 GBq，分 4-6 次[21]	39 胃肠胰腺	3%	31%	88%	76%	RECIST	TTP 36 个月
	正常患者 25.5 GBq 分 4 次，风险患者 17.8 GBq[28]	52 胰腺	8%	21%	81%	88%	SWOG	减剂量组 PFS 20 个月；全剂量组未获取数据
	总 32 GBq 分 4 次[29]	68 胰腺	0%	60.3%	85.3%	67.6%	SWOG	PFS 34 个月
	25.7 vs. 18.4 GBq（正常 vs. 风险患者）[30]	43 小肠	7%	0%	84%	100%	SWOG	PFS 36 个月
	总 32 GBq 分 4 次[31]	61 小肠	0%	13.1%	91.8%	75.4%	SWOG	PFS 33 个月
	27.8-29.6GBq 分 3~4 次 vs. Octreotide LAR 60 mg/ 月[32]	201 小肠	19% (Lu) vs. 3% (LAR) CR + PR	20% (Lu) vs. 58% (LAR)		100%	RECIST	未获取 PFS（Lu）vs. 8.4 个月（LAR）

PRRT，肽受体放射性核素治疗；NET，神经内分泌肿瘤；CR，完全缓解；PR，部分缓解；DCR，疾病控制率；Lu，镥；LAR，长效释放；PFS，无进展生存期；TTP，进展时间；NA，未评估。

疗效与在胃肠胰神经内分泌肿瘤（gastroenteropancreatic neuroendocrine tumors，GEP-NETs）中的疗效相当[34]。

在另一项包括34例支气管NETs患者的研究中，疾病控制率为80%，其中6%达到完全缓解，27%部分缓解，47%病情稳定。该组的总体中位无进展生存期（mPFS）为20.1个月（95%CI：11.8~26.8）。有趣的是，甲状腺转录因子1（TTF-1）阳性的患者的mPFS较短（n=18；7.2个月 vs. 26.3个月），这可能反映了一种侵袭性更强的类型。此外 FDG PET/CT阳性（n=16）也代表了一种更具代谢活性和侵袭性的疾病，也表现出较短的mPFS（15.3个月 vs. 26.4个月）[35]。

在米兰的欧洲肿瘤研究所（European Institute of Oncology in Milan，IEO Milan）开展的一项回顾性研究中，用^{90}Y或^{177}Lu或^{90}Y和^{177}Lu联合的PRRT方案治疗114例晚期支气管NET患者，其中位总生存期为58.8个月，mPFS为28个月。单独或与^{90}Y-PRRT组合（病例数分别为48和21）使用^{177}Lu-DOTATATE治疗的患者表现出最高的5年总生存率（两个系列均为61.4%，而^{90}Y-PRRT为31.6%）。在这些研究中没有发现某些临床因素可以用来准确测量BP-NETs的治疗效果，或对那些将从PRRT中受益的患者进行预测[36]。

七、不同种类的肽的疗效评价

（一）^{90}Y-octreotide

因为原始研究在患者组成上存在异质性，所以关于BP-NET中^{90}Y疗效的信息目前难以评估。然而，目前已有一些观察数据可供研究。

在巴塞尔大学进行的一项研究中，39例患有NETs的患者（主要是胃肠胰腺来源，还包括了3例患有进展性支气管肿瘤的患者）接受了4个周期的^{90}Y-octreotide治疗，累积放射性活度为7.4 GBq。所有患者经PRRT后病情均稳定无进展[37]，整个试验组中有2例完全缓解，7例部分缓解和27例病情稳定。

来自Milan的研究团队于2004年发表了两项Ⅰ~Ⅱ期研究结果和141例患者的回顾性评估结果[38]。NETs，主要来源于胃肠胰腺（n=58；41.1%）和支气管（n=12；8.5%）用累积放射性活度7.4~26.4 GBq的^{90}Y-octreotide治疗，分为2~16个周期，每个周期间隔4~6周。在11例支气管肿瘤患者中，有10例（91%）在入组时已经进展，接受标准疗程的PRRT治疗（累积放射性活度为8~22.5 GBq）后，1例患者部分缓解，8例患者病情稳定（根据SWOG标准）。此前，由同一团队在生长抑素阳性的肿瘤患者（主要是进展期）中进行的剂量递增试验，3例支气管NETs有2例达到了病情稳定和部分缓解[17]。

最近，巴塞尔研究团队发表了一项开放标签的Ⅱ期临床试验（open-label phase Ⅱ trial），囊括了1 109例接受^{90}Y-octreotide治疗的患者，分为多个周期给药，每次3.7 GBq/m^2。在这个病例系列中，有84例支气管NET患者接受了治疗，客观反应率为28.6%，与小肠NET的客观反应率（26.8%）大致相当，但低于胰腺NET（47%）。但是他们发现，生存的最佳预测因子是肿瘤的基线摄取量[19]。

（二）联用^{90}Y- + ^{177}Lu-peptide

最近研究者们开始尝试联用^{177}Lu-和^{90}Y-peptide的治疗方案，目的是利用两种放射性核素的不同物理性质。理论上，两种放射性同位素的组合应该允许同时治疗大病灶（基于^{90}Y发射的颗粒具备更高的能量和穿透范围）以及小病灶（基于^{177}Lu较低的能量和穿透范围）。巴塞尔近期的一项队列研究入组了69例丹麦患者，用不同Y-和/或Lu-peptide组合进行PRRT治疗后，6例支气管NET中1例表现出部分缓解，3例病情稳定[39]。

（三）^{177}Lu-octreotate

^{177}Lu-DOTATATE或^{177}Lu-octreotate是目前PRRT最常用的放射性肽。它对生长抑素sst2受体具有更高的亲和力，更容易使用。由于辐射强度较低，对肾脏造成的辐射剂量负担较低，并且可以让放射科医生同时获得闪烁扫描图像并进行剂量学研究，这一切要归功于^{177}Lu能够同时发射伽马光子（gamma photon）。

在Milan的Ⅰ~Ⅱ期研究中，对51例患有不可切除/转移性NET的患者（其中5例为BP起源）进行了治疗，旨在确定^{177}Lu-octreotate的毒性和功效。患者被分为两

组，接受系列递增水平的放射性活度剂量，一组从3.7提升至5.18 GBq，另外一组从5.18提升至7.4 GBq，累积放射性活度高达29 GBq，在15例患者（32.6%）中观察到部分和完全缓解[21]。

来自鹿特丹的研究团队则提出了一个^{177}Lu-octreotate治疗后进展的补救方案。这些入组的患者初期对^{177}Lu-octreotate的PRRT治疗有反应，在使用了标准累积放射性活度（22.2~29.6 GBq）后仍有疾病进展。在该系列研究中，32例支气管或GEP-NET患者接受了额外2个^{177}Lu-octreotate疗程，累积放射性活度为15 GBq。尽管如此，大多数患者对这种"挽救疗法"的耐受性良好，所以该方案应该在PRRT治疗后仍进展的患者中具有一定的应用价值[40]。

八、PRRT的安全性

过去二十年所积累的临床经验和研究证据表明，使用^{90}Y-和^{177}Lu-peptides的PRRT具有普遍良好的耐受性，并且只有中等程度的不良反应。急性不良反应通常是轻微的（如恶心或更少发生的呕吐），并且与氨基酸（用于降低肾的辐射暴露剂量）的共同给药相关。其他不良事件（通常为疲乏）以及内分泌综合征或激素危象的恶化加重（约1%，主要发生在功能性肿瘤的治疗中），则是因为放射性肽的细胞毒性作用。当采取必要的预防措施后（提前输注氨基酸进行肾脏保护；剂量分割；对特定危险因素予以关注，如高血压或以前的肾毒性或骨髓毒性化疗方案），肾脏和骨髓中的慢性和永久性效应通常是轻微的[24,41]（表16-2）。

使用恰当的剂量测定方法可以使肿瘤吸收更高的放射剂量，同时保护其他健康的器官（肾脏、骨髓）[45]（表16-3）。

（一）肾脏

肾脏放射性暴露是由于近曲小管对放射性肽的重吸收，导致其在肾间质中积聚，进而导致了血管炎和纤维化的发生[47]。当带正电的氨基酸（如赖氨酸和精氨酸）与放射性配体（radioligand）共同应用时，PRRT的肾毒性可以显著降低。它们通过竞争性地占用近端肾小管的顶膜巨蛋白（apical membrane megalin）来抑制放射性肽的重吸收，导致肾放射性剂量减少9%~53%[48]。总体而言，随着时间的推移确实会出现轻微的肾功能下降，在运用^{90}Y-Octreotide的PRRT中，每

表16-2　GEP-NETs患者进行⁹⁰Y-Octreotide或¹⁷⁷Lu-octreotate的PRRT治疗后的长期毒性

放射性标记生长抑素类似物	病例数	随访时间（月）	肾毒性	骨髓增生异常综合征	急性白血病	参考文献
⁹⁰Y-octreotide	40	19	10% 1 级	0	0	[16]
	39	6	3% 2 级	0	0	[26]
	58	18	3% 4 级	1	0	[27]
	1 109	23	9.2% 3/4 级	1	1	[19]
	358	30	2.80%	7（1.95%）	5（1.4%）	[42]
¹⁷⁷Lu-octreotate	504	19	0.4% 4 级	3		[20]
	51	29	24% 1 级	0	0	[21]
	74	21	1.3% 3/4 级	3	0	[43-44]
	290	30	0%	6（2.06%）	2（0.69%）	[42]

PRRT，肽受体放射性核素治疗；GEP-NET，胃肠胰腺神经内分泌肿瘤。

表16-3　⁹⁰Y-Octreotide或¹⁷⁷Lu-octreotate的平均吸收剂量

器官	⁹⁰Y-octreotide		¹⁷⁷Lu-octreotate	
	均值(Gy/GBq)	13 GBq 疗程(Gy)	均值(Gy/GBq)	29 GBq 疗程(Gy)
肾脏*	1.1~5.1	15~66	0.3~1.7	9~48
骨髓	0.02~0.2	0.3~2.6	0.01~0.08	0.3~2.3
肿瘤	1.4~42	18~542	0.6~56	17~1 624

表中数据来自已发表的研究[46]（使用标准的全程疗程，累积剂量13 GBq或29 GBq）。通常，正常器官（如肾脏或骨髓）吸收的剂量因人而异。特定肿瘤吸收剂量取决于单个病灶中放射性浓度的水平，并且随着肿瘤中放射性的积累而增加。基于肿瘤的内在因素，肿瘤吸收的剂量本身也是高度可变的，特别是肿瘤细胞膜上生长抑素受体的密度、病灶的大小和病灶内放射性的分布。*，肾脏的剂量根据用于肾保护氨基酸溶液计算而来。

年肌酐清除率中位数下降7.3%，而运用¹⁷⁷Lu-octreotate者则每年下降3.8%[49]。严重的终末期肾损伤在¹⁷⁷Lu-octreotate中仍然罕见，仅有零星病例见诸报道[15]。此前对所报告的大量肾脏问题的担忧主要与使用⁹⁰Y-Octreotide的PRRT有关，同时也与在高放射剂量治疗之下，没有使用氨基酸或仅使用少量赖氨酸和精氨酸进行肾脏保护有关[50]。

总的来说，使用⁹⁰Y-Octreotide的PRRT导致肾功能降低更为常见，可能反映了⁹⁰Y这种放射性核素的特定的物理特征，即发射的颗粒具有更高的能量，在肾脏中有更长的穿透范围。一项利用计量学分析方法长期评估肾脏毒性的研究（囊括28例接受PRRT的患者）显示，在用⁹⁰Y-Octreotide治疗的23个病例中，如果患者存在危险因素（主要是高血压和糖尿病），他们产生肾

脏毒性的剂量阈值则更低[51]。

在用⁹⁰Y-Octreotide治疗的回顾性研究（n=1 109）中，103例受试者（9.2%）出现了4~5级的永久性肾毒性[19]。多变量回归分析显示，肾脏的初始摄取量可预测肾毒性的严重性。然而，这种相对较高的肾毒性发生率似乎与每个疗程给的高放射性活度剂量有关（3.7 GBq / m²体表面积，即标准体型的男性每疗程接受放射性活度约6.4 GBq）。此外，既往有肾功能损害的个体并没被排除在PRRT治疗之外，且在研究的早期阶段没有常规使用保护性氨基酸[50]。

最近，一项分析PRRT（n=807；使用⁹⁰Y-Octreotide、¹⁷⁷Lu-octreotate或其组合进行治疗，Lu：34.4%，Y：44.4%，Lu + Y：19.5%）的长期耐受性研究，提供了有关PRRT毒性的其他信息。该分析表明，

此前一些缺乏明确角色的临床参数（如糖尿病、高血压和既往化疗）其实在PRRT的肾毒性当中发挥着一些微妙的作用。在279例（34.6%）患者中出现肾脏毒性，无论是短暂的还是持续性的，且有1.5%的患者达到严重程度。^{90}Y-Octreotide或^{90}Y/^{177}Lu-peptides的组合比单独使用^{177}Lu-peptides（0%）出现更多的G3/4肾毒性（分别为2.8%和1.3%）。然而，不到30%的毒性风险可以通过临床参数建模。高血压和贫血被认为是最相关的已知风险因素。此外，个体对毒性的易感性（可能与遗传基因相关）也可能扮演着一定的角色[42]。

（二）血液系统

从血液学的角度来看，PRRT具有普遍良好的耐受性。WHO 3度或4度亚急性毒性在应用^{90}Y-Octreotide后的发生率小于13%，而在应用^{177}Lu-octreotate后的发生率约为10%。然而，骨髓增生异常综合征（myelodysplastic syndrome，MDS）甚至急性白血病偶有报道，发生率约为2%[41]。虽然预测的吸收剂量低于传统的毒性阈值，但急性和永久性骨髓损伤仍然备受关注，尤其是那些反复接受多次放射性核素给药或前期进行过大剂量化疗的患者[52]。

在一项研究中，203例患者接受了4个疗程的8 GBq放射性活度治疗，每次间隔3个月，MDS发生率为1.4%。骨髓抑制几乎总是可逆的，放射性活度的累积量和早期的血细胞减少是骨髓毒性最重要的危险因素[43]。

之前已提到的一个包括807例患者的研究中，MDS发生率为2.35%[42]。一些已知的危险因素，如化疗，仅与30%的预测毒性风险有关。临床特征如血小板毒性等级和PRRT持续时间的增加也部分解释了毒性风险。鉴于此，有理由推测那些目前尚未被发现的个体遗传易感性可能与发生辐射相关疾病有关[42]。

最近的研究表明，^{177}Lu-octreotate即使在已发生骨转移的患者中也可以安全使用，骨转移患者可能存在大范围转移病灶，这可能导致骨髓遭受更多的放射性暴露[53]。11例患者中35%（n=4）发生显著的G3/G4可逆性血液学毒性，毒性自发消退（1例），或通过支持疗法得到了控制（3例），且在PRRT完成后的23个月内恢复到基线值[53]。

最后，有两项研究[54-55]评估了在PRRT完成后，给予依维莫司是否可能增加毒性的问题。依维莫司是一种常用于BP-NETs的生物活性药物。这个研究问题的重要性在于，虽然依维莫司自身的不良反应已经有很清楚的答案，但联合PRRT治疗是否会产生累加的毒性则并未得到回答。在一项前瞻性研究中，与文献中的非PRRT治疗个体（如RADIANT-3研究）相比，在PRRT治疗后联用依维莫司的24例受试者没有明显的额外毒性，其主要不良反应为高血糖（20.8%）、疲劳（8.3%）、血小板减少（8.3%）和ALT升高（8.3%）[54]。这些结果与一项多中心的回顾性研究存在出入，该研究表明先前用全身化学疗法和PRRT治疗的患者会有更高的概率遭受重度中毒。由于缺乏有力的前瞻性试验数据，该问题尚未得到彻底解决，但鉴于采用这两种方式的多学科序贯治疗策略越来越常见，这一问题仍然具有相当重要的临床意义[55]。

九、未来展望

如何更加科学地评估与治疗反应相关的因素，是确定PRRT疗效好坏的关键。用于确定治疗反应的特定分子特征需要更进一步的研究与描述，包括肿瘤放射敏感性标志物、用于量化增殖与凋亡的肺特异性标志物，以及一些容易获得的分子指标譬如循环肿瘤生物标志物。这些分子特征将辅助甚至可能取代目前常用的方法，如疾病扩展的影像证据、受体成像中基础同位素摄取的量化，以及病变类型的病理和形态学评估。

利用代谢组学参数对肿瘤进行治疗前功能分析的研究目前正在进行，它可以帮助我们获取有关辐射敏感性的信息[56]。最近的研究指出FDG是预测PRRT反应持续时间的关键参数，包括对BP-NETs的治疗。具有阳性FDG的个体，PFS明显更短，这清楚地表明了肿瘤葡萄糖利用是预测疗效的重要参数[57]。

目前我们面临的主要问题是对治疗结果（疗效、耐受性）的预测（鉴于长期和昂贵的治疗需要多学科的参与，并确定施用的先后顺序），以及传统（形态/功能）成像和新兴的生物标志物都存在着局限性（图16-5）。分子工具如特异的circulating NET mRNA signature的转录分析已得到一些鼓舞人心的成果。一种circulating multianalyte 51-gene NET signature则在手术治疗患者残留病灶的早期检测或生长抑素类似物治疗反应的评估方面具有显著优势[58-59]。此外，该分子标志物可以准确预测神经内分泌肿瘤对PRRT的治疗反应[60]。

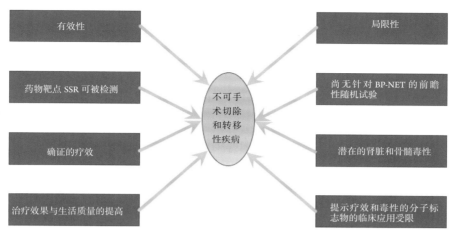

图16-5　PRRT治疗BP-NET的有效性和局限性

PRRT，肽受体放射性核素治疗；BP，支气管肺；NET，神经内分泌肿瘤；SSR，生长抑素受体。

十、结论

目前，PRRT已成为一种被广泛接受的、针对不可手术切除或转移性胃肠胰腺NETs的有效治疗方式，且在BP-NET的治疗中也具有确切的效果。这种疗法的总体耐受性良好，只要采取必要的预防措施，对大多数患者只有中等程度的毒性。两种最常用的放射性肽，^{90}Y-octreotide和^{177}Lu-octreotate，治疗的客观反应率显著，能显著改善PFS和OS。此外，对生物学及症状学也有显著的治疗效果。未来我们需要将各种各样的分子标志物纳入到疾病管理策略当中，以更有效地评估疗效和更早地发现不良反应。为了将治疗流程标准化，并确立PRRT在BP-NET治疗流程中的地位，需要开展更多经过严密设计的随机对照研究。

声明

本文作者宣称无任何利益冲突。

参考文献

[1] Modlin IM, Oberg K, Chung DC, et al. Gastroenteropancreatic neuroendocrine tumours[J]. Lancet Oncol, 2008, 9: 61-72.

[2] Gustafsson BI, Kidd M, Chan A, et al. Bronchopulmonary neuroendocrine tumors[J]. Cancer, 2008, 113: 5-21.

[3] Caplin ME, Baudin E, Ferolla P, et al. Pulmonary neuroendocrine (carcinoid) tumors: European Neuroendocrine Tumor Society expert consensus and recommendations for best practice for typical and atypical pulmonary carcinoids[J]. Ann Oncol, 2015, 26: 1604-1620.

[4] Doherty G. Surgical treatment of neuroendocrine tumors (including carcinoid)[J]. Curr Opin Endocrinol Diabetes Obes, 2013, 20: 32-36.

[5] Pericleous M, Karpathakis A, Toumpanakis C, et al. Well-differentiated bronchial neuroendocrine tumours: Clinical management and outcomes in 105 patients[J]. Clin Respir J, 2018, 12: 904-914.

[6] Crona J, Fanola I, Lindholm DP, et al. Effect of temozolomide in patients with metastatic bronchial carcinoids[J]. Neuroendocrinology, 2013, 98: 151-155.

[7] Bodei L, Mueller-Brand J, Baum RP, et al. The joint IAEA, EANM, and SNMMI practical guidance on peptide receptor radionuclide therapy (PRRNT) in neuroendocrine tumours[J]. Eur J Nucl Med Mol Imaging, 2013, 40: 800-816.

[8] Reubi JC, Waser B. Concomitant expression of several peptide receptors in neuroendocrine tumours: molecular basis for in vivo multireceptor tumour targeting[J]. Eur J Nucl Med Mol Imaging, 2003, 30: 781-793.

[9] Reubi JC, Waser B. Triple-peptide receptor targeting in vitro allows detection of all tested gut and bronchial NETs[J]. J Nucl Med, 2015, 56: 613-615.

[10] Krenning EP, Kooij PP, Bakker WH, et al. Radiotherapy with a radiolabeled somatostatin analogue, [111In-DTPA-D-Phe1]-octreotide. A case history[J]. Ann N Y Acad Sci, 1994, 733: 496-506.

[11] Valkema R, De Jong M, Bakker WH, et al. Phase I study of peptide receptor radionuclide therapy with [In-DTPA]octreotide: the Rotterdam experience[J]. Semin Nucl Med,

2002,32:110-122.

[12] Heppeler A, Froidevaux S, Eberle AN, et al. Receptor targeting for tumor localisation and therapy with radiopeptides[J]. Curr Med Chem,2000,7:971-994.

[13] de Jong M, Bakker WH, Krenning EP, et al. Yttrium-90 and indium-111 labelling, receptor binding and biodistribution of [DOTA0, d-Phe1, Tyr3]octreotide, a promising somatostatin analogue for radionuclide therapy[J]. Eur J Nucl Med,1997,24:368-371.

[14] Otte A, Mueller-Brand J, Dellas S, et al. Yttrium-90-labelled somatostatin-analogue for cancer treatment[J]. Lancet,1998,351:417-418.

[15] Kwekkeboom DJ, Mueller-Brand J, Paganelli G, et al. Overview of results of peptide receptor radionuclide therapy with 3 radiolabeled somatostatin analogs[J]. J Nucl Med,2005,46 Suppl 1:62s-66s.

[16] Bodei L, Cremonesi M, Zoboli S, et al. Receptor-mediated radionuclide therapy with 90Y-DOTATOC in association with amino acid infusion: a phase I study[J]. Eur J Nucl Med Mol Imaging,2003,30:207-216.

[17] Bodei L, Handkiewicz-Junak D, Grana C, et al. Receptor radionuclide therapy with 90Y-DOTATOC in patients with medullary thyroid carcinomas[J]. Cancer Biother Radiopharm,2004,19:65-71.

[18] Bushnell DL Jr, O'Dorisio TM, O'Dorisio MS, et al. 90Y-edotreotide for metastatic carcinoid refractory to octreotide[J]. J Clin Oncol,2010,28:1652-1659.

[19] Imhof A, Brunner P, Marincek N, et al. Response, survival, and long-term toxicity after therapy with the radiolabeled somatostatin analogue [90Y-DOTA]-TOC in metastasized neuroendocrine cancers[J]. J Clin Oncol,2011,29:2416-2423.

[20] Kwekkeboom DJ, de Herder WW, Kam BL, et al. Treatment with the radiolabeled somatostatin analog [177 Lu-DOTA 0, Tyr3]octreotate: toxicity, efficacy, and survival[J]. J Clin Oncol,2008,26:2124-2130.

[21] Bodei L, Cremonesi M, Grana CM, et al. Peptide receptor radionuclide therapy with (1)(7)(7)Lu-DOTATATE: the IEO phase I-II study[J]. Eur J Nucl Med Mol Imaging,2011,38:2125-2135.

[22] Bodei L, Kwekkeboom DJ, Kidd M, et al. Radiolabeled Somatostatin Analogue Therapy Of Gastroenteropancreatic Cancer[J]. Semin Nucl Med,2016,46:225-238.

[23] Strosberg J, El-Haddad G, Wolin E, et al. Phase 3 Trial of 177Lu-Dotatate for Midgut Neuroendocrine Tumors[J]. N Engl J Med,2017,376:125-135.

[24] Bodei L, Ferone D, Grana MC, et al. Peptide receptor therapies in neuroendocrine tumors[J]. J Endocrinol Invest,2009,32:360-369.

[25] Bodei L, Sundin A, Kidd M, et al. The Status of Neuroendocrine Tumor Imaging: From Darkness to Light[J]? Neuroendocrinology,2015,101:1-17.

[26] Waldherr C, Pless M, Maecke HR, et al. Tumor response and clinical benefit in neuroendocrine tumors after 7.4 GBq (90) Y-DOTATOC[J]. J Nucl Med,2002,43:610-616.

[27] Valkema R, Pauwels S, Kvols LK, et al. Survival and response after peptide receptor radionuclide therapy with [90Y-DOTA0, Tyr3]octreotide in patients with advanced gastroenteropancreatic neuroendocrine tumors[J]. Semin Nucl Med,2006,36:147-156.

[28] Sansovini M, Severi S, Ambrosetti A, et al. Treatment with the radiolabelled somatostatin analog Lu-DOTATATE for advanced pancreatic neuroendocrine tumors[J]. Neuroendocrinology,2013,97:347-354.

[29] Ezziddin S, Khalaf F, Vanezi M, et al. Outcome of peptide receptor radionuclide therapy with 177Lu-octreotate in advanced grade 1/2 pancreatic neuroendocrine tumours[J]. Eur J Nucl Med Mol Imaging,2014,41:925-933.

[30] Paganelli G, Sansovini M, Ambrosetti A, et al. 177Lu-Dota-octreotate radionuclide therapy of advanced gastrointestinal neuroendocrine tumors: results from a phase II study[J]. Eur J Nucl Med Mol Imaging,2014,41:1845-1851.

[31] Sabet A, Dautzenberg K, Haslerud T, et al. Specific efficacy of peptide receptor radionuclide therapy with (177)Lu-octreotate in advanced neuroendocrine tumours of the small intestine[J]. Eur J Nucl Med Mol Imaging,2015,42:1238-1246.

[32] AAA Announces Positive Results From Phase 3 Study NETTER-1 Evaluating Lutathera in Patients with Advanced Midgut Neuroendocrine Tumors. Available online: http://www.adacap.com/wp-content/uploads/2015/09/2015-09-27-Press-Release-NETTER-1-results-ENG-FINAL-FINAL1.pdf

[33] Strosberg J, Wolin EM, Chasen B, et al. 177-Lu-Dotatate significantly improves progression-free survival in patients with midgut neuroendocrine tumours: Results of the phase III NETTER-1 trial[J]. Eur J Cancer,2015,51:S710.

[34] van Essen M, Krenning EP, Bakker WH, et al. Peptide receptor radionuclide therapy with 177Lu-octreotate in patients with foregut carcinoid tumours of bronchial, gastric and thymic origin[J]. Eur J Nucl Med Mol Imaging,2007,34:1219-1227.

[35] Ianniello A, Sansovini M, Severi S, et al. Peptide receptor radionuclide therapy with (177)Lu-DOTATATE in advanced bronchial carcinoids: prognostic role of thyroid transcription factor 1 and (18)F-FDG PET[J]. Eur J Nucl Med Mol Imaging,2016,43:1040-1046.

[36] Mariniello A, Bodei L, Tinelli C, et al. Long-term results of PRRT in advanced bronchopulmonary carcinoid[J]. Eur J Nucl Med Mol Imaging,2016,43:441-452.

[37] Waldherr C, Pless M, Maecke HR, et al. Tumor response and

clinical benefit in neuroendocrine tumors after 7.4 GBq (90) Y-DOTATOC[J]. J Nucl Med,2002,43:610-616.

[38] Bodei L,Cremonesi M,Grana C,et al. Receptor radionuclide therapy with 90Y-[DOTA]0-Tyr3-octreotide (90Y-DOTATOC) in neuroendocrine tumours[J]. Eur J Nucl Med Mol Imaging, 2004,31:1038-1046.

[39] Pfeifer AK,Gregersen T,Grønbæk H,et al. Peptide Receptor Radionuclide Therapy with 90Y-DOTATOC and 177Lu-DOTATOC in Advanced Neuroendocrine Tumors: Results from a Danish Cohort Treated in Switzerland[J]. Neuroendocrinology,2011,93:189-196.

[40] van Essen M,Krenning EP,Kam BL,et al. Salvage therapy with (177)Lu-octreotate in patients with bronchial and gastroenteropancreatic neuroendocrine tumors[J]. J Nucl Med, 2010,51:383-390.

[41] Kwekkeboom DJ,Krenning EP. Peptide Receptor Radionuclide Therapy in the Treatment of Neuroendocrine Tumors[J]. Hematol Oncol Clin North Am,2016,30:179-191.

[42] Bodei L,Kidd M,Paganelli G,et al. Long-term tolerability of PRRT in 807 patients with neuroendocrine tumours: the value and limitations of clinical factors[J]. Eur J Nucl Med Mol Imaging,2015,42:5-19.

[43] Sabet A,Ezziddin K,Pape UF,et al. Long-term hematotoxicity after peptide receptor radionuclide therapy with 177Lu-octreotate[J]. J Nucl Med,2013,54:1857-1861.

[44] Sabet A,Ezziddin K,Pape UF,et al. Accurate assessment of long-term nephrotoxicity after peptide receptor radionuclide therapy with (177)Lu-octreotate[J]. Eur J Nucl Med Mol Imaging,2014,41:505-510.

[45] Sandstrom M,Garske-Roman U,Granberg D,et al. Individualized dosimetry of kidney and bone marrow in patients undergoing 177Lu-DOTA-octreotate treatment[J]. J Nucl Med, 2013,54:33-41.

[46] Cremonesi M,Botta F,Di Dia A,et al. Dosimetry for treatment with radiolabelled somatostatin analogues. A review[J]. Q J Nucl Med Mol Imaging,2010,54:37-51.

[47] Vegt E,Melis M,Eek A,et al. Renal uptake of different radiolabelled peptides is mediated by megalin: SPECT and biodistribution studies in megalin-deficient mice[J]. Eur J Nucl Med Mol Imaging,2011,38:623-632.

[48] Bernard BF,Krenning EP,Breeman WA,et al. D-lysine reduction of indium-111 octreotide and yttrium-90 octreotide renal uptake[J]. J Nucl Med,1997,38:1929-1933.

[49] Valkema R,Pauwels SA,Kvols LK,et al. Long-term follow-up of renal function after peptide receptor radiation therapy with (90)Y-DOTA(0),Tyr(3)-octreotide and (177)Lu-DOTA(0), Tyr(3)-octreotate[J]. J Nucl Med 2005; 46 Suppl 1: 83s-91s.

[50] Cybulla M,Weiner SM,Otte A. End-stage renal disease after treatment with 90Y-DOTATOC[J]. Eur J Nucl Med,2001,28: 1552-1554.

[51] Bodei L,Cremonesi M,Ferrari M,et al. Long-term evaluation of renal toxicity after peptide receptor radionuclide therapy with 90Y-DOTATOC and 177Lu-DOTATATE: the role of associated risk factors[J]. Eur J Nucl Med Mol Imaging,2008, 35:1847-1856.

[52] Bodei L,Modlin IM,Luster M,et al. Myeloid neoplasms after chemotherapy and PRRT: myth and reality[J]. Endocr Relat Cancer,2016,23:C1-7.

[53] Sabet A,Khalaf F,Yong-Hing CJ,et al. Can peptide receptor radionuclide therapy be safely applied in florid bone metastases? A pilot analysis of late stage osseous involvement[J]. Nuklearmedizin,2014,53:54-59.

[54] Kamp K,Gumz B,Feelders RA,et al. Safety and efficacy of everolimus in gastrointestinal and pancreatic neuroendocrine tumors after (177)Lu-octreotate[J]. Endocr Relat Cancer, 2013,20:825-831.

[55] Panzuto F,Rinzivillo M,Fazio N,et al. Real-world study of everolimus in advanced progressive neuroendocrine tumors[J]. Oncologist,2015,20:570.

[56] Bodei L,Kidd M,Modlin IM,et al. Measurement of circulating transcripts and gene cluster analysis predicts and defines therapeutic efficacy of peptide receptor radionuclide therapy (PRRT) in neuroendocrine tumors[J]. Eur J Nucl Med Mol Imaging,2016,43:839-851.

[57] Severi S,Nanni O,Bodei L,et al. Role of 18FDG PET/ CT in patients treated with 177Lu-DOTATATE for advanced differentiated neuroendocrine tumours[J]. Eur J Nucl Med Mol Imaging,2013,40:881-888.

[58] Modlin IM,Frilling A,Salem RR,et al. Blood measurement of neuroendocrine gene transcripts defines the effectiveness of surgical resection and ablation strategies[J]. Surgery,2016,159: 336-347.

[59] Cwikla JB,Bodei L,Kolasinska-Cwikla A,et al. Circulating transcript analysis (NETest) in GEP-NETs treated with Somatostatin Analogs defines Therapy[J]. J Clin Endocrinol Metab, 2015: jc20152792.

[60] Bodei L,Kidd M,Modlin IM,et al. Gene transcript analysis blood values correlate with Ga-DOTA-somatostatin analog (SSA) PET/ CT imaging in neuroendocrine tumors and can define disease status[J]. Eur J Nucl Med Mol Imaging,2016,43:839-851.

译者：庄伟涛，汕头大学医学院，广东省人民医院
　　　周海榆，广东省人民医院

第十七章　多学科综合治疗在肺神经内分泌肿瘤治疗中的地位

Nicola Fazio[1]*, Antonio Ungaro[1], Francesca Spada[1]*, Chiara Alessandra Cella[1], Eleonora Pisa[2]*, Massimo Barberis[2]*, Chiara Grana[3]*, Dario Zerini[4]*, Emilio Bertani[5]*, Dario Ribero[5]*, Luigi Funicelli[6]*, Guido Bonomo[7]*, Davide Ravizza[8]*, Juliana Guarize[9], Filippo De Marinis[10], Francesco Petrella[9], Ester Del Signore[10], Giuseppe Pelosi[11,12], Lorenzo Spaggiari[9]

[1]Unit of Gastrointestinal Medical Oncology and Neuroendocrine Tumors, [2]Department of Pathology, [3]Division of Nuclear Medicine, [4]Division of Radiotherapy, [5]Division of Hepatobiliopancreatic Surgery, [6]Division of Radiology, [7]Division of Interventional Radiology, [8]Division of Endoscopy, [9]Division of Thoracic Surgery, [10]Division of Thoracic Medical Oncology, European Institute of Oncology, Milan, Italy; [11]Department of Oncology and Hemato-Oncology, Università degli Studi di Milano, Milan; [12]Inter-Hospital Pathology Division, Science and Technology Park, IRCCS MultiMedica, MIlan, Italy

View this article at: http://dx.doi.org/10.21037/jtd.2017.06.14

一、简介

肺神经内分泌恶性肿瘤约占所有肺癌的25%。与高分化的胃肠胰腺神经内分泌肿瘤（gastroenteropancreatic neuroendocrine neoplasms，GEP-NEN）不同，肺神经内分泌肿瘤（pulmonary neuroendocrine tumor，PNET）绝大多数是低分化的。其中小细胞肺癌（SCLC）约占所有肺癌的20%，大细胞神经内分泌癌（LCNEC）约占3%，不典型类癌（AC）约占0.3%，典型类癌（TC）约占2%[1-3]。SCLC和LCNEC代表低分化或高级别恶性肿瘤，而AC和TC是高分化或低/中级别恶性肿瘤[4-5]。换句话说，按照胃肠胰腺（GEP）神经内分泌肿瘤的命名方式，SCLC和LCNEC可以定义为神经内分泌癌（neuroendocrine carcinoma，NEC），AC和TC可以定义为PNET[6]。在治疗方式上，针对疾病进展期的治疗，治疗方法在高级别和低/中级别PNET之间是不同的。在高级别肿瘤治疗中，手术的作用有限，而放疗和化疗为常规治疗手段，生物治疗尚未证实有效。相比之下，在低/中级别肿瘤中，可以考虑几种综合治疗，包括化疗、生物治疗、放射性核素治疗以及局部手术（如姑息性手术）、放射治疗和介入治疗（主要针对有肝脏转移者）。

要对PNET的治疗方法有正确的认识，应考虑两个主要特征。首先，对于胸部肿瘤内科医生来说，PNET在胸部肿瘤中只占相当小的部分；而在神经内分泌肿瘤专家的临床实践中则非常常见，约占所有低/中级神经内分泌肿瘤的1/3（图17-1）。其次，在SCLC和LCNEC中，胸部肿瘤内科在多学科综合治疗中具有主导作用，而在肺部NETs中，多学科治疗是非常重要的。PNET应以与低/中等级GEP-NETs相类似的方式进行治疗，根据WHO 2010对GEP-NETs分类[6]，也将其定义为神经内分泌肿瘤。虽然这在临床实践中很罕见，但可以在一些NETs转诊中心获得，其中PNET患者的病例通常在多学科团队中被讨论，包括肿瘤科医生、外科医生、病理医生、放射科医生、内分泌科医生、肺病专家以及内镜医生。

多年来，欧洲神经内分泌肿瘤学会（ENETS）一直在为GEP-NETs优秀医疗中心（Centers of Excellence，CoE）颁发认证，基本要求是每年接诊超过80例GEP-NET患者，但目前还没有针对肺部NETs的ENETS CoE认证。因此PNET患者的临床管理甚至可以在NETs转诊中心进行。

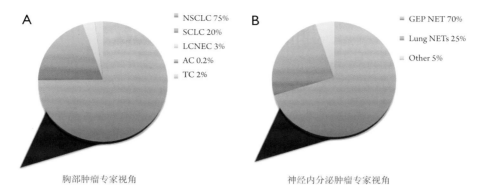

图17-1 胸部肿瘤内科医生/神经内分泌肿瘤专家的眼中的PNET

（A）胸部肿瘤内科医生临床实践中PNET（也称为类癌）的频率；（B）NEN专用医学肿瘤学家临床实践中肺网的频率。

NET，神经内分泌肿瘤；Lung NETs，肺神经内分泌肿瘤；NSCLC，非小细胞肺癌；SCLC，小细胞肺癌；LCNEC，大细胞神经内分泌癌；AC，不典型类癌；TC，典型的类癌；GEP，胃肠胰。

本文将讨论肺病患者的多学科治疗方法，重点是针对晚期患者治疗方案的选择标准。

二、晚期PNET患者治疗方案选择的一般标准

关于晚期肺部NETs治疗方案的证据级别非常低，除了对局部晚期肺部NETs可进行根治性手术外，我们还没有标准的治疗方法。在绝大多数病例中，特别是在转移性患者中，可以考虑几种不同的疗法。

一般来说，治疗可以分为两种主要方式，即局部治疗和全身治疗。前者包括原发部位或转移性病灶的姑息性手术切除、姑息性外照射放疗、姑息性介入治疗，包括动脉栓塞术（trans-arterial embolization，TAE）、热消融射频（trans-arterial radiofrequency，TARF）和利用^{90}Yttrium的肝动脉放射性栓塞术（trans-arterial radioembolization，TARE）。后一类治疗方式包括生长抑素受体2（SSTR-2）治疗，如生长抑素类似物（somatostatin analog，SSA）和肽受体放射性核素治疗（peptide receptor radionuclide therapy，PRRT），以及分子靶向药物（molecular targeting agent，MTA）如依维莫司化疗和干扰素（interferon，IFN）。

很明显，在可行性/可重复性、证据级别、监管规则和临床试验的可及性方面，这几种方式可能适用于PNET患者的治疗存在很大差异。正因为如此，我们很难完全掌握患者的整个疾病治疗过程。

因此，每个病例均应由多学科团队进行讨论，并且该团队由肺部NET专家组成。对于每个专业，NET团队应有固定的专家。与致力于肺部NET的其他医生的常规讨论可提高对该疾病专业知识的认识水平。

治疗方法的选择应基于证据。应综合文献证据进行分析，并与其临床诊疗相联系（图17-2）。有时相关医疗监管机构对治疗药物或手段的批准可能会对治疗方案的选择产生重大影响。治疗方法需参考相关专业专家的推荐及指南。单中心或专科医生的专业水平，特别对于某些临床操作，如放射介入治疗或手术水平，是另一个可能决定治疗选择的重要因素。部分辅助科室的水平也将影响治疗方案的选择，如PRRT，仅少数医疗中心可以完成。最后，临床试验的开展亦

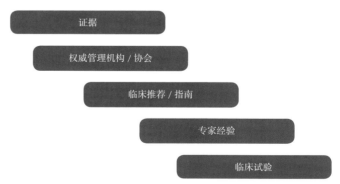

图17-2 晚期肺神经内分泌肿瘤患者治疗方案选择的标准

可以决定治疗方案的选择。

三、对晚期PNET患者的多学科诊疗

正确的治疗与正确的诊断密切相关。因此，病理医生的角色至关重要。但是有时甚至病理学专家也会因为标本量不足或标本质量不佳造成诊断困难。从治疗的角度来看，必须首先排除非小细胞肺癌（NSCLC），然后排除分化差的NETs，如SCLC和LCNEC（图17-3）。非神经内分泌和肺神经内分泌癌，以及低分化和高分化PNET之间的治疗选择明显不同。例如，SSTR2治疗可以用于高分化NETs，但对低分化PNET无效。在手术标本中，SCLC和典型类癌很好区分[5]，但是区分AC与LCNEC则很难，在这种情况下，病理学家的经验可以起到一些作用。需要注意的是，这对于一些特殊情况具有实际的临床意义，包括过度治疗（例如，用化疗治疗生长缓慢的LCNEC）和治疗不足（用不足够的生物治疗治疗快速生长的AC）。PNET中的核分裂和坏死较难区分，可能造成TC与AC鉴别上的困难。鉴于一些专家共识，如ENETS的共识，提出了鉴别TC和AC相关的建议[7]。然而，在临床实践中，确认肿瘤是高分化和低Ki-67比确切地知道是TC或AC更为重要。实际上TC和AC的治疗通常比较相似，包括生物疗法和非EP方案的化疗[8]。

合适的标本类型及来源可有效减少潜在的误诊风险。晚期患者应取来自肺部病变的标本，最好是手术标本。但是，对于具有同步远处转移的PNET，原发肿瘤的手术标本可能无法获得。此外，可基于经支气管针吸活检（trans-bronchial neddle aspiration，TBNA）或超声纤维支气管镜（endoscopic bronchial ultrasound，EBUS）所取得的细胞学标本进行诊断；来自远处转移部位的组织学标本较少，来自肝脏则更为常见。在这种情况下，为了诊断PNET，需要将病理信息（包括免疫组织化学）与临床表现和临床病史相结合。

单凭诊断无法完全决定治疗方式，还需要了解肿瘤和患者的特征。一般来说，快速生长/高度侵袭性PNET的生物学行为和治疗与SCLC相类似；而相对缓慢生长的PNET，其治疗方法完全不同，需要整合几种不同的疗法或使用生物疗法。因此，肿瘤应根据分级、形态和功能成像以及临床特征来定义。目前WHO的分类[9]与PNET患者的后续临床管理不完全一致，特别是转移性疾病，因为AC和LCNEC诊断需基于手术标本，因此通常较难鉴别[10]。值得注意的是，活检标本只能疑诊而不能确诊LCNEC（细胞学不能用于LCNEC的诊断，见图17-4）[10]。

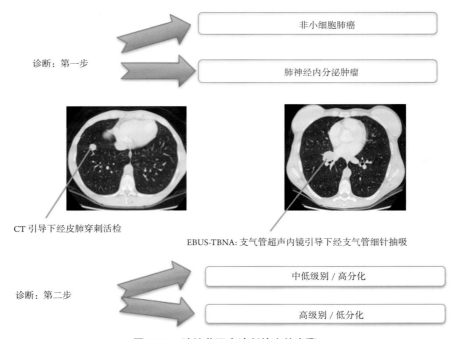

CT引导下经皮肺穿刺活检

EBUS-TBNA: 支气管超声内镜引导下经支气管细针抽吸

图17-3　肺结节逐步诊断检查的步骤

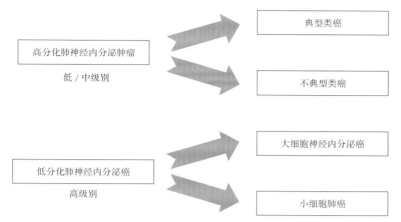

图17-4　肺神经内分泌恶性肿瘤亚型

一旦诊断PNET，就需行SSTR-2相关的影像学检查，因为大多数PNET都呈SSTR-2高表达。我们强烈推荐使用PET/CT，因为它比生长抑素受体显像（SRS）灵敏[11]。

PET对骨转移的检测优于CT扫描和骨核素扫描[12]。68Ga-PET/CT其灵敏度高于18F-FDG PET/CT，对于AC，18F-FDG PET/CT可作为术前检查[13-14]。我们通常在多学科团队中应用的肺部NETs诊断流程及方法见表17-1。针对惰性或快速生长的NETs的SSTR-2影像学检测逐渐被代谢性18F-FDG PET/CT所取代，而血清嗜铬蛋白-A（CgA）检测则逐渐被神经特异性烯醇化酶（NSE）所取代。

近期发表的一篇回顾性研究中，1998—2012年在英国三级转诊中心共诊断105例PNET患者，其中TC或AC 82例[15]；结果表明68Ga-PET-CT-Dotatate的敏感性与SRS相似，TC的总生存率与AC无显著差异，10% Ki-67的阈值与生存差异有统计学意义。

WHO对PNET分类中，Ki-67标记指数（LI）并未得以应用，然而据文献报道，结合细胞有丝分裂指数和坏死[6]，该组合有重要的预后价值。这三个变量的组合产生一个有效的分级系统，根据Ki-67水平分为三级，即G1 <4%，G2 4%~25%，G3≥25%，结合上述变量可对治疗带来帮助。

当TC和类癌综合征导致症状进展或出现副肿瘤综合征时，这些临床症状可以指导治疗方案选择[7]。在这些情况下，对症治疗成为首选，可包括SSAs±综合治疗±减瘤手术。应由多学科团队共同讨论，并根据综合征的严重程度和肿瘤负荷决定治疗方案。

四、PNET的系统治疗

（一）生长抑素

虽然SSAs（奥曲肽和缓释奥曲肽）在临床中作为对症治疗使用时得到了广泛的认可，但因为证据级别很低，它们在PNET中的抗肿瘤作用仍存在争议。然而，临床医生通常基于GEP-NETs的证据来使用奥曲肽或lanreotide作为一线治疗晚期PNET患者的药物，前提是肿瘤生长缓慢、肿瘤负荷小且无症状的患者。

表17-1　PNET诊断工具

PNET 亚型	形态影像	功能影像	循环标志物
典型类癌（高分化 / 低 Ki-67 表达 / 低级别）	全身 CT 扫描	68Ga-PET/CT-DOTA-peptide	CgA
不典型类癌（中高分化 / 中等 Ki-67 表达 / 中级别）	全身 CT 扫描	68Ga-PET/CT-DOTA-peptide + 18F-FDG-PET/CT	CgA + NSE
LCNEC/SCLC（低分化 / 高 Ki-67 表达）	全身 CT 扫描	18F-FDG-PET-CT	NSE

一项正在进行的随机双盲Ⅲ期临床研究（SPINET，NCT02683941）评估lanreotide对比安慰剂在高分化、转移和/或不可切除TC和AC患者中的疗效和安全性。

（二）依维莫司

到目前为止，还没有单独针对PNET的Ⅲ期临床试验；而在2016年，一项纳入胸部类癌的随机三臂Ⅱ期临床试验的结果已经公布[16]。在RADIANT-4研究中，纳入了大量转移性PNET病例，该研究纳入晚期进展无功能性的胃肠道或PNET的患者，分别使用依维莫司10 mg/d+最佳支持治疗与安慰剂+最佳支持治疗进行对比[17]。在该项研究中共纳入90例PNET患者（占全组30%），以2∶1随机化，依维莫司63例，安慰剂27例。这是目前关于PNET规模最大的Ⅲ期临床试验。肺亚组中，依维莫司组的中位PFS为9.2个月（95%CI：6.8~10.9），安慰剂组为3.6个月（HR：0.50；95%CI：0.28~0.88）。疗效和安全性数据与RADIANT-4试验一致[18]。

另一项随机三臂Ⅱ期LUNA实验对比在TC、AC和胸腺类癌患者中使用pasireotide加依维莫司vs.单独使用依维莫司和单用pasireotide，共有112例患者入组。该实验取得了预期效果，三组取得9个月PFS的患者比例均大于20%，证实了依莫维司在PNET中的治疗效果。

此外，RADIANT-2试验表明，对于PNET亚组合并类癌综合征的患者，依维莫司也具有活性和潜在有效性[18]。但与RADIANT-4的PNET亚组不同，RADIANT-2研究中PNET亚组缺乏分层，患者数量较少，且两组间存在不平衡（依维莫司+奥曲肽LAR与安慰剂+奥曲肽LAR分别为33例和11例）。

根据RADIANT-4结果，依维莫司获批用于治疗晚期PNET患者；这是第一个获批用于治疗晚期PNET的药物，这代表着PNET治疗向前迈出了良好的一步，但从目前文献中并不能得出关于PNET的治疗时机和临床治疗的指南；因此，仍需进行多学科讨论。

除了RADIANT-4和RADIAN-2之外，依维莫司也在进行着其他小型的研究[19-20]，它是PNET患者中研究最广泛的药物之一（表17-2）。

（三）肽受体放射性核素治疗

使用Gallium-PET评价SSTR-2功能表达的优势至少有三个，分别为分期、预后信息和对PRRT反应的预测。PRRT的有效性应由一位指定的NET核医学医生评估，并在多学科团队中共享PRRT的评估结果。

到目前为止，还没有针对PNET进行的PRRT前瞻性研究。只有少量PNET患者纳入回顾性研究或Ⅱ期研究中。Mariniello等[21]最近发表了唯一一个使用PRRT治疗PNET的大型回顾性单中心研究。在米兰的欧洲肿瘤学研究所共有114例经前期治疗的晚期PNET患者入组，他们接受了三种不同的PRRT方案：^{90}Y-octreotide vs ^{177}Lu-octreotate vs. ^{90}Y-octreotide+^{177}Lu-octreotate。三个方案的平均中位PFS和中位OS分别为28个月和59个月（表17-3）。

（四）化疗

到目前为止，尚未有绝对的证据证明化疗对PNET有效，但根据既往报道有数种化疗药物可用于PNET治疗[7]。经典SCLC化疗方案，依托泊苷联合顺铂或卡铂亦用于治疗PNET[25]，有效率达到20%，PFS可达7个月，但需注意以上数据只是来源于小规模回顾性研究，且未经NET指定中心进行病理回顾。在Fjiallskog等2001年发表的一项研究中，27例高分化NET患者的反应率为33%，与9例低分化神经内分泌癌患者的反应率为40%相似；所有高分化患者均有快速进展病史。这意味着一些肺神经内分泌瘤的生物学特性与肺神经内分泌癌相似，因此它们对铂类/依托泊苷化疗的反应相似。在这些病例中，明确诊断需取得足够且可靠的病理标本并经有经验的NET指定病理学专家鉴定。即使经过上述诊断程序，明确TC还是AC也应进一步考虑Ki-67指数、影像和临床表现等因素，可惜的是，既往关于化疗的少数研究多忽略了以上因素。

目前常采用双药方案，如替莫唑胺加奥沙利铂（表17-4）。替莫唑胺是一种口服烷化剂，在既往一些回顾性研究中常用于胰腺及PNET的治疗[25,29,32-33]。

据既往的一些回顾性研究显示，含奥沙利铂的GEMOX、CAPOX或FOLFOX方案，对于转移性PNET或伴有其他原发灶的PNET可能有效[26,28]。

替莫唑胺及奥沙利铂为临床提供了两种良好的化疗选择。前者可作为口服方案单独使用或与希罗达联

表17-2　依维莫司在胸部NET患者中的研究举例

研究名称	实验组	对照组	研究类型	接受依维莫司治疗的PNET患者
RAMSETE	EVE	无	Ⅱ期	22/73
RADIANT-2	EVE+OCT LAR	OCT LAR + 安慰剂	Ⅲ期	33/429
RAD-ITMO	EVE+OCT LAR	无	Ⅱ期	11/50
RADIANT-4	EVE	安慰剂	Ⅲ期	90/302
LUNA	PAS vs. EVE vs. PAS/EVE	无	随机试验，Ⅱ期	83/121

EVE，依维莫司；OCT LAR，长效奥曲肽；PAS，兰瑞肽。

表17-3　晚期PNET中PRRT相关研究举例

研究者	研究类型	放射性核素	病例数	研究结果
Imhof[22]	Ⅱ期	Y^{90}-Octreotide	84/1 109	RR 28.6%
Bodei[23]	Ⅱ期	Y^{90}-Octreotide	11/141	1例部分缓解，8例疾病稳定
Ianniello[24]	回顾性研究	Lu^{177}-Octreotate	34	PFS 20.1个月
Mariniello[21]	单中心回顾性研究	Y^{90}-Octreotide或Lu^{177}-Octreotate或Y^{90}-Octreotide +Lu^{177}-octreotate	114	PFS 28个月；OS 58.8个月

PFS，无进展生存期；OS，总体生存率；RR，反应率。

表17-4　基于替莫唑胺和奥沙利铂的晚期PNET化疗方案研究

研究者	方案	研究类型	病例数	研究结果
Walter[26]	奥沙利铂	回顾性	45	PFS: 15个月
Bajetta[27]	卡培他滨+奥沙利铂	Ⅱ期	5	PFS: 20个月
Spada[28]	奥沙利铂	回顾性	19	PFS: 8个月
Crona[29]	替莫唑胺	回顾性	31	PFS: 5.3个月
Chan[30]	替莫唑胺+贝伐珠单抗	Ⅱ期	19	PFS: 7.3个月
Kunz[31]	奥沙利铂+贝伐珠单抗	Ⅱ期	42	PFS: 19个月

用。后者更为临床医生所熟悉，是多种方案的组成药物之一，但最常用是氟尿嘧啶为基础的方案。

五、总结

PNET虽不为胸部肿瘤医生熟悉，但对专攻NET的肿瘤专家来说非常常见；PNET患者的临床管理与GEP-NET类似，主要基于多学科综合诊疗；然而，与GEP-NETs不同，针对PNET的专业委员会较少。欧洲肿瘤研究所（European Institute of Oncology，IEO）是欧洲神经内分泌肿瘤学会认证的GEP-NETs优秀医疗中心之一；在IEO，PNET病例常会在每周例会上由NET指定多学科团队进行讨论。目前为止，仍未有确定的治疗顺序及联合治疗方案，仍需经过多个学科专家的讨论；必要时胸外科、介入科、胸部肿瘤专科及放疗科均应加入PNET治疗讨论。多学科诊断-治疗模式在晚期NETs临床管理中具有重要意义。期待有关治疗策略及综合治疗相关的前瞻性研究。

声明

本文作者宣称无任何利益冲突。

参考文献

[1] IARC. Pathology and genetics of tumours of lung, pleura, thymus, and heart (World Health Organization Classification of Tumours)[M]. Lyon: IARC Press, 2004.

[2] Travis WD, Giroux DJ, Chansky K, et al. International Staging Committee and Participating Institutions: The IASLC Lung Cancer Staging Project: proposals for the inclusion of broncho-pulmonary carcinoid tumors in the forthcoming (seventh) edition of the TNM Classification for Lung Cancer[J]. J Thorac Oncol, 2008, 3: 1213-1223.

[3] Öberg K, Hellman P, Ferolla P, et al. Neuroendocrine bronchial and thymic tumors: ESMO Clinical Practice Guidelines for diagnosis, treatment and follow-up[J]. Ann Oncol, 2012, 23: vii120-123.

[4] Rekhtman N. Neuroendocrine tumors of the lung: an update[J]. Arch Pathol Lab Med, 2010, 134: 1628-1638.

[5] Pelosi G, Fabbri A, Cossa M, et al. What clinicians are asking pathologists when dealing with lung neuroendocrineneoplasms[J]? Seminars in diagnostic pathology, 2015, 32: 469-479.

[6] Rindi G, Arnold R, Bosman FT, et al. Nomenclature and classification of neuroendocrine neoplasms of the digestive system. In: Bosman FT, Carneiro F, Hruban RH, et al. editors. WHO Classification of Tumours of the Digestive System[M]. Lyon: IARC Press, 2010: 13-14.

[7] Caplin ME, Baudin E, Ferolla P, et al. ENETS consensus conference participants. Pulmonary neuro-endocrine (carcinoid) tumors: European Neuroendocrine Tumor Society expert consensus and rec-ommendations for best practice for typical and atypical pulmonary carcinoids[J]. Ann Oncol, 2015, 26: 1604-1620.

[8] Wirth LJ, Carter MR, Jänne PA, et al. Outcome of patients with pulmonary carcinoid tumors receiving chemotherapy or chemoradiotherapy[J]. Lung Cancer, 2004, 44: 213-220.

[9] Travis WD, Brambilla E, Burke AP, et al. WHO classification of tumours of the lung, pleura, thymus and heart. 4th ed[M]. Lyon: IARC Press, 2015.

[10] Pelosi G, Pattini L, Morana G, et al. Lung neuroendocrine tumors: Controversies in search of a solution[J]. Histol Histopathol, 2017, 32: 223-241.

[11] Haug AR, Cindea-Drimus R, Auernhammer CJ, et al. Neuroendocrine tumor recurrence: diagnosis with 68Ga-DOTATATE PET/CT[J]. Radiology, 2014, 270: 517-525.

[12] Putzer D, Gabriel M, Henninger B, et al. Bone metastases in patients with neuroendocrine tumor: 68Ga-DOTA-Tyr3-octreotide PET in comparison to CT and bone scintigraphy[J]. J Nucl Med, 2009, 50: 1214-1221.

[13] Lococo F, Perotti G, Cardillo G, et al. Multicenter comparison of 18F-FDG & and 68Ga-DOTA-peptide PET/CT for pulmonary carcinoid[J]. Clin Nucl Med, 2015, 40: e183-e189.

[14] Gasparri R, Rezende GC, Fazio N, et al. Fluorodeoxyglucose positron emission tomography in pul-monary carcinoid tumors[J]. Q J Nucl Med Mol Imaging, 2015, 59: 446-454.

[15] Pericleous M, Karpathakis A, Toumpanakis C, et al. Well-differentiated bronchial neuroendocrine tumors: Clinical management and outcomes in 105 patients[J]. Clin Respir J, 2018, 12: 904-914.

[16] Ferolla P, Brizzi MP, Meyer T, et al. Efficacy and safety of pasireotide LAR or everolimus alone, or in combination in patients with advanced carcinoids (NET) of the lung/thymus: Results from the ran-domized, phase 2 LUNA study[J]. Ann Oncol, 2016, 27: vi136-vi148.

[17] Yao JC, Fazio N, Singh S, et al. Everolimus for the treatment of advanced, non-functional neuroendo-crine tumours of the lung or gastrointestinal tract (RADIANT-4): A randomised, placebo-controlled, phase 3 study[J]. Lancet, 2016, 387: 968-977.

[18] Fazio N, Granberg D, Grossman A, et al. Everolimus plus octreotide long-acting repeatable in patients with advanced lung neuroendocrine tumors: analysis of the phase 3, randomized, placebo-controlled RADIANT-2 study[J]. Chest, 2013, 143: 955-962.

[19] Bajetta E, Catena L, Fazio N, et al. Everolimus in combination with octreotide long-acting repeatable in a first-line setting for patients with neuroendocrine tumors: an ITMO group study[J]. Cancer, 2014, 120: 2457-2463.

[20] Pavel ME, Wiedenmann B, Capdevila J, et al. RAMSETE: a single-arm, multicenter, single-stage phase II trial of RAD001 (everolimus) in advanced and metastatic silent neuro-endocrine tumours in Europe[J]. J Clin Oncol, 2012, 30: abstr 4122.

[21] Mariniello A, Bodei L, Tinelli C, et al. Long-term results of PRRT in advanced bronchopulmonary carcinoid[J]. Eur J Nucl Med Mol Imaging, 2016, 43: 441-452.

[22] Imhof A, Brunner P, Marincek N, et al. Response, survival, and long-term toxicity after therapy with the radiolabeled somatostatin analogue [90YDOTA]-TOC in metastasized neuroendocrine cancers[J]. J Clin Oncol, 2011, 29: 2416-2423.

[23] Bodei L, Cremonesi M, Grana C, et al. Receptor radionuclide therapy with 90Y-[DOTA]0-Tyr3-octreotide (90Y-DOTATOC)

in neuroendocrine tumours[J]. Eur J Nucl Med Mol Imaging, 2004, 31: 1038-1046.

[24] Ianniello A, Sansovini M, Severi S, et al. Peptide receptor radionuclide therapy with 177Lu-DOTATATE in advanced bronchial carcinoids: prognostic role of thyroid transcription factor 1 and 18F-FDG PET[J]. Eur J Nucl Med Mol Imaging, 2016, 43: 1040-1046.

[25] Chong CR, Wirth LJ, Nishino M, et al. Chemotherapy for locally advanced and metastatic pulmonary carcinoid tumors[J]. Lung Cancer, 2014, 86: 241-246.

[26] Walter T, Planchard D, Bouledrak K, et al. Evaluation of the combination of oxaliplatin and 5-fluorouracil or gemcitabine in patients with sporadic metastatic pulmonary carcinoid tumors[J]. Lung Cancer, 2016, 96: 68-73.

[27] Bajetta E, Catena L, Procopio G, et al. Are capecitabine and oxaliplatin (XELOX) suitable treatments for progressing low-grade and high-grade neuroendocrine tumors[J]? Cancer Chemother Pharmacol, 2007, 59: 637-642.

[28] Spada F, Antonuzzo L, Marconcini R, et al. Oxaliplatin-Based Chemotherapy in Advanced Neuroen-docrine Tumors: Clinical Outcomes and Preliminary Correlation with Biological Factors[J]. Neuroen-docrinology, 2016, 103: 806-814.

[29] Crona J, Fanola I, Lindholm DP, et al. Effect of temozolomide in patients with meta- static bronchial carcinoids[J]. Neuroendocrinology, 2013, 98: 151-155.

[30] Chan JA, Stuart K, Earle CC, et al. Prospective study of bevacizumab plus temozolomide in patients with advanced neuroendocrine tumors[J]. J Clin Oncol, 2012, 30: 2963-2968.

[31] Kunz PL, Balise RR, Fehrenbacher L, et al. Oxaliplatin-Fluoropyrimidine Chemotherapy Plus Bevaci-zumab in Advanced Neuroendocrine Tumors: An Analysis of 2 Phase II Trials[J]. Pancreas, 2016, 45: 1394-1400.

[32] Saranga-Perry V, Morse B, Centeno B et al. Treatment of metastatic neuroendocrine tumors of the thymus with capecitabine and temozolomide: a case series[J]. Neuroendocrinology, 2013, 97: 318-321.

[33] Crona J, Björklund P, Welin S, et al. Treatment, prognostic markers and survival in thymic neuroen-docrine tumours. A study from a single tertiary referral centre[J]. Lung Cancer, 2013, 79: 289-293.

译者：周子浩，广东省人民医院
　　　叶敏华，浙江省台州医院

第十八章　欧洲神经内分泌肿瘤学会（ENETS）肺类癌最佳诊疗方法专家共识及推荐解读

高枕[1]，邓澄[2]、唐继鸣[2]

[1]南方医科大学，广东省人民医院；[2]广东省人民医院

肺类癌（pulmonary carcinoid，PCs）是一种较为罕见的肿瘤，肺类癌占所有浸润性肺部恶性肿瘤的1%~2%，占全身所有高分化神经内分泌肿瘤（neuroendocrine tumors，NETs）的1/4~1/3。约90%的低分化神经内分泌恶性肿瘤发生于肺部[1-5]。近30年以来，肺类癌的发病率逐年增加[1,6]。典型类癌（TC）平均发病年龄为45岁，不典型类癌（AC）平均发病年龄为55岁[3,7-10]。在儿童[11-12]和年长青少年[12-15]中，肺类癌是最常见的肺部肿瘤，TC发病率远高于AC。近30年来所观察到的肺类癌生存率的下降可能是由于对AC和TC的认识加深导致的[16]。这一分布可能与目前的组织学分类密切相关，比如TC在高达15%的病例中出现了转移，常为局部淋巴结转移，中位复发时间为4年；然而AC则在近一半的病例中出现了局部或远处的转移情况，中位复发时间为1.8年。但是，TC和AC可能直到很多年之后才出现复发，因此，需要对患者进行长时间的监测[17-19]。典型类癌、不典型类癌在诊断、治疗和预后等很多方面存在差异，对这种罕见肿瘤的经验认识不一致也使得诊疗方案仍存在较大争议，欧洲神经内分泌肿瘤学会（ENETS）于2015年在《肿瘤学年鉴》上发布了关于肺类癌最佳诊疗方法的专家共识及推荐——《ENETS专家共识：典型或不典型肺类癌最佳诊疗方案》[20]（以下简称"该共识"），它将在肺类癌的诊治过程中为呼吸内科及胸外科医生提供极大帮助。以理清相关争议、将世界范围内的专家共识推介到国内为目的，笔者就该共识中一些重要推荐做相关解读，以飨读者。

该共识使用了2010年牛津大学循证医学中心证据分级系统（Centre for Evidence Based Medicine. Levels of Evidence. http://www.cebm.net）来评价共识中的被引论文，该共识及推荐的结论则是根据2007年推荐评估发展及评价小组的改良分级系统（http://www.gradeworkinggroup.org/）进行额外分级（表18-1）。

一、病理学诊断推荐

病理学诊断是判断肿瘤类型和性质的首要方法，其结果将对临床诊疗过程起到十分重要的指导作用。

区分TC和AC需要手术切除标本，小样本的组织活检和细胞学检查并不能可靠地区分TC和AC（证据级别3，推荐等级C）。

在小样本的组织活检和/或细胞学样本检查中，为获得准确的诊断，需要病理科医生仔细注意形态学和免疫组化的特征。小样本组织活检和细胞学检查并不能区分TC与AC，但是如果发现疑似类癌的组织中存在有丝分裂象及组织坏死，应考虑AC的可能性大。

Ki-67是在细胞有丝分裂周期中出现的核抗原，是位于10q26.2的MKi-67基因产物，其半衰期较短，可以反映组织细胞的增殖能力；与正常组织中Ki-67水平相比，Ki-67在不典型增生、鳞癌或腺癌中的表达明显增强，在肺类癌的免疫组化检测中也可以发现这种现

表18-1 牛津大学循证医学中心证据分级系统及推荐等级

级别	详细说明
推荐等级	
A	结果一致的1级临床研究结论
B	结果一致的2、3级临床研究结论或1级临床研究的推论
C	4级临床研究的结论或2、3级临床研究的推论
D	5级临床研究的结论或任何级别多个研究有矛盾或不确定的结论
证据级别	
1a	同质RCT的系统评价
1b	单个RCT（可信区间窄）
1c	"全"或"无"研究
2a	同质队列研究的系统评价
2b	单个队列研究（包括低质量RCT,如随访率<80%）
2c	结果研究,生态学研究
3a	同质病例对照研究的系统评价
3b	单个病例对照
4	病例系列研究（包括低质量队列和病例对照研究）
5	基于经验未经严格论证的专家意见

象。Ki-67抗原的免疫组化检测常常使用克隆Mib-1进行，在小块组织活检时可用于区分肺类癌和低分化的NETS[21]，并且常以标记指数的形式来呈现（活性肿瘤细胞百分比或标记指数）。

在小的活检样本中，若Ki-67标记指数显示组织的增殖活性较低，则可能有助于排除高级别NETs[21]。但这一方法对常规切片上TC和AC的鉴别仍然是不可靠的。无论是活检还是细胞学检查，在有限的诊断材料中，泛内分泌标志物的免疫组化染色都是确认肿瘤细胞神经内分泌性质的有效方法。

有丝分裂计数、坏死和Ki-67标记指数者应在手术标本或者活检标本的病理报告中注明，基于以下两个原因：①有丝分裂计数和组织坏死是分类标准的一部分；②有丝分裂计数和Ki-67增殖指数对AC的存活率有影响（证据级别3，推荐等级C）。

肺部神经内分泌肿瘤的分级系统一直沿用至今[19]。相当多的临床和流行病学数据证实了这一分级系统将病理分为4级的合理性，与消化系统胃肠胰腺神经内分泌肿瘤的分级相对应：a）高分化神经内分泌肿瘤，分级为G1；b）神经内分泌瘤，分级为G2；c）神经内分泌癌（neuroendocrine carcinoma，NEC），为低分化高度恶性肿瘤，分级为G3；d）混合型腺神经内分泌癌（mixed adenoneuroendocrine carcinoma，MANEC），为一种特殊类型的神经内分泌癌，形态学上包括腺癌和神经内分泌癌两种成分，且两种成分中任何一种至少占30%。建立一个不依赖病理结果的肺部NETS的临床分级系统对临床工作而言意义重大[22]。临床分级中以侵袭性为分级特征将神经内分泌肿瘤分为三级：TC为低度恶性肿瘤；AC为中度恶性肿瘤；LCNEC与SCLC为高度恶性肿瘤[19,23-25]。

虽然WHO 2004年的方案成为目前肺类癌的推荐分类方案，但前段时间一项基于Ki-67标记指数、有丝分裂计数及组织坏死的组合分级方案被提出。若能被证实，将具有重要临床意义[26]。该组合分级方案具体如下。

TC: <2个有丝分裂象/2 mm²，且缺乏组织坏死的痕迹。

AC: 2~10个有丝分裂象/2 mm²，和/或伴随点状坏死。

SCLC和LCNEC：>10个有丝分裂象（经常多于50个）/2 mm²，并合并有广泛地图状不规则坏死[19,27-28]。

所有有丝分裂象的计数应该在热点区域进行。有报告显示免疫组化方法也许对突出核分裂象计数有所帮助，但该报告仍需更多的研究证实[29]。在不同的有丝分裂区域计数时，可重复性方面出现了一些限制。有丝分裂计数在临界值范围内的细微差别可能会导致出现不同的诊断，例如，计数为10或者11的差异出现时，诊断可能出现AC和LCNEC的差异。因此，对这一根据有丝分裂计数结果的分类方法进行进一步研究是相当有必要的。

Ki-67标记指数在评估肺NETs过程中至少有四个主要问题：①活检时，Ki-67可将TC和AC同SCLC在细胞学上区分开（证据级别4，推荐等级C）；②Ki-67在任何材料中都不能可靠地区分TC和AC（证据级别4，推荐等级C）；③Ki-67已被证明能对TC和AC的预后做出预测（证据级别4，推荐等级C）；④Ki-67免疫组化方法的最佳执行步骤以及相关标记指数（数字图像分析、人工计数、肉眼评价、热点区域、随机区域与肿瘤区域选择、细胞计数）的判定标准有待确定（证据级别4/5，推荐等级C）。

虽然Ki-67的表达并不能可靠地鉴别TC与AC，分类效果要次于鉴别SCLC和LCNEC与肺类癌的效果，但其分类的准确性仍然要优于2004年WHO的组织学分类标准[19]。在有限的诊断材料中，利用Ki-67标记指数可以可靠地将低分化NET与肺类癌进行鉴别[22]。在手术切除的肺类癌标本中，Ki-67可能有助于预测预后，但要确定Ki-67对肺部NETs的效用还需要更多数据的支持[22,26,30-32]。最近，手工Ki-67标记指数评价方法和根据扫描切片的自动评估方法受到高度认可，其可再现性和简易性都优于手工有丝分裂计数[26,33]。虽然有研究指出在热点组织学领域考虑人工计数至少2 000个细胞以进行准确评估，但共识中仍然缺乏关于评估Ki-67标记指数（数字成像分析、手工计数、肉眼估计细胞数目）的最佳方法[31-32,34-36]。

少数免疫组化标志物（嗜铬粒蛋白A、突触小泡蛋白、CD56、NCAM）可用于确认肿瘤的神经内分泌性质，尤其是在小标本或者手术标本中。如有转移性肺类癌表现，TTF–1染色提示肿瘤起源于肺或甲状腺。（证据级别3，推荐等级C）

免疫组化检测证明了一部分经筛选的标志物[如嗜铬蛋白A、突触小泡蛋白、CD56、细胞角蛋白和甲状腺转录因子1（thyroid transcription factor-1，TTF-1）]可能有助于确认神经内分泌分化和上皮细胞分化，特别是在诊断材料极为有限的情况下[19]。尽管AC的神经内分泌标志物分布可能更不规则，但这些免疫组化染色方法仍然不能区分TC和AC。TTF-1多见于周围型肺类癌，而细胞角蛋白则可能有助于肺副神经节瘤的诊断[19]。CDX-2、Islet1、TTF-1或特异性激素及生物胺的免疫组化染色可用于分辨肺NET和来自其他器官（尤其是起源于胃肠胰腺）的分化良好的肺转移瘤[37-38]。细胞角蛋白（AE1/AE3）在25%的肺类癌中呈阴性，但在SCLC以及LCNEC中始终呈阳性。

神经内分泌细胞增生、微小瘤、弥漫性特发性肺神经内分泌细胞增生（diffuse idiopathic neuroendocrine cell hyperplasia，DIPNECH）及多发性肿瘤通常与肺类癌有关。DIPNECH是一种可进展到TC或AC的侵袭前病变。由于多发性NET与神经内分泌细胞增生、微小瘤或DIPNECH具有联系，因此，组织学评估可提供关于确定肺类癌是肺内播散性病变还是多原发灶性病变的信息。（证据级别4，推荐等级C）

神经内分泌增生定义为支气管上皮内神经内分泌细胞的单细胞或团簇样增殖。直径小于0.5 cm的结节性神经内分泌细胞增生被称为"微小瘤"，它们通常无有丝分裂象、无组织坏死且Ki-67标记指数较低[19]，但在CT扫描中表现为多发的亚厘米级结节。偶发性的神经内分泌细胞增生较为常见，但DIPNECH极为罕见，其特征为广泛的神经内分泌细胞和肿瘤组织增生。神经内分泌细胞增生被认为是一种多发的浸润前病变，与TC和AC的发展有关[39-43]。在DIPNECH的背景下，大多数多发性类癌的病例都是同时发生的原发病灶，而不是肺内的转移病灶。

我们应准确记录周围肺组织发生的神经内分泌细胞增生[19]。大多数神经内分泌增生的病例是在非肿瘤性肺组织中偶然发现的，约有25%的类癌在切除的肺组织中可找到神经内分泌增生[44]，因此，要记录这些增生，我们可能需要对切除的类癌肿瘤周围的非肿瘤性肺组织进行有代表性地取样。

除非研究方案特别要求，否则目前不应对肺类癌患者进行常规基因诊断（证据级别4，推荐等级C）。

肺类癌与肺腺癌不同，目前所知的可进行靶向治疗的肺类癌基因靶点十分稀少，并不能满足目前临床治疗过程中靶向治疗的需要；如果在临床中盲目地进行常规基因诊断，其获益并不大。所以目前不应对肺类癌的标本进行常规的基因诊断。如果临床需要，可进行生长抑素受体的检测[45]。

二、临床诊断推荐

传统上，根据其起源于支气管树的部位，肺癌可分为中央型和外周型，肺类癌也是如此，但它们可发生于整个肺实质的任何部位。呼吸系统症状常常仅出现于中心型肺类癌，而周围型肺类癌通常是由于其他原因而行放射检查的过程中被发现的。最常见的呼吸系统症状是反复发生的胸部感染、咳嗽、咯血、胸痛、呼吸困难和喘息。在极少数情况下，激素高分泌状态可能提示潜在的神经内分泌肿瘤。

该共识推荐所有病例均应由多学科肿瘤委员会及肺类癌专科专家参与会诊，以建立最合适的患者管理及治疗方案。应按照国际抗癌联盟（The Union for International Cancer Control，UICC）第7版TNM分期系统对患者进行分期。常规成像和核素成像均适用于对肺类癌患者的分期。

由于目前仍然缺乏手术治疗纵隔淋巴结受累患者的共识和指南，对靠近纵隔的肺类癌，其术前分期的最佳方式仍存在争议。例如，根据欧洲胸外科医师协会最近的一项调查，许多欧洲外科医生会为临床N_2分期、肿瘤可切除的患者进行手术[9]。这提示我们，若最初的核素成像提示疾病分期为N_2期，则不需要因进行疾病分期而对患者进行进一步的侵入性检查。然而，很少有研究深入分析淋巴结受累影响肺类癌预后的原因。根据ENETS的经验，大多数随访中出现转移或局部复发的TC患者都处于Ⅰ期，这些患者中，55%都可以在手术后获得长期存活。然而，在进展期的AC患者中，66%有淋巴结转移，80%的患者在治疗后因复发而死亡。通过对这些结果的分析，我们可以确定淋巴结受累对AC的预后有着明显的影响[46]。

生化基线检查应该仅限于进行肾功能、肝功能、血钙、血糖和血浆嗜铬粒蛋白A的检测（证据级别4，推荐等级D）。

肾功能、血钙、血糖有助于临床医生了解患者体内内分泌系统是否存在异常，并且能够及时提醒医生注意神经内分泌肿瘤的存在。Bajetta E等的研究说明了神经元特异性烯醇化酶和嗜铬蛋白A在NETs患者血液内的水平较正常人明显升高[47]；而Baudin E等的研究则说明了嗜铬蛋白A对于NETS患者的特异性高于神经元特异性烯醇化酶，并推荐将嗜铬蛋白A作为NET患者的唯一检测标志物[48]。因而，指南推荐肺类癌的基线测试应限于肾功能、血钙、血糖以及血浆嗜铬蛋白A的测量[47-49]（图18-1）。

副瘤综合征可能并发于肺类癌，应当根据临床症状和特征进行生化检查（包括24 h尿HIAA、ACTH和GHRH）（证据级别4，推荐等级A）。

对类癌综合征患者应进行特异性标志物的测量，如24 h内尿5-羟基吲哚乙酸（5-hydroxyindoleacetic acid，5-HIAA）的测定[50-52]。2%~5%出现肝转移的肺类癌患者患有类癌综合征。1%~6%的肺类癌患者患有库欣综合征，推荐对这类患者监测血清皮质醇水平、24 h尿游离皮质醇水平及促肾上腺皮质激素（adrenocorticotropic hormone，ACTH）水平。高达40%的异位库欣综合征患者患有肺类癌。由异位生长激素释放激素（growth hormone releasing hormone，GHRH）或者胰岛素样生长因子1（insulin-like growth factor-1，IGF-1）导致的肢端肥大症相当罕见，临床上可测量血清生长激素（growth hormone，GH）、GHRH及IGF-1水平以进行诊断。异位胰岛素分泌而引起复发性低血糖发作的病例也十分罕见。5%的SCLC患者存在抗利尿激素分泌异常的情况，而这种情况在肺

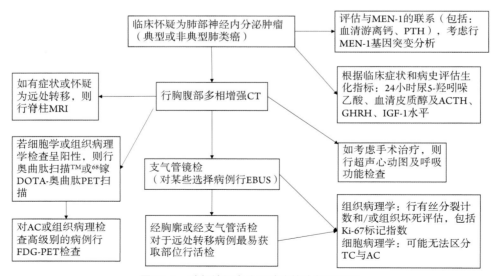

图18-1　肺部神经内分泌肿瘤的诊断流程图

类癌患者中少见[50,52-53]。

仅在不足5%的患者中，肺类癌可能与MEN-1综合征有关。应采用家族史、体格检查和尽可能少的实验室检查来对MEN-1进行检查。若存在MEN-1综合征家族史或出现MEN-1综合征的其他特征，应筛查MEN-1基因突变。（证据级别5，推荐等级C）

Ⅰ型多发性内分泌瘤病（multiple endocrine neoplasia type 1，MEN-1）可同时发生甲状旁腺细胞、胰岛细胞和垂体细胞肿瘤。甲状旁腺是MEN-1中最主要的受累腺体，以甲状旁腺功能亢进为常见症状，早期表现为无症状的高钙血症；其次以胰岛细胞瘤和垂体瘤最为多见，其症状与肿瘤细胞的性质相对应。

而肺类癌很少与MEN-1综合征相关（<5%），也不应将其与转移性扩散灶及其他癌症混淆。对于临床实践中难以鉴别的患者，我们可通过家族史、临床检查和包括电解质、甲状旁腺素及泌乳素的分泌程度等实验室检查来诊断MEN-1[54]。如果家族史提示MEN-1病史或出现其他MEN-1综合症状（如甲状旁腺功能亢进等），则应考虑MEN-1并进行筛查[52,55]。

增强CT是发现肺类癌的最佳手段（证据级别3，推荐等级B），对禁忌使用造影剂的患者可使用高分辨率CT（证据级别4，推荐等级C）。

肺类癌的CT图像常常无特异性，其CT图像常常与肺腺癌或肺表皮样癌类似。最常见的病变组织图像是圆形或卵圆形的周围型肺结节，边缘光滑或呈分叶状[56]。然而，肺类癌的影像通常具有丰富的血管征，在注射造影剂后呈增强图像[57]。在中心型肺类癌中，CT图像上的间接梗阻征象常常与癌组织的存在有关，如肺不张、空气潴留、阻塞性肺炎或罕见的支气管扩张和肺脓肿。

在低分化神经内分泌肿瘤患者中，脑转移相当常见；而脑部转移在肺类癌患者中常见于恶性程度更高的AC患者。共识并不推荐常规行颅脑CT和MRI检查，这些检查应该在分期阶段和临床随访中怀疑出现脑转移时进行。

术前应行胸部和腹部CT检查（证据级别4，推荐等级A，强烈推荐）。

肺类癌术前的常规检查应包含胸部和腹部CT检查。对于胸部原发肿瘤的形态判断将有助于术前对肿瘤性质的评价；腹部脏器如肝脏则是肺肿瘤转移的高发部位，对腹部进行评价将有益于手术方式和术后治疗的选择。而CT则是目前完成胸部和腹部评价的最佳方式，因其易获取且诊断效能高的特点而被共识所推荐。

检测肝脏转移时应采用包括肝动脉期和门动脉期在内的多相CT检查或MRI检查，并应结合肝的动态采集和扩散加权序列（证据级别4，推荐等级C）。

肺类癌转移最常见的部位是肝脏、骨骼和纵隔淋巴结[58]。检测肝转移时应采用包括肿瘤在肝动脉期、门动脉期造影或磁共振（MRI）成像在内的多相CT成像，并应结合肝脏的动态采集和扩散加权序列整体判断[59]。

支气管镜检查是必要的术前分期和中心气道评价手段（证据级别4，推荐等级A）。

由于可在支气管镜中直视肿瘤，并对其进行操作，故这一方法可对中央型肺类癌进行一系列测量评估，尤其是对肿瘤是否累及重要支气管或隆突等气管分叉处的判断能力极强，故支气管镜检查可以帮助我们获取相当数量的中央型肺类癌肿瘤组织以帮助确定诊断。这一优势可帮助临床医生进行有效的术前分期和病理诊断，对临床实践具有重要指导意义。此外，支气管镜还可以对于患者气道状态进行评估。

支气管镜检查常规使用纤维支气管镜，但对于高出血风险的患者，硬质支气管镜是获取活检标本的首选方法（证据级别4，推荐等级B）。

纤维支气管镜可用于肺类癌的检查，但由于类癌组织血运丰富，加之肿瘤组织结构脆弱，临床医生应意识到检查过程中出血的可能性并加以预防。对出血高风险的患者行支气管镜检查时，应首选硬质支气管镜，因其不仅可用于活检标本，也可进行消融手术[50,52,60]。

目前支持"新支气管镜技术可增加对原发肿瘤或复发肿瘤的检测灵敏度"这一观点的证据不足（证据级别4，推荐等级D）。

关于新型的支气管镜技术（如超声内镜、荧光支气管镜、微支气管镜）具有的附加价值的证据有限，这些新技术的使用目的是提高对原发肿瘤、复发或纵隔淋巴结分期的检测灵敏度，并在手术切除肿瘤前确定支气管内肿瘤的边界[61-62]。

全身生长抑素受体显像（SRS）检查及胸部单光子发射计算机断层扫描（SPECT）/CT可显示80%的原发性肺类癌（证据级别4，推荐等级B）。

全身SRS及胸部SPECT/CT可用于术前进行肿瘤的NM分期，并可以对肿瘤灶和转移灶进行准确地定位诊断。近80%的原发性肿瘤（主要是TC）可以用这些技术显示出来[50,63-65]。

SRS检测及生长抑素受体PET成像可能对骨转移有更高的敏感度（证据级别4，推荐等级D）。

适当的CT值设置有助于发现骨转移，但对于骨转移尤其是脊柱转移的检测，MRI是首选技术。虽然SRS检查和最近的生长抑素受体PET技术对骨转移的敏感性可能更高[64,66]，但由于这些技术价格昂贵、普及面低，大量患者并不能进行该项检查，故推荐等级并不高，仅推荐怀疑远处转移的患者行这些检查。

[68]镓–DOTA生长抑素类似物PET检查比SRS检查更敏感（证据级别4，推荐等级C）。

在可获取的情况下，[68]镓-DOTA标记生长抑素类似物（奥曲酸盐、奥曲肽或NOC）PET检查比SRS检查更为敏感和适用[51,66-70]。尽管[11]C-5-羟基色氨酸（HTP）PET和[64]铜-DOTATATE都是前景光明的肺部NET检测技术，但经验上，这些检查目前只适用于单原发病灶[71-72]。

大多数TC对FDG PET的吸收较低或无吸收，而AC可能有较高的吸收。而FDG PET对于检出低分化的NETs（SCLC和LCLC）实用性高。（证据级别4，推荐等级C）

核医学技术在诊断肺类癌中可发挥作用，它不仅能够显示类癌在全身的转移情况，而且还有助于预测对肽受体放射靶向治疗（PRRT）的反应。

氟脱氧葡萄糖（FDG）PET成像的标准摄取值（standard uptake value，SUV）在AC中普遍较高，其增殖指数也较高，这说明[18]F-FDG PET检查有助于测定肺类癌的生物学特性[73]。[18]F-FDG PET是对低分化型肿瘤（SCLC和LCLC）最敏感的技术[74-75]。Pattenden等的研究报道了[18]F-氟代脱氧葡萄糖正电子发射断层扫描（[18]F-FDG-PET/CT）对诊断纵隔淋巴结疾病的敏感性和特异性，在207例病例中，对TC和AC的诊断准确性分别为33%和94%；这提示对于TC患者，PET-CT检查不能准确地排除淋巴结转移[76]。如果治疗决策需要基于N₂分期的临床证据，则需要进一步使用支气管内超声、内镜下细针抽吸或纵隔镜下淋巴结活检进行纵隔分期。

肺功能检查应常规进行，其目的为评估手术风险、明确肿瘤与慢性阻塞性肺疾病（COPD）之间的关系并筛查支气管狭窄的存在（证据级别4，推荐等级A）。

由于肺部手术的特殊性，肺功能是一项重要的评价手术禁忌证的指标，故共识推荐常规进行。肺功能不仅仅是评估患者能否耐受手术的标准，也是判断患者预后和术后生活质量的重要指标。

超声心动图通常用于类癌综合征的术前检查（证据级别4，推荐等级B，强烈推荐）。在肺类癌中，左侧和右侧心瓣膜均应进行筛查（证据级别4，推荐等级B）。

超声心动图应在诊断和随访过程中进行，目的是评估是否存在类癌性心脏病及其演变[77]。在肺类癌中，左侧和右侧心瓣膜均应进行超声心动图筛查[77-78]。术前应进行精确的超声心动图检查。即使是对于没有肝转移的肺类癌患者，类癌综合征仍有可能发生，因此可能存在类癌性心脏病，特别是在左心。此外，与不典型的类癌综合征并发的支气管痉挛可能还会影响心功能。

三、手术治疗推荐

手术是肺类癌治疗方法的备选之一，其目的是切除肿瘤并尽可能的保留正常肺组织。手术入路的选择取决于肿瘤大小、生长部位和组织类型。手术时，应注意测量肿瘤边缘距切缘的距离，以保证肿瘤切除的彻底性[63]。但是，仍需要长期研究以评估R1切除术后复发的风险和概率。与其他类型的肺癌相比，肺类癌的生长速度往往非常缓慢；由于相当一部分患者病情呈惰性过程，TNM分期为N_2期并不是手术的绝对禁忌证。

对局限性病变，最佳手术方案选择是肺叶切除术或袖状切除术（证据级别5，推荐等级A）。

ENETS专家共识推荐，对于局限性可手术的肺类癌，最佳手术方案仍为肺叶切除术或袖状切除术。但与非小细胞肺癌（NSCLC）一样，在某些范围内进行亚肺叶切除治疗肺类癌与肺叶切除术的效果比较仍然没有准确定论，亚肺叶切除仍需要更大规模的随机对照试验进行评估。

确定周围型肿瘤切除范围时，建议采用完整的解剖切除和系统的淋巴结清扫（证据级别5，推荐等级D）。

对于肺功能受限的患者，标准肺段切除术效果优于楔形肺切除。对于周围型AC，如果只进行有限的亚叶级切除术，其术后局部复发的风险可能上升，因此手术范围应选择解剖性切除（肺叶切除或肺段切除）。

由于多达25%的TC患者和超过半数的AC患者可能存在淋巴结转移[52,79]，故应该进行系统性淋巴结清扫。淋巴结的管理应符合国际肺癌研究协会（IASLC）关于R0级切除的推荐；这意味着至少6个淋巴结应该被清扫，其中3个应为纵隔淋巴结，包括隆突下（第7组）淋巴结[80]。

肺实质保留手术的效果优于全肺切除术（证据级别5，推荐等级C）。

对于低恶性和低复发潜力的中心气道肿瘤（几乎都是TC）患者而言，肺实质保留手术是首选的手术方式。在可能的情况下，支气管袖状切除术(不切除肺实质)或袖状肺叶切除术应优先于全肺切除术(手术切缘术中冰冻病理检查结果较理想)[81]。

对不可耐受支气管–肺手术的高危患者应采用局部切除术，或可行气管内支气管镜治疗，这种治疗可使这些患者有机会进行手术治疗（证据级别5，推荐等级D）。

局部切除是肺癌手术治疗方案的重要组成部分。对于年龄大、肺功能差、不能耐受肺叶切除的患者，ENETS专家共识推荐进行局部切除（楔形切除或肺段、亚肺段切除）。

无支气管外成分的肺类癌可在支气管镜下治疗，其远期疗效优于直接手术切除，并能更多地保留正常肺组织，提高患者的术后生活质量。在首次支气管镜治疗即成功根除肿瘤的病例回顾中，肿瘤腔内和腔外生长的评估可能比TC和AC之间的组织学划分更为重要[82]。

冷冻治疗是支气管内机械切除TC时降低局部复发风险的一种安全有效的辅助手段，而且往往与支气管狭窄等长期并发症无关[83]。对支气管腔内肺类癌，激光支气管镜也是一种有效的治疗方法，具有快速、即效和可重复进行的优点。激光支气管镜也可与其他治疗方法(如放疗)联合使用，用于治疗伴有腔外成分的广泛支气管壁内浸润的病例[84]。如果局部治疗不彻底，可以在支气管镜下行手术切除。这种治疗策略是一种微创的保留肺实质组织的替代方案，也可以等到支气管内治疗后复发时再进行肺叶切除术。这种局部治疗方案需要根据患者的身体状况、肺类癌类型、彻底的影像检查（包括功能成像）以排除淋巴结扩散来进行综合评估。其他技术如支气管内局部消融术(如局部透热法切除术、激光切除术)或周围局部消融术(如射频消融术)等可用于姑息性治疗[81]。

对于类癌综合征患者，当90%以上的肿瘤可被切除时应行肝转移瘤切除术。最低标准的治疗指征：可切除的TC和低级别AC、死亡率低于5%、无右心功能不全、无不可切除的淋巴结转移和腹腔外转移以及无不可切除的腹膜癌。（证据级别4，推荐等级C）

对于已发生肝脏转移的肺类癌患者，当超过90%的肝转移肿瘤可以切除时，有治疗意向的患者可考虑行手术切除肝转移瘤，以帮助控制症状或减轻肿瘤负荷。完全切除肝转移瘤可使5年总生存率提高到70%以上[85]。因此，在可能的情况下，应该切除肝脏转移肿瘤。

一般情况下，手术治疗并非是转移性肿瘤患者综合管理的一部分。如果考虑进行肺部手术，一致的意见是对那些在所有部位的病灶都可以进行根治并有治疗意向的患者行保留手术。这类手术通常应用于有丝分裂计数低的TC和AC。一般来说，肿瘤复发较为罕见，手术治疗复发性肿瘤的前提是围手术期风险和肿瘤分期与首次手术相同。

四、药物治疗推荐

高等级AC的侵袭性高于TC[79,86]，诊治时应有多学科团队参与。治疗目标是控制激素相关症状和肿瘤的生长[50,63,87]。肿瘤转移阶段患者预后的异质性和治疗方案的缺乏使得如何提高患者治疗后的生活质量成为诊疗过程中的一个核心问题。在治疗时需要考虑的相关因素包括未经治疗的患者病情恶化、原发肿瘤的转移扩散、SRS的吸收级别以及激素相关症状是否得到良好控制。由于原发性肺类癌随机对照研究的数量有限，难以获得可与NSCLC相比拟的证据，这些建议也依赖于分化良好的消化系统NETs数据。然而在诊疗过程中，应考虑到一些评估药物治疗效果的关键参数，而这些指标可能与消化系统NETs并不完全相同（图18-2）。

可考虑对TC和低增殖指数的AC患者行随访观察（证据级别5，推荐等级D）。

TC以及低增殖指数的AC侵袭性和恶性程度较低，对这类患者进行与小结节状肺部磨玻璃影（ground glass opacity，GGO）形态NSCLC相似的随访可能是安全的，并且可以避免不必要的手术干预，对减轻患者

治疗负荷以及提高其生活质量也将起到重要作用。

SSAs类药物是类癌综合征和肢端肥大症的一线治疗方法（证据级别3，推荐等级B）。

30%的晚期肺类癌患者存在与激素分泌有关的症状。类癌综合征是最常见的与肺类癌并发的功能性综合征。生长抑素类似物（SSA）是控制症状的一线用药。据报道，对GEP NET患者使用SSA后，超过50%的患者面部潮红和腹泻的症状有所缓解[88-89]。在治疗过程中，医生应仔细检测患者是否存在类癌心脏病。

对于异位GHRH分泌和肢端肥大症的治疗，SSAs具有重要价值。SSA对一些异位ACTH综合征患者也是有效的治疗方法。在缺乏激素控制的情况下，对于特定的患者，需要考虑其他抗肿瘤的方法，包括局部治疗[如肝姑息性手术、经动脉化疗栓塞术（TACE）、射频消融术]、SSA联合干扰素（IFN）治疗和PRRT治疗等[51,63]。术前或局部介入治疗之前应使用足够剂量的SSA以预防类癌危象的发生。治疗的主要方法是术前静脉注射SSA 100~200 mcg，之后在治疗过程中继续静注，剂量为50 mcg/h，必要时可增加剂量。术后24 h内仍应继续静注SSA，并在接下来的48 h内缓慢停药。这种情况下，选用长效SSA可

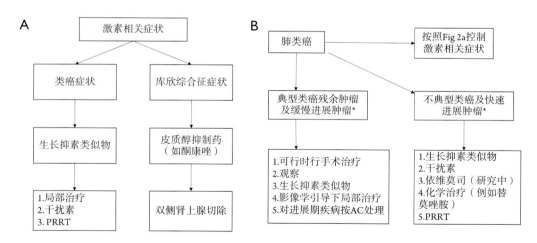

图18-2 药物治疗推荐
（A）对于控制激素相关症状的ENETS推荐；（B）对于控制激素相关症状及肿瘤生长的ENETS推荐。*根据RECIST定义肿瘤的进展期；PRRT，肽受体放射性核素治疗。

能是更加适合的治疗方式。

对库欣综合征患者，需要控制皮质醇的分泌水平。（证据级别3，推荐等级B）。

1%~2%的肺类癌患者可出现库欣综合征的症状，常是该类患者寻求治疗的最初原因。库欣综合征可使用酮康唑、甲硝酮、依托咪酯或米非司酮等常用药物进行治疗。酮康唑是最受欢迎且最有效的药物，治疗剂量为每日600~800 mg。美替拉酮也常用于这类疾病的治疗，治疗剂量应该从1 g/d开始，每日分4次服用，可增加到最大剂量4.5 g/d。对难治性库欣综合征患者可行双侧肾上腺切除术。

SSA可作为晚期不可切除的、预后良好、进展缓慢的SRI阳性肺类癌患者（特别是低增殖指数的TC和AC）的一线全身抗增殖治疗手段（证据级别3，推荐等级B）。

目前还没有针对肺类癌的前瞻性随机对照试验来指导治疗，而且大多数文献由研究原发性NET患者的混合人群的病例报告或研究组成。预后和安全性应是指导治疗决策的首要因素。无症状的患者主要为增殖指数较低、肿瘤负担较轻的晚期TC或AC，对这类患者可考虑在最初的3~6个月进行常规CT检查的基础上制定随访计划，并向患者解释随访的必要性。

在包括肺类癌在内的多个前瞻性和回顾性研究中，SSA治疗可使30%~70%分化良好的NET患者达到疾病稳定[90-92]。目前还没有专门针对肺部原发类癌病变的试验。对比奥曲肽LAR 30 mg和中肠NET安慰剂的随机安慰剂对照PROMID研究（n=85）显示，奥曲肽LAR 30 mg组抗肿瘤控制的中位进展时间明显长于安慰剂组，分别为14.3个月和6个月[93]。III期随机安慰剂对照试验（CLARINET）研究了204例非功能性消化系统胃肠胰腺NETs，分别予以兰瑞肽（120 mcg/28d）和安慰剂；结果显示，经兰瑞肽治疗的患者，其无进展生存期延长明显超过安慰剂组患者（P=0.0002），62%接受兰瑞肽治疗的患者和22%接受安慰剂的患者在96周时无进展[94]。

最常用的长效SSA药物及使用方法是肌内注射奥曲肽LAR和皮下注射兰瑞肽，这两种药物的使用频率均为每28 d使用一次。由于其良好的安全性，SSA应作为晚期增殖指数低、SRS阳性肺类癌患者的一线全身治疗

选择。而对于肿瘤负荷高、有丝分裂指数较高或肿瘤进展迅速的患者应慎用，在用药2~3个月时应进行影像学检查。

尽管现有的化疗方案疗效有限，但细胞毒性治疗已经成为侵袭性转移癌的标准治疗方法（证据级别3，推荐等级B）。

表皮生长因子通路（epidermal growth factor，EGF）已被发现在肺类癌中有表达，但至今未见突变。体内和体外研究使用EGFR抑制药厄洛替尼治疗肺类癌发现其具有潜在的治疗作用。目前，II期研究正在进行中，其他正在研究的途径包括成纤维细胞生长因子（fibroblast growth factor，FGF）和MET途径，一系列针对VEGF和血小板衍生生长因子（platelet-derived growth factor，PDGF）途径的新分子靶点正在研发中。抗血管药物在肺类癌治疗方案中的地位仍然不确定。舒尼替尼是一种小分子口服激酶抑制药，具有抗多种酪氨酸激酶抑制药的活性，包括VEGFR-1、VEGFR-2、VEGFR-3、PDGFR-a、PDGFR-b等[95]。II期研究评估了109例NET患者中舒尼替尼的抗肿瘤活性，这些患者包括41例类癌和14例含肺类癌在内的前肠肿瘤。在类癌患者中，ORR为2.4%，83%的患者维持疾病稳定状态，TTP为10.2个月，1年生存率为83.4%[96]。贝伐珠单抗是一种抗血管内皮生长因子（vascular endothelial growth factor，VEGF）单克隆抗体，在一项II期研究中，患者被随机分为贝伐珠单抗组和干扰素组，贝伐珠单抗组的22例患者中有21例表现出部分应答，其中有4名为肺类癌患者[97]。一项II期研究分析了索拉非尼联合贝伐珠单抗在44个NET患者（其中19个为前肠NET患者）中的抗肿瘤效果。贝伐珠单抗对肺类癌患者的抗血管生成活性还需要更多的研究。有报道称贝伐珠单抗与化疗联合应用已有了满意结果[98]。

对原发肿瘤行射频消融术（radiofrequency，RF）或冷冻消融术有时被认为是手术无法切除的情况下的辅助治疗手段。骨或肺转移是射频消融的潜在靶点。肿瘤的大小和解剖位置是预测局部治疗效果的主要因素。肝转移瘤的大部分血供来源于肝动脉，因此，在GEP-NET中，使用温和粒子（经动脉栓塞，TAE）或细胞毒性药物（如多柔比星TACE）选择性栓塞可以有效改善症状和放射反应。据报道，治疗过程中放射反应发生率为33%~37%。没有证据表明化疗药物栓塞比

单纯颗粒栓塞更有效。有新的证据表明对肝转移瘤使用放射性微粒（如⁹⁰钇）进行栓塞效果良好。对于进展性疾病，应牢记局部联合治疗作为外科手术或全身治疗的辅助手段的附加价值[99-101]。

单用替莫唑胺已经显示出临床效益（证据级别3，推荐等级C）。对高增殖性肺类癌，主要采用依托泊苷联合顺铂方案治疗（证据级别3，推荐等级B）。

单独使用5-氟尿嘧啶（5-fluorouracil，5-FU）、达卡巴嗪、替莫唑胺（temozolomide，TMZ）或联合使用5-氟尿嘧啶与链脲佐菌素（streptozotocin，STZ）或奥沙利菌素的总体有效率低于30%[102-104]。这些药物在晚期肺类癌病例管理中的价值尚不清楚，而3~4级毒性反应率可能会超过10%。肺类癌的姑息治疗建议采用TMZ，因为其在支气管肺神经内分泌肿瘤亚组（BPNET）中得到了广泛的研究，并具有可接受的安全性。若发生脑转移，也可考虑使用TMZ治疗[105]。分析NETS中甲基鸟嘌呤DNA甲基转移酶（MGMT）的表达可能有助于筛选对TMZ有反应的患者。

在肺部NETS中，基于STZ的治疗方案效果令人失望，7例接受5-氟尿嘧啶和STZ联合治疗的受试者的疾病全部出现进展[106]。在分析5-氟尿嘧啶与STZ联合治疗对比5-氟尿嘧啶与阿霉素联合治疗对22例具有症状的类癌患者治疗效果的随机试验中，在5个月内发现总体有效率为16%，并且5-氟尿嘧啶与STZ联合治疗的生存优势表明阿霉素治疗对这些患者没有任何益处[102]。一项对79例进展期NET患者采用5-氟尿嘧啶与STZ联合顺铂方案进行治疗的回顾性分析显示该治疗方案对原发部位为非胰腺的肿瘤的反应率为25%，总中位疾病进展时间为9.1个月。1例肺类癌患者出现部分缓解，这使得对该患者进行手术以切除原发性肿瘤和继发结节成为可能。

最近在一项随机Ⅱ期试验中，对85例序贯使用5-氟尿嘧啶联合STZ与STZ±顺铂（FCist）方案的NET患者进行重新检测，未发现顺铂在这一治疗方案中有任何附加价值[107]。根据两项专门针对高分化肺类癌的研究报道，卡铂和顺铂的应答率为20%。由于其显著的毒性反应发生率，顺铂只用于更具侵袭性和更晚期的肺类癌患者。

对SSTRs高表达的肿瘤组织可使用PRRT进行治疗（证据级别3，推荐等级C，强烈推荐）。

分化良好的肺类癌常常表达SSTR家族的2号亚型，这种亚型可以通过¹¹¹铟生长抑素模拟闪烁成像或者⁶⁸镓-生长抑素模拟PET扫描进行识别。PRRT可用于治疗TC和AC的转移病变；目前在选定的SRS高摄取的患者中，⁹⁰钇-DOTA奥曲肽和¹⁷⁷镥-DOTA奥曲肽显示出特别的研究前景，有必要进行前瞻性研究和随机试验以确认结果。尽管大多数研究仅限于单中心研究，但一项大型回顾性研究观察了1 109例转移性NETS患者，其中84例为肺类癌患者；使用RECIST标准评估这些患者，发现其中28%的肺类癌患者出现了肿瘤形态学变化，38.1%的肺类癌患者出现了临床症状缓解，平均生存时间为40个月。有10%~33%的患者出现了3~4级毒性反应，主要是肾脏和血液系统中毒症状，包括不可逆性的肾中毒性损伤（9.2%）[108]。骨转移的数目和基线肾小球滤过率与毒性作用的发生有关联。

有证据表明对进展期肺类癌，依维莫司具有初步疗效。正在进行的随机Ⅲ期研究将确定未来的治疗决策。（证据级别4，推荐等级D）

在其他治疗方案对TC和AC治疗失败后，依维莫司可能是一种新的治疗选择。哺乳动物雷帕霉素靶蛋白（mTOR）已被确定为肺部NETS激活PI3K信号通路的激酶[109]。最近，在TC和AC病例中出现了PI3CA突变的报道。

一项针对429例非胰腺功能性NET（类癌综合征）患者的随机Ⅲ期RADIANT-2试验评估了依维莫司10 mg+奥曲肽LAR与安慰剂+奥曲肽LAR的效果对比。该研究显示，依维莫司组比安慰剂组临床中位无进展生存期显著增加了5.1个月[110]。在这个RADIANT-2试验中，44例患者的肿瘤原发灶来自支气管[111]。一项名为PAZONET的研究表明，在85%接受帕唑帕尼治疗的患者（包括肺类癌）中，帕唑帕尼作为一种序贯治疗方法在侵袭性转移NET中显示出疗效[112]。RAMSETE研究采用RECIST标准分析了在19个前肠衍生出的NET中依维莫司的抗肿瘤作用。据报道，这些病例无进展生存期为189 d[113]。LUNA研究是从一项2013年开始招募受试者的三臂Ⅱ期试验，目的是评估依维莫司、帕瑞肽（一种泛生长抑素受体类似物）与联合用药治疗之间的疗效差别。随机Ⅲ期RADIANT-4试验对279例患有包括肺类癌在内的非功能性NETs患者进行了依维莫司10 mg与安慰剂对照的评估。

对于完全切除后的肺类癌，是否应该使用辅助治疗尚无共识。高增殖指数的AC患者需要考虑辅助治疗。（证据级别4，推荐等级D）

目前，对于肺类癌全切术后是否进行辅助治疗尚无共识。事实上，我们仍缺乏关于肺类癌的预后研究和辅助治疗试验的资料。只有对淋巴结呈阳性反应的AC患者，尤其是增殖指数较高的患者，才应考虑辅助治疗，且应由多学科肿瘤委员会对患者的具体情况进行讨论。这种情况下需要进行大型的随机临床试验。

对晚期不能行切除术的进展性肺类癌患者应考虑行全身性化疗。总体而言，化疗的结果在很大程度上令人失望；由于患者人数少、原发肿瘤中人群异质性大、研究登记前缺乏进展以及标准陈旧，因此必须谨慎地解释生存数据。

原发性TC和AC患者需要术后长期随访（证据级别4，推荐等级B）。

初次手术后，TC和AC患者应至少每半年随访一次。然而，即使不经常发现患者术后出现复发，也应进行长时间随访。应采用适当的常规评估方法对肝、纵隔和腹腔淋巴结、肺、皮肤和骨转移进行随访。如果肿瘤负荷高或有特殊症状出现，应考虑脑转移的存在。对于TC患者，应在术后3个月和6个月时行常规影像学检查，之后每12个月进行常规影像学检查，同时应在术后的前两年进行嗜铬蛋白A的检测。每年应行胸部X线片和生化检查，每3年行CT检查。在R1手术患者或淋巴结阳性患者中应适当增加频率。只有在怀疑TC复发时行SRS检查，检查时间为术后12个月。建议对AC行更加密切的监测：术后3个月复查CT，之后5年内每6个月行生化指标的检查。SRS成像应在术后12个月或怀疑复发时检查。在特定的高增殖指数患者中，^{18}F-FDG PET可以取代SRS成像，提供更多的信息。

在进行干预性治疗时，应每3个月对患者进行常规监测。对怀疑任何局部发展的患者应在常规检查的基础上行纤支镜检查，TC患者检查时间为每5~10年，AC患者为1~3年。最佳的检查时间间隔应考虑到手术的类型、手术R分级和原发病灶大小后制定[51,63,114]。

五、总结

因为肺类癌的罕见性，目前暂时缺乏关于该类疾病的随机对照研究，所以相对于其他更加常见的癌症来说，这一共识的证据级别相当有限。但由于我们对这类疾病的了解仍不足以满足临床诊疗的需要，因此这篇共识仍提供了一系列相当有价值的诊疗指导。

对于肺类癌的病理诊断，有丝分裂计数、坏死象评估和Ki-67标记指数将对肺类癌的分型和预后带来重要指导。虽然我们仍然缺乏此方面的证据，但可以预见的是，前述的组合诊断方法有希望成为肺类癌病理诊断的标准方式。临床实践中遇到的类癌患者可按照肺肿瘤诊断的方式进行诊断和鉴别，CT、MRI以及更加先进的技术让我们对患者的局部和全身状况有更加清晰的认知。手术仍然是治疗的第一选择，对于手术方式的选择虽然仍存争议，但可以预见，在NSCLC中应用的手术指征和手术方式将有助于胸外科医生进行肺类癌的手术治疗。虽然替莫唑胺、依维莫司及其他应用于胃肠道神经内分泌肿瘤的药物在肺类癌的治疗中仍然发挥着巨大作用，但我们也要注意到传统治疗过程中存在的缺陷。并且，我们应该意识到患者的神经内分泌症状的控制是改善患者预后和提升生活质量的重要手段，并对这些症状加以控制。

参考文献

[1] Modlin IM, Lye KD, Kidd M. A 5-decade analysis of 13,715 carcinoid tumors[J]. Cancer, 2003, 97: 934-959.

[2] Naalsund A, Rostad H, Strom EH, et al. Carcinoid lung tumors-incidence, treatment and outcomes: a population-based study[J]. Eur J Cardiothorac Surg, 2011, 39: 565-569.

[3] Skuladottir H, Hirsch FR, Hansen HH, et al. Pulmonary neuroendocrine tumors: incidence and prognosis of histological subtypes. A population-based study in Denmark[J]. Lung Cancer, 2002, 37: 127-135.

[4] Rekhtman N. Neuroendocrine tumors of the lung: an update[J]. Arch Pathol Lab Med, 2010, 134: 1628-1638.

[5] Travis WD, Brambilla E, Noguchi M, et al. International association for the study of lung cancer/american thoracic society/european respiratory society international multidisciplinary

classification of lung adenocarcinoma[J]. J Thorac Oncol, 2011, 6: 244-285.

[6] Travis WD, Travis LB, Devesa SS. Lung cancer[J]. Cancer, 1995, 75: 191-202.

[7] Faggiano A, Ferolla P, Grimaldi F, et al. Natural history of gastro-entero-pancreatic and thoracic neuroendocrine tumors. Data from a large prospective and retrospective Italian epidemiological study: the NET management study[J]. J Endocrinol Invest, 2012, 35: 817-823.

[8] Hassan MM, Phan A, Li D, et al. Risk factors associated with neuroendocrine tumors: A U.S.-based case-control study[J]. Int J Cancer, 2008, 123: 867-873.

[9] Filosso PL, Rena O, Donati G, et al. Bronchial carcinoid tumors: surgical management and long-term outcome[J]. J Thorac Cardiovasc Surg, 2002, 123: 303-309.

[10] Zuetenhorst JM, Taal BG. Metastatic carcinoid tumors: a clinical review[J]. Oncologist, 2005, 10: 123-131.

[11] Broaddus RR, Herzog CE, Hicks MJ. Neuroendocrine tumors (carcinoid and neuroendocrine carcinoma) presenting at extra-appendiceal sites in childhood and adolescence[J]. Arch Pathol Lab Med, 2003, 127: 1200-1203.

[12] Dishop MK, Kuruvilla S. Primary and metastatic lung tumors in the pediatric population: a review and 25-year experience at a large children's hospital[J]. Arch Pathol Lab Med, 2008, 132: 1079-1103.

[13] Lal DR, Clark I, Shalkow J, et al. Primary epithelial lung malignancies in the pediatric population[J]. Pediatr Blood Cancer, 2005, 45: 683-686.

[14] Rizzardi G, Marulli G, Calabrese F, et al. Bronchial carcinoid tumors in children: surgical treatment and outcome in a single institution[J]. Eur J Pediatr Surg, 2009, 19: 228-231.

[15] Yu DC, Grabowski MJ, Kozakewich HP, et al. Primary lung tumors in children and adolescents: a 90-year experience[J]. J Pediatr Surg, 2010, 45: 1090-1095.

[16] Gustafsson BI, Kidd M, Chan A, et al. Bronchopulmonary neuroendocrine tumors[J]. Cancer, 2008, 113: 5-21.

[17] Perez EA, Koniaris LG, Snell SE, et al. 7201 carcinoids: increasing incidence overall and disproportionate mortality in the elderly[J]. World J Surg, 2007, 31: 1022-1030.

[18] Yao JC, Hassan M, Phan A, et al. One hundred years after "carcinoid": epidemiology of and prognostic factors for neuroendocrine tumors in 35,825 cases in the United States[J]. J Clin Oncol, 2008, 26: 3063-72.

[19] IARC. Pathology and genetics of tumours of lung, pleura, thymus, and heart (World Health Organization Classification of Tumours)[M]. Lyon: IARC Press, 2004.

[20] Caplin ME, Baudin E, Ferolla P, et al. Pulmonary neuroendocrine (carcinoid) tumors: European Neuroendocrine Tumor Society expert consensus and recommendations for best practice for typical and atypical pulmonary carcinoids[J]. Ann Oncol, 2015, 26: 1604.

[21] Pelosi G, Rodriguez J, Viale G, et al. Typical and atypical pulmonary carcinoid tumor overdiagnosed as small-cell carcinoma on biopsy specimens: a major pitfall in the management of lung cancer patients[J]. Am J Surg Pathol, 2005, 29: 179-87.

[22] Zahel T, Krysa S, Herpel E, et al. Phenotyping of pulmonary carcinoids and a Ki-67-based grading approach[J]. Virchows Arch, 2012, 460: 299-308.

[23] Cerilli LA, Ritter JH, Mills SE, et al. Neuroendocrine neoplasms of the lung[J]. Am J Clin Pathol, 2001, 116 Suppl: S65-S96.

[24] Moran CA, Suster S, Coppola D, et al. Neuroendocrine carcinomas of the lung: a critical analysis[J]. Am J Clin Pathol, 2009, 131: 206-221.

[25] Wick MR. Neuroendocrine neoplasia. Current concepts[J]. Am J Clin Pathol, 2000, 113: 331-335.

[26] Rindi G, Klersy C, Inzani F, et al. Grading the neuroendocrine tumors of the lung: an evidence-based proposal[J]. Endocr Relat Cancer, 2013, 21: 1-16.

[27] Travis W, Colby T, Corrin B, et al. Hystological typing of lung and pleural tumors[M]. New York: Springer Verlag; 1999.

[28] Travis WD, Gal AA, Colby TV, et al. Reproducibility of neuroendocrine lung tumor classification[J]. Hum Pathol, 1998, 29: 272-279.

[29] Tsuta K, Liu DC, Kalhor N, et al. Using the mitosis-specific marker antiphosphohistone H3 to assess mitosis in pulmonary neuroendocrine carcinomas[J]. Am J Clin Pathol, 2011, 136: 252-259.

[30] Skov BG, Holm B, Erreboe A, et al. ERCC1 and Ki67 in small cell lung carcinoma and other neuroendocrine tumors of the lung: distribution and impact on survival[J]. J Thorac Oncol, 2010, 5: 453-459.

[31] Walts AE, Ines D, Marchevsky AM. Limited role of Ki-67 proliferation index in predicting overall short-term survival in patients with typical and atypical pulmonary carcinoid tumors[J]. Mod Pathol, 2012, 25: 1258-1264.

[32] Grimaldi F, Muser D, Beltrami CA, et al. Partitioning of bronchopulmonary carcinoids in two different prognostic categories by ki-67 score[J]. Front Endocrinol (Lausanne), 2011, 2: 20.

[33] Warth A, Fink L, Fisseler-Eckhoff A, et al. Interobserver agreement of proliferation index (Ki-67) outperforms mitotic count in pulmonary carcinoids[J]. Virchows Arch, 2013, 462: 507-513.

[34] Rugge M, Fassan M, Clemente R, et al. Bronchopulmonary

carcinoid: phenotype and long-term outcome in a single-institution series of Italian patients[J]. Clin Cancer Res, 2008, 14: 149-154.

[35] Costes V, Marty-Ane C, Picot MC, et al. Typical and atypical bronchopulmonary carcinoid tumors: a clinicopathologic and KI-67-labeling study[J]. Hum Pathol, 1995, 26: 740-745.

[36] Tsuta K, Kalhor N, Raso MG, et al. Oncocytic neuroendocrine tumors of the lung: histopathologic spectrum and immunohistochemical analysis of 15 cases[J]. Hum Pathol, 2011, 42: 578-585.

[37] Schmitt AM, Riniker F, Anlauf M, et al. Islet 1 (Isl1) expression is a reliable marker for pancreatic endocrine tumors and their metastases[J]. Am J Surg Pathol, 2008, 32: 420-425.

[38] Hermann G, Konukiewitz B, Schmitt A et al. Hormonally defined pancreatic and duodenal neuroendocrine tumors differ in their transcription factor signatures: expression of ISL1, PDX1, NGN3, and CDX2[J]. Virchows Arch, 2011, 459: 147-154.

[39] Ferolla P, Daddi N, Urbani M, et al. Tumorlets, multicentric carcinoids, lymph-nodal metastases, and long-term behavior in bronchial carcinoids[J]. J Thorac Oncol, 2009, 4: 383-387.

[40] Gosney JR, Williams IJ, Dodson AR, et al. Morphology and antigen expression profile of pulmonary neuroendocrine cells in reactive proliferations and diffuse idiopathic pulmonary neuroendocrine cell hyperplasia (DIPNECH)[J]. Histopathology, 2011, 59: 751-762.

[41] Rossi G, Cavazza A, Graziano P, et al. mTOR/p70S6K in diffuse idiopathic pulmonary neuroendocrine cell hyperplasia[J]. Am J Respir Crit Care Med, 2012, 185: 341; author reply 341-342.

[42] Nassar AA, Jaroszewski DE, Helmers RA, et al. Diffuse idiopathic pulmonary neurendocrine cell hyperplasia: a systematic overview[J]. Am J Respir Crit Care med, 2011, 184: 8-16.

[43] Walker CM, Vummidi D, Benditt JO, et al. What is DIPNECH[J]? Clin Imaging, 2012, 36: 647-649.

[44] Miller RR, Muller NL. Neuroendocrine cell hyperplasia and obliterative bronchiolitis in patients with peripheral carcinoid tumors[J]. Am J Surg Pathol, 1995, 19: 653-658.

[45] Righi L, Volante M, Tavaglione V, et al. Somatostatin receptor tissue distribution in lung neuroendocrine tumors: a clinicopathologic and immunohistochemical study of 218 'clinically aggressive' cases[J]. Ann Oncol, 2010, 21: 548-555.

[46] García-Yuste M, Matilla JM, Cueto A, et al. Typical and atypical carcinoid: analysis of the experience of the Spanish multicenter study of neuroendocrine tumors of the lung[J]. Eur J Cardiothorac Surg, 2007, 31: 192-197.

[47] Bajetta E, Ferrari L, Martinetti A et al. Chromogranin A, neuron specific enolase, carcinoembryonic antigen, and hydroxyindole acetic acid evaluation in patients with neuroendocrine tumors[J]. Cancer., 1999, 86: 858-865.

[48] Baudin E, Gigliotti A, Ducreux M, et al. Neuron-specific enolase and chromogranin A as markers of neuroendocrine tumours[J]. Br J Cancer, 1998, 78: 1102-1107.

[49] Ferolla P, Faggiano A, Mansueto G, et al. The biological characterization of neuroendocrine tumors: the role of neuroendocrine markers[J]. J Endocrinol Invest, 2008, 31: 277-286.

[50] Lim E, Goldstraw P, Nicholson AG, et al. Proceedings of the IASLC International Workshop on Advances in Pulmonary Neuroendocrine Tumors 2007[J]. J Thorac Oncol, 2008, 3: 1194-1201.

[51] Öberg K, Hellman P, Ferolla P, et al. Neuroendocrine bronchial and thymic tumors: ESMO Clinical Practice Guidelines for diagnosis, treatment and follow-up[J]. Ann Oncol, 2012, Suppl 7: vii120-vii123.

[52] Daddi N, Ferolla P, Urbani M, et al. Surgical treatment of neuroendocrine tumors of the lung[J]. Eur J Cardiothorac Surg, 2004, 26: 813-817.

[53] Kaltsas G, Androulakis II, de Herder WW, et al Paraneoplastic syndromes secondary to neuroendocrine tumours[J]. Endocr Relat Cancer, 2010, 17: R173-R193.

[54] Thakker RV, Newey PJ, Walls GV, et al. Clinical Practice Guidelines for Multiple Endocrine Neoplasia Type 1 (MEN1)[J]. J Clin Endocrinol Metab, 2012, 97: 2990-3011.

[55] Brandi ML, Gagel RF, Angeli A, et al. Guidelines for diagnosis and therapy of MEN type 1 and type 2[J]. J Clin Endocrinol Metab, 2001, 86: 5658-5671.

[56] Meisinger QC, Klein JS, Butnor KJ, et al CT features of peripheral pulmonary carcinoid tumors[J]. AJR Am J Roentgenol, 2011, 197: 1073-1080.

[57] Schrevens L, Vansteenkiste J, Deneffe G, et al. Clinical-radiological presentation and outcome of surgically treated pulmonary carcinoid tumors: a long-term single institution a) experience[J]. Lung Cancer, 2004, 43: 39-45.

[58] Bhosale P, Shah A, Wei W, et al. Carcinoid tumours: predicting the location of the primary neoplasm based on the sites of metastases[J]. Eur Radiol, 2013, 23: 400-407.

[59] Sundin A, Vullierme MP, Kaltsas G, et al. ENETS Consensus Guidelines for the Standards of Care in Neuroendocrine Tumors: radiological examinations[J]. Neuroendocrinology, 2009, 90: 167-183.

[60] Rivera MP, Detterbeck F, Mehta AC, et al. Diagnosis of lung cancer: the guidelines[J]. Chest, 2003, 123(1 Suppl): 129S-136S.

[61] Steinfort DP, Finlay M, Irving LB. Diagnosis of peripheral pulmonary carcinoid tumor using endobronchial ultrasound[J]. Ann Thorac Med, 2008, 3: 146-148.

[62] Sarraf KM, Belcher E, Price S, et al. Clinical application of direct bronchial ultrasound to visualize and determine endobronchial tumor margins for surgical resection[J]. Ann Thorac Surg, 2008,

86：1339-1341.

[63] Phan AT，Oberg K，Choi J，et al. NANETS consensus guideline for the diagnosis and management of neuroendocrine tumors：well-differentiated neuroendocrine tumors of the thorax (includes lung and thymus)[J]. Pancreas，2010，39：784-798.

[64] Leboulleux S，Dromain C，Vataire AL，et al. Prediction and diagnosis of bone metastases in well-differentiated gastro-entero-pancreatic endocrine cancer：a prospectivecomparison of whole body magnetic resonance imaging and somatostatin receptor scintigraphy[J]. J Clin Endocrinol Metab，2008，93：3021.

[65] Granberg D，Sundin A，Janson ET，et al. Octreoscan in patients with bronchial carcinoid tumors[J]. Clin Endocrinol (Oxf)，2003，59：793-799.

[66] Ambrosini V，Nanni C，Zompatori M，et al (68)Ga-DOTA-NOC PET/CT in comparison with CT for the detection of bone metastasis in patients with neuroendocrine tumours[J]. Eur J Nucl Med Mol Imaging，2010，37：722-727.

[67] Ambrosini V，Castellucci P，Rubello D，et al. 68Ga-DOTA-NOC：a new PET tracer for evaluating patients with bronchial carcinoid[J]. Nucl Med Commun，2009，30：281-286.

[68] Gabriel M，Decristoforo C，Kendler D，et al. 68Ga-DOTA-Tyr3-octreotide PET in neuroendocrine tumors：comparison with somatostatin receptor scintigraphy and CT[J]. J Nucl Med，2007，48：508-518.

[69] Kayani I，Conry BG，Groves AM，et al. A comparison of 68Ga-DOTATATE and 18FFDG PET/CT in pulmonary neuroendocrine tumors[J]. J Nucl Med，2009，50：1927-1932.

[70] Srirajaskanthan R，Kayani I，Quigley AM，et al. The role of 68Ga-DOTATATE PET in patients with neuroendocrine tumors and negative or equivocal findings on 111In-DTPA-octreotide scintigraphy[J]. J Nucl Med，2010，51：875-882.

[71] Pfeifer A，Knigge U，Mortensen J，et al. Clinical PET of neuroendocrine tumors using ^{64}Cu-DOTATATE：first-in-humans study[J]. J Nucl Med，2012，53：1207-1215.

[72] Orlefors H，Sundin A，Garske U，et al. Whole-body (11)C-5-hydroxytryptophan positron emission tomography as a universal imaging technique for neuroendocrine tumors：comparison with somatostatin receptor scintigraphy and computed tomography[J]. J Clin Endocrinol Metab，2005，90：3392-3400.

[73] Abgral R，Leboulleux S，Déandreis D，et al. Performance of (18)fluorodeoxyglucose-positron emission tomography and somatostatin receptor scintigraphy for high Ki67 (≥10%) well-differentiated endocrine carcinoma staging[J]. J Clin Endocrinol Metab，2011，96：665-671.

[74] Park CM，Goo JM，Lee HJ，et al. Tumors in the tracheobronchial tree：CT and FDG PET features[J]. Radiographics，2009，29：55-71.

[75] Daniels CE，Lowe VJ，Aubry MC，et al. The utility of fluorodeoxyglucose positron emission tomography in the evaluation of carcinoid tumors presenting as pulmonary nodules[J]. Chest，2007，131：255-260.

[76] Pattenden H，Beddow E，Dusmet M，et al. Test performance of PET-CT for mediastinal lymph node staging of pulmonary carcinoid tumors[J]. J Clin Oncol，2013，31：(suppl；abstr 7544).

[77] Plöckinger U，Gustafsson B，Ivan D，et al. ENETS Consensus Guidelines for the Standards of Care in Neuroendocrine Tumors：echocardiography[J]. Neuroendocrinology，2009，90：190-193.

[78] Committee Members，Cheitlin MD，Armstrong WF，et al. ACC/AHA/ASE 2003 Guideline Update for the Clinical Application of Echocardiography：Summary Article：A Report of the American College of Cardiology/American Heart Association Task Force on Practice Guidelines (ACC/AHA/ASE Committee to Update the 1997 Guidelines for the Clinical Application of Echocardiography)[J]. Circulation，2003，108：1146-1162.

[79] Lim E，Yap YK，De Stavola BL et al. The impact of stage and cell type on the prognosis of pulmonary neuroendocrine tumors[J]. J Thorac Cardiovasc Surg，2005，130：969–972

[80] Goldstraw P. International Association for the Study of Lung Cancer Staging Manual in Thoracic Oncology[M]. Florida：Editorial Rx Press；2009.

[81] Detterbeck FC. Management of carcinoid tumors[J]. Ann Thorac Surg，2010，89：998-1005.

[82] Brokx HA，Risse EK，Paul MA，et al. Initial bronchoscopic treatment for patients with intraluminal bronchial carcinoids[J]. J Thorac Cardiovasc Surg，2007，133：973-978.

[83] Bertoletti L，Elleuch R，Kaczmarek D，et al. Bronchoscopic cryotherapy treatment of isolated endoluminal typical carcinoid tumor[J]. Chest，2006，130：1405-1411.

[84] Cavaliere S，Foccoli P，Farina PL. Nd：YAG laser bronchoscopy. A five-year experience with 1，396 applications in 1，000 patients[J]. Chest，1988，94：15-21.

[85] Glazer ES，Tseng JF，Al-Refaie W，et al. Long-term survival after surgical management of neuroendocrine hepatic metastases[J]. HPB (Oxford)，2010，12：427-433.

[86] Cao C，Yan TD，Kennedy C，et al. Bronchopulmonary carcinoid tumors：long-term outcomes after resection[J]. Ann Thorac Surg，2011，91：339-343.

[87] Bertino EM，Confer PD，Colonna JE，et al. Pulmonary neuroendocrine/carcinoid tumors：a review article[J]. Cancer，2009，115：4434-4441.

[88] Oberg K，Ferone D，Kaltsas G，et al. ENETS Consensus Guidelines for the Standards of Care in Neuroendocrine Tumors：biotherapy[J]. Neuroendocrinology，2009，90：209-213.

[89] Modlin IM，Pavel M，Kidd M，et al. Review article：somatostatin

analogues in the treatment of gastroenteropancreatic neuroendocrine (carcinoid) tumours[J]. Aliment Pharmacol Ther, 2010, 31: 169-188.

[90] Aparicio T, Ducreux M, Baudin E, et al. Antitumour activity of somatostatin analogues in progressive metastatic neuroendocrine tumours[J]. Eur J Cancer, 2001, 37: 1014-1019.

[91] Ducreux M, Ruszniewski P, Chayvialle JA, et al. The antitumoral effect of the longacting somatostatin analog lanreotide in neuroendocrine tumors[J]. Am J Gastroenterol, 2000, 95: 3276-3281.

[92] Faiss S, Pape UF, Böhmig M, et al. Prospective, randomized, multicenter trial on the antiproliferative effect of lanreotide, interferon alfa, and their combination for therapy of metastatic neuroendocrine gastroenteropancreatic tumors—the International Lanreotide and Interferon Alfa Study Group[J]. J Clin Oncol, 2003, 21: 2689-2696.

[93] Rinke A, Müller HH, Schade-Brittinger C, et al. Placebo-controlled, double-blind, prospective, randomized study on the effect of octreotide LAR in the control of tumor growth in patients with metastatic neuroendocrine midgut tumors: a report from the PROMID Study Group[J]. J Clin Oncol, 2009, 27: 4656-4663.

[94] Caplin M, Ruszniewski P, Pavel M, et al. A randomized, double-blind, placebo-Controlled study of Lanreotide Antiproliferative Response in patients with gastroenteropancreatic NeuroEndocrine Tumors (CLARINET)[J]. Eur J Cancer, 2013, 49: S3-S3.

[95] Raymond, E, Dahan L, Raoul JL, et al. Sunitinib malate for the treatment of pancreatic neuroendocrine tumors[J]. N Engl J Med, 2011, 364: 501-513.

[96] Kulke, MH, Lenz HJ, Meropol NJ, et al. Activity of sunitinib in patients with advanced neuroendocrine tumors[J]. J Clin Oncol, 2008, 26: 3403-3410.

[97] Yao JC, Phan A, Hoff PM, et al. Targeting vascular endothelial growth factor in advanced carcinoid tumor: a random assignment phase II study of depot octreotide with bevacizumab and pegylated interferon alpha-2b[J]. J Clin Oncol, 2008, 26: 1316-1323.

[98] Chan JA, Stuart K, Earle CC, et al. Prospective study of bevacizumab plus temozolomide in patients with advanced neuroendocrine tumors[J]. J Clin Oncol, 2012, 30: 2963-2968.

[99] Pavel M, Baudin E, Couvelard A, et al. ENETS Consensus Guidelines for the management of patients with liver and other distant metastases from neuroendocrine neoplasms of foregut, midgut, hindgut, and unknown primary[J]. Neuroendocrinology, 2012, 95: 157-176.

[100] Steinmüller T, Kianmanesh R, Falconi M, et al. Consensus guidelines for the management of patients with liver metastases from digestive (neuro)endocrine tumors: foregut, midgut, hindgut, and unknown primary[J]. Neuroendocrinology, 2008, 87: 47-62.

[101] Kos-Kudla B, O'Toole D, Falconi M, et al. ENETS Consensus Guidelines for the Management of Bone and Bronchial Metastases from Neuroendocrine Tumors[J]. Neuroendocrinology, 2010, 91: 341-350.

[102] Sun W, Lipsitz S, Catalano P, et al. Phase II/III study of doxorubicin with fluorouracil compared with streptozocin with fluorouracil or dacarbazine in the treatment of advanced carcinoid tumors: Eastern Cooperative Oncology Group Study E1281[J]. J Clin Oncol, 2005, 23: 4897-4904.

[103] Brizzi MP, Berruti A, Ferrero A, et al. Continuous 5-fluorouracil infusion plus long acting octreotide in advanced well-differentiated neuroendocrine carcinomas. A phase II trial of the Piemonte oncology network[J]. BMC Cancer, 2009, 9: 388.

[104] Bajetta E, Catena L, Procopio G, et al. Are capecitabine and oxaliplatin (XELOX) suitable treatments for progressing lowgrade and high-grade neuroendocrine tumors[J]? Cancer Chemother Pharmacol, 2007, 59: 637-642.

[105] Pavel, M, Grossman A, Arnold R, et al. ENETS consensus guidelines for the management of brain, cardiac and ovarian metastases from neuroendocrine tumors[J]. Neuroendocrinology, 2010, 91: 326-332.

[106] Granberg, D, Eriksson B, Wilander E, et al. Experience in treatment of metastatic pulmonary carcinoid tumors[J]. Ann Oncol, 2001, 12: 1383-1391.

[107] Meyer T, Qian W, Caplin ME, et al. Capecitabine and streptozocin ± cisplatin in advanced gastroenteropancreatic neuroendocrine tumours[J]. Eur J Cancer, 2014, 50: 902-911. doi: 10.1016/j.ejca.2013.12.011. Epub 2014 Jan 17.

[108] Imhof A, Brunner P, Marincek N, et al. Response, survival, and long-term toxicity after therapy with the radiolabeled somatostatin analogue [90Y-DOTA]-TOC in metastasized neuroendocrine cancers[J]. J Clin Oncol, 2011, 29: 2416-2423.

[109] Hay N. The Akt-mTOR tango and its relevance to cancer[J]. Cancer Cell, 2005, 8: 179-183.

[110] Yao JC, Shah MH, Ito T, et al. Everolimus for advanced pancreatic neuroendocrine tumors[J]. N Engl J Med, 2011, 364: 514-523.

[111] Pavel ME, Hainsworth JD, Baudin E, et al. Everolimus plus octreotide longacting repeatable for the treatment of advanced neuroendocrine tumours associated with carcinoid syndrome (RADIANT-2): a randomised, placebo-controlled, phase 3 study[J]. Lancet, 2011, 378: 2005-2012.

[112] Pulido EG, Castellano DE, Garcia-Carbonero R, et al. PAZONET: Results of a phase II trial of pazopanib as a sequencing treatment in progressive metastatic neuroendocrine tumors (NETs) patients

(pts), on behalf of the Spanish task force for NETs (GETNE)— NCT01280201［DB/OL］. doi: 10.1200/jco.2012.30.15_ suppl.4119.

［113］Pavel ME，Wiedenmann B，Capdevila J，et al. RAMSETE：A single-arm，multicenter，single-stage phase II trial of RAD001 (everolimus) in advanced and metastatic silent neuroendocrine

tumours in Europe［J］. J Clin Oncol，2012，30（15_suppl）：4122.

［114］Warren WH，Gould VE. Long-term follow-up of classical bronchial carcinoid tumors. Clinicopathologic observations［J］. Scand J Thorac Cardiovasc Surg，1990，24：125-130.

第十九章　小细胞肺癌处理共识

中国抗癌协会肺癌专业委员会

执笔：吴一龙[1]，廖美琳[2]，周清华[3]，程颖[4]，王长利[5]，王绿化[6]，陆舜[2]，傅小龙[7]，周彩存[8]，黄诚[9]，莫树锦[10]，罗东兰[1]，杨学宁[1]，王洁[11]，陈海泉[7]，卢铀[12]，王俊[13]，马胜林[14]，许林[15]，毛伟敏[16]，冯继峰[15]，宋启斌[17]，伍钢[18]，朱广迎[11]，王震[1]

[1]广东省人民医院、广东省医学科学院、广东省肺癌研究所；[2]上海市肺部肿瘤临床医学中心、上海市胸科医院；[3]天津医科大学总医院；[4]吉林省肿瘤医院；[5]天津医科大学附属肿瘤医院；[6]中国医学科学院肿瘤医院；[7]复旦大学肿瘤医院；[8]上海市肺科医院；[9]福建省肿瘤医院；[10]香港中文大学威尔斯亲王医院；[11]北京大学临床肿瘤学院、北京肿瘤医院；[12]四川大学华西医院；[13]北京大学人民医院；[14]杭州市第一人民医院；[15]江苏省肿瘤医院；[16]浙江省肿瘤医院；[17]湖北省肿瘤医院；[18]华中科技大学同济医学院附属协和医院

2012年3月1—3日，中国抗癌协会肺癌专业委员会和中国抗癌协会临床肿瘤学专业委员会（China Society of Clinical Oncology，CSCO）联合主办了第九届"中国肺癌高峰共识会"，来自全国的500多位专家，讨论了小细胞肺癌（SCLC）的处理。专家们认为，尽管近20年关于SCLC的研究进展不大，但需要关注目前SCLC的几个临床问题。经过详细的讨论和思辨，最终形成了SCLC处理的中国共识。本共识的级别。

1A级：基于高水平证据（严谨的Meta分析或RCT结果），专家组有统一认识。

1B级：基于高水平证据（严谨的Meta分析或RCT结果），专家组有小争议。

2A级：基于低水平证据，专家组有统一认识。

2B级：推荐等级B：基于低水平证据，专家组无统一认识，但争议不大。

3级：专家组存在较大争议。

共识一：$T_{1-2}N_{0-1}$的SCLC，推荐的治疗模式为肺叶切除和淋巴结清扫＋术后含铂两药方案的化疗（共识级别：2B）。

SCLC的外科手术治疗一直存在争议。1973年和1994年的两个小样本前瞻性随机对照研究结果显示，单独手术与单独放射治疗，或化疗＋手术与化疗＋放射治疗比较，有手术参与的治疗组其长期生存率均低于非手术治疗组[1-2]。这两个临床研究影响意义巨大，由此在所有的教科书上，SCLC也基本被描述为非手术治疗的疾病。2007年，Lally等在Oncologist上发表了局限期SCLC非手术治疗的预后总结：中位总生存期15~20个月，2年生存率20%~40%，5年生存率10%~13%[3]。2010年，Yu等发表了美国国家癌症研究所的监测、流行病学和最终结果（The Surveillance, Epidemiology, and End Results，SEER）数据库中1998—2004年有关SCLC肺叶切除的病例，数据库中共登记了1 560例I期SCLC患者，其中247例（15.8%）接受了肺叶切除，其5年生存率高达50.3%，同期仅接受外照射治疗的636例（40.8%）。I期SCLC的5年生存率为14.9%[4]。Schreiber等[5]报道了来自SEER数据库的另一个SCLC系列。他们收集了1988—2002年登记在案的14 179例局限期SCLC，包括所谓的局部型（localized，T_1-T_2Nx-N_0）或区域型（regional，T_3-T_4Nx-N_0）SCLC，其中863例接受了包括肺叶切除、全肺切除和楔形切除在内的手术治疗。对于淋巴结没有转移的N_0患者，相对于没有接受手术治疗的患者，5年中位生存时间从15个月提高到40个月（$P<0.001$），N_1患者的生存期从14个月

提高到29个月（$P<0.001$），N_2患者则从12个月提高到19个月（$P<0.001$）。

国内第四军医大学（现空军军医大学）唐都医院和中国医学科学院肿瘤医院2006年的病例分析也显示，SCLC手术治疗组的5年生存率优于非手术治疗组[6-7]。上述两项基于临床实践的大型系列研究，尽管不是前瞻性随机对照研究，但其提供了在临床实践中手术治疗在SCLC中的作用。须特别指出的是，外科的参与，需要更为精确的分期。过去那种将SCLC简单地分为局限期和广泛期的分类方法，完全不适应于外科手术的参与。因此，2009年的国际抗癌联盟（Union for Internationale Cancer Control，UICC）和国际肺癌研究协会（International Association for the Study of Lung Cancer，IASLC）国际肺癌新分期，特别强调了TNM分期在SCLC中的作用[8]。

综上，对于分期较早的T_1-T_2N_0-N_1 SCLC，肺叶切除＋纵隔淋巴结清扫联合辅助化疗，能给患者带来最大的益处，而对于N_2的SCLC患者，手术的获益尚不明显。由于缺乏大规模的随机对照研究数据，此共识的级别被定为2B级。

共识二：术后N_2的SCLC，在化学治疗基础上，应考虑术后放射治疗；N_1SCLC术后放射治疗的作用不清楚（共识级别：2A）。

在完全切除的基础上，N_0或N_1、N_2SCLC患者是否需要放射治疗，目前缺乏高级别的循证医学证据。基于美国SEER数据库的两项病例分析显示，N_0SCLC患者术后辅助放疗的价值不大[4]，但N_2SCLC患者术后辅助化疗使中位生存时间从16个月提高到22个月（$P=0.011$）[5]。对于N_1SCLC患者，单独手术的中位生存时间是35个月，术后放射治疗的中位生存时间是22个月，虽然差异无统计学意义（$P=0.179$），但显示了有害的趋向。Schreiber等[5]认为借鉴非SCLC术后辅助放疗的研究，N_0和N_1SCLC，术后不应考虑辅助放疗治疗。但美国癌症综合网络（National Comprehensive Cancer Network，NCCN）的SCLC指南，根据局限期SCLC化放疗的诸多临床试验结果，推荐N_1患者应该接受术后放疗[9]。

根据直接证据优先的原则，专家组建议：N_0、N_1SCLC术后无须辅助放疗，N_2推荐辅助放疗。建议开展相关的SCLC辅助放疗的临床试验。

共识三：治疗有效的SCLC患者，推荐预防性脑放疗；对于局限期SCLC，预防性脑放疗开始于确认的完全缓解后；对于广泛期SCLC，预防性脑放疗开始于化疗结束后（共识级别：1B）。

Auperin等于1999年发表在*New England Journal of Medicine*上的基于个体资料的Meta分析，堪称局限期SCLC预防性脑放疗的开山之作。987例化放疗接近完全缓解的局限期SCLC患者，526例接受预防性脑放疗，461例作为对照组。结果显示，预防性脑放疗减少了16%的死亡风险（HR：0.84，95%CI：0.73~0.91，$P=0.01$），3年生存率从15.3%增加到20.7%。脑转移发生率也减少了54%（HR：0.46，95%CI：0.38~0.57，$P<0.001$）。虽然放射治疗剂量越高，脑转移发生率越低，但不同剂量对总生存没有影响，因此，25 Gy的预防性脑放疗剂量被视为标准剂量，放射治疗的合适时间确定为在确定疗效后即可进行[10]。Meert等[11]的Meta分析，再次确认了只有完全缓解的局限期SCLC，才能从预防性脑放疗中得到生存获益。

Slotman等[12]于2007年发表在*New England Journal of Medicine*上的广泛期SCLC的预防性脑放疗，是另一个里程碑式的研究。286例广泛期SCLC在4~6周期化疗取得完全缓解或部分缓解后随机分为预防性脑放疗组和观察组。预防性脑放疗降低了73%的有症状脑转移（风险比0.27，95%CI：0.16~0.44，$P<0.001$），放射治疗组的1年脑转移发生率为14.6%，对照组为40.4%；中位总生存时间从5.4个月提高到6.7个月，1年生存率从13.3%提高到27.1%（HR：0.68，95%CI：0.52~0.68，$P=0.003$）。该研究大部分患者的放射治疗剂量为20 Gy/5次。

上述的两个研究，提示不管是局限期还是广泛期SCLC，预防性脑放疗均对生存有利，但两者预防性脑放疗的应用还是略有差异。局限期SCLC的预防性脑放疗，仅应用于经确认的接近完全缓解的患者；广泛期SCLC的预防性脑放疗，则在完全缓解或部分缓解后即可开始，前者的剂量多为25 Gy，后者为20 Gy。至于完全性切除术后的SCLC，是否预防性脑放疗则没有研究数据，但基于Auperin的研究，NCCN指南还是推荐SCLC进行术后的预防性脑放疗。

共识四：年龄＞65岁，或有严重的合并症，或体力状况（PS）＞2，或神经认知功能受损的SCLC，预防性脑放疗应谨慎进行（共识级别：2B）。

预防性脑放疗是否会引起脑的放射性损伤？一直是医生和患者共同关心的问题。2010年一项涉及207例患者的研究显示，只有61.4%的患者愿意接受预防性脑放疗，38.6%的患者因恐惧脑的放射性损伤而拒绝预防性脑放疗[13]。目前已有不少的临床研究，探讨了预防性脑放疗对中枢神经系统的长期损伤问题。这些研究显示，对局限期SCLC而言，虽然预防性脑放疗总体上对生活质量、认知功能没有影响，但患者的记忆功能有明显下降[14-15]，年龄是脑功能损伤的预后因素，因此，对大于65岁的SCLC患者，预防性脑放疗须十分慎重[16]。广泛期SCLC的生存期较短，对长期脑损伤要求不高，目前的观察没有出现明显的神经毒性[17]。

共识五：伊立替康＋顺铂或卡铂是广泛期SCLC可选择的一线治疗方案（共识级别：1B）。

依托泊苷＋顺铂的两药方案（EP）一直是SCLC的一线标准治疗方案，对于局限期SCLC，该方案与放射治疗的联合应用，中位总生存时间达15~20个月，2年生存率20%~40%。对于广泛期SCLC，其有效率为70%~85%，中位总生存时间8~13个月，2年生存率5%[18]。2002年，日本Noda等在*New England Journal of Medicine*上发表了一项伊立替康＋铂类（IP）和EP方案相比较的头对头研究。结果显示，IP方案的中位生存时间12.8个月，EP方案为9.4个月（*P*=0.002），2年生存率19.5% *vs.* 5.2%[19]。为了验证日本试验的良好效果，美国

启动了两项Ⅲ期临床试验，但结果均未能发现IP方案优于EP方案[20-21]。有意思的是，欧洲的一项研究，比较了伊立替康＋卡铂（IC）对比口服依托泊苷＋卡铂（EC）的效果，结果显示IC方案优于EC方案，中位总生存时间8.5个月（IC）*vs.* 7.1个月（EC），1年生存率34% *vs.* 24%（HR：1.41，95%CI：1.06~1.87，*P*=0.02）[22]。Jiang等[23]将上述的4个临床试验联合进行了Meta分析，发现含伊立替康的化疗方案相比于含依托泊苷方案更具有生存优势（HR：0.81，95%CI：0.66~0.99，*P*=0.044），毒性谱也更能耐受。

共识六：SCLC的二线治疗策略，根据敏感耐药、继发耐药、原发耐药三种情况分别制定（共识级别：1B）。

迄今为止，SCLC复发后的二线治疗，取得阳性结果的单药有拓扑替康和氨柔比星，但两者的有效率在17%~31%之间，中位无进展生存时间为4个月，中位总生存期8个月[24]。目前SCLC的二线治疗，更多地倾向于按治疗后进展的时间，将其分为敏感耐药、继发耐药、原发耐药三种类型。敏感耐药指的是一线化疗有效，病情进展发生在化疗结束后3个月以上，此时主张采用原来的一线方案继续治疗，有效率为25%~40%。继发耐药指的是一线化疗有效，但病情进展在化疗结束后3个月内，此时可考虑标准二线单药拓扑替康或氨柔比星，有效率10%左右。原发耐药指的是一线治疗无效的情况，除了拓扑替康、氨柔比星外，尚可考虑紫杉类药物、拓扑异构酶抑制药和吉西他滨等[25]。

图19-1为目前SCLC的治疗流程图。

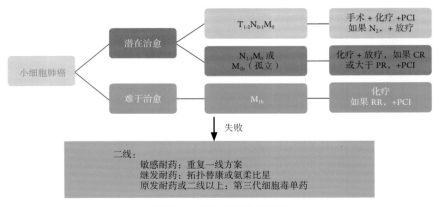

图19-1　SCLC治疗流程图

参考文献

[1] Fox W, Scadding JG. Medical research council comparative trial of surgery and radiotherapy for primary treatment of small-celled or oat-celled carcinoma of bronchus[J]. Lancet, 1973, 2: 63-65.

[2] Lad T, Piantadosi S, Thomas P, et al. A prospective randomized trial to determine the benefit of surgical resection of residual disease following response of small cell lung cancer to combination chemotherapy[J]. Chest, 1994, 106 (6 Suppl): 320S-323S.

[3] Lally BE, Urbanic JJ, Blackstock AW, et al. Small cell lung cancer: Have we made any progress over the last 25 years[J]? Oncologist, 2007, 12: 1096-1104.

[4] Yu JB, Decker RH, Detterbeck FC, et al. Surveillance Epidemiology and End Results evaluation of the role of surgery for stage I small cell lung cancer[J]. J Thorac Oncol, 2010, 5: 215-219.

[5] Schreiber D, Rineer J, Weedon J, et al. Survival outcomes with the use of surgery in limited-stage small cell lung cancer[J]. Cancer, 2010, 116: 1350-1357.

[6] 王云杰, 谷仲平, 马群风, 等. 手术为主的综合疗法治疗小细胞肺癌[J]. 中国肿瘤临床, 2006, 33: 940-943.

[7] 李勇, 张湘茹, 孙燕. 小细胞肺癌患者预后的多因素分析[J]. 中国肺癌杂志, 2006, 9: 525-529.

[8] Shepherd FA, Crowley J, Van Houtte P, et al. The International Association for the Study of Lung Cancer lung cancer staging project: Proposals regarding the clinical staging of small cell lung cancer in the forthcoming (seventh) edition of the tumor, node, metastasis classification for lung cancer[J]. J Thorac Oncol, 2007, 2: 1067-1077.

[9] NCCN Guidelines: Small cell lung cancer. Version 2. 2012. http://www.nccn.org/professionals/physician_gls/f_guidelines.asp.

[10] Aupérin A, Arriagada R, Pignon JP, et al. Prophylactic cranial Irradiation for patients with small-cell lung cancer in complete remission[J]. N Engl J Med, 1999, 341: 476-484.

[11] Meert A-P, Paesmans M, Berghmans T, et al. Prophylactic cranial irradiation in small cell lung cancer: A systematic review of the literature with meta-analysis[J]. BMC Cancer, 2001, 1: 5.

[12] Slotman B, Faivre-Finn C, Kramer G, et al. Prophylactic cranial irradiation in extensive small-cell lung cancer[J]. N Engl J Med, 2007, 357: 664-672.

[13] Giuliani M, Sun A, Bezjak A, et al. Utilization of prophylactic cranial irradiation in patients with limited stage small cell lung carcinoma[J]. Cancer, 2010, 116: 5694-5699.

[14] Sun A, Bae K, Gore EM, et al. Phase III trial of prophylactic cranial irradiation compared with observation inpatients withlocally advanced non-small-cell lung cancer Neurocognitive andquality-of-life analysis[J]. J Clin Oncol, 2011, 29: 279-286.

[15] Le Péchoux C, Laplanche A, Faivre-Finn C, et al. Clinical neurological outcome and quality of life among patients with limited small-cell cancer treated with two different doses of prophylactic cranial irradiation in the intergroup phase III trial(PCI99-01, EORTC22003-08004, RTOG 0212 and IFCT 99-01)[J]. Ann Oncol, 2011, 22: 1154-1163.

[16] Wolfson AH, Bae K, Komaki R, et al. Primary analysis of phase II randomized trial Radiation Therapy Oncology Group(RTOG) 0212: Impact of different total doses and schedules of prophylactic cranialirradiation on chronic neurotoxicity and quality of life for patients with limited-disease small-cell lung cancer[J]. Int J Radiat Oncol Biol Phys, 2011, 81: 77-84.

[17] Slotman BJ, Mauer ME, Bottomley A, et al. Prophylactic cranial irradiation in extensive disease small-cell lung cancer: short-term health-related quality of life and patient reported symptoms: Results of aninternational phase III randomized controlled trial by the EORTC RadiationOncology and Lung Cancer Groups[J]. J Clin Oncol, 2009, 27: 78-84.

[18] van Meerbeeck JP, Fennell DA, De Ruysscher DKM. Small-cell lung cancer[J]. Lancet, 2011, 378(9804): 1741-1755.

[19] Noda K, Nishiwaki Y, Kawahara M, et al. Irinotecan plus Cisplatin compared with Etoposide plus Cisplatin for extensive small-cell lung cancer[J]. N Engl J Med, 2002, 346: 85-91.

[20] Hanna N, Bunn PA, Langer C, et al. Randomized phase III trial comparing Irinotecan/Cisplatin with Etoposide/Cisplatin in patients with previously untreated extensive-stage disease small-cell lung cancer[J]. J Clin Oncol, 2006, 24: 2038-2043.

[21] Lara PN, Natale R, Crowley J, et al. Phase III trial of Irinotecan/Cisplatin compared with Etoposide/Cisplatin inextensive-stage small-cell lung cancer: Clinical and pharmacogenomic results from SWOG S0124[J]. J Clin Oncol, 2009, 27: 2530-2535.

[22] Hermes A, Bergman B, Bremnes R, et al. Irinotecan plus Carboplatin versus oral Etoposide plus Carboplatin in extensive small-cell lung cancer: A randomized phase III trial[J]. J Clin Oncol, 2008, 26: 4261-4267.

[23] Jiang J, Liang X, Zhou X, et al. A meta-analysis of randomized controlled trials comparing Irinotecan/Platinum with Etoposide/Platinum in patients with previously untreated extensive-stage small cell lung cancer[J]. J Thorac Oncol, 2010, 5: 867-873.

[24] Jotte R, Von Pawel J, Spigel DR, et al. Randomized phase III trial of Amrubicin versus Topotecan(Topo)as second-line treatment for small cell lung cancer (SCLC)[J]. J Clin Oncol 2011; 29(suppl): abstr 7000.

[25] Kim YH, Mishima M. Second-line chemotherapy for small-cell lung cancer (SCLC)[J].Cancer Treat Rev, 2011, 37: 143-150.

AME 会员快币卡使用指南

快币能做什么

兑换AME电子图书

兑换AME专题文章

兑换AME纸质版图书和其他周边商品

10 快币 　　　　　　　　　　　　　产品编号：0001

Academic Made Easy, Excellent and Enthusiastic

欲穷千里目、快乐搞学术

NO. 000000000001

密码：

扫描会员快币卡背面二维码进入 "AME 科研时间" 公众号

点击菜单栏中的 "会员中心"，登录/注册 AME 会员

进入AME 微服务平台，点击页面中的 "快币卡兑换"

输入会员卡号和密码，点击 "立即兑换"，即可完成兑换

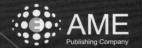

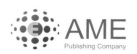

《肺神经内分泌肿瘤》电子书

肺神经内分泌肿瘤并不神秘

"外科医生中最懂病理学的专家" 为您解密

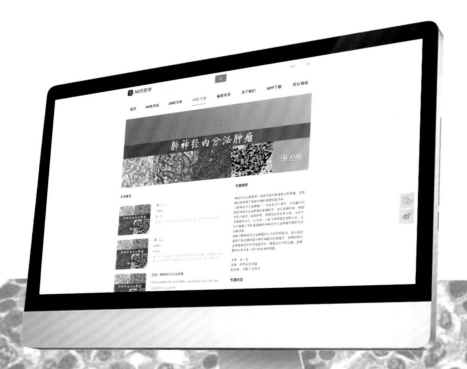

《肺神经内分泌肿瘤》电子书
在线选读您需要的图书章节

AME JOURNALS

Founded in 2009, AME has rapidly burst into the international market with a dozen of branches set up all over mainland China, Hong Kong, Taiwan and Sydney. Combining the highest editorial standards with cutting-edge publishing technologies, AME has published more than 60 peer-reviewed journals (13 indexed by SCIE and 18 indexed by PubMed), predominantly in English (some are translated into Chinese), covering various fields of medicine including oncology, pulmonology, cardiothoracic disease, andrology, urology and so forth (updated on Jun. 2020).

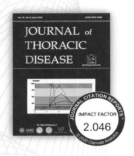

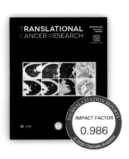

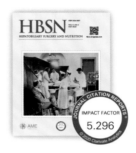

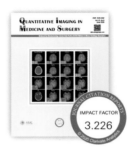

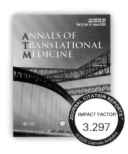

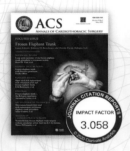

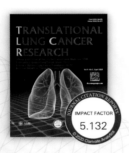

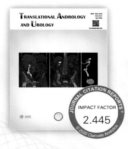

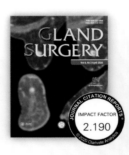

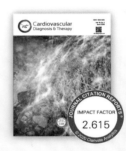

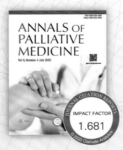

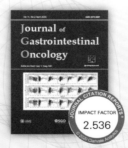

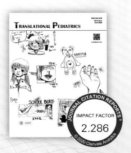

AME Publishing Company

Academic Made Easy, Excellent and Enthusiastic

放窄千里目、快乐搞学术